臨床工学講座
生体物性・医用材料工学

監修 一般社団法人 日本臨床工学技士教育施設協議会

編集 中島　章夫
　　　氏平　政伸

医歯薬出版株式会社

【編　者】
中島章夫（なかじまあきお）　杏林大学保健学部臨床工学科
氏平政伸（うじひらまさのぶ）　北里大学医療衛生学部医療工学科臨床工学専攻

【執筆者および執筆分担】
中島章夫（なかじまあきお）　杏林大学保健学部臨床工学科
　第1章

酒本勝之（さかもとかつゆき）　帝京科学大学生命環境学部生命科学科
　第2章

片岡則之（かたおかのりゆき）　日本大学工学部機械工学科
　第3章

降矢理人（ふりやみちと）　日本工学院専門学校教育・学生支援部
　第4章

鈴木　保（すずきたもつ）　放射線医学総合研究所重粒子医科学センター
　第5章

石原美弥（いしはらみや）　防衛医科大学校医用工学講座
　第6章

小久保謙一（こくぼけんいち）　北里大学医療衛生学部医療工学科臨床工学専攻
　第7章, 第10章

氏平政伸（うじひらまさのぶ）　北里大学医療衛生学部医療工学科臨床工学専攻
　第8章

竹澤真吾（たけさわしんご）　九州保健福祉大学生命医科学部生命医科学科
　第9章

福田　誠（ふくだまこと）　近畿大学生物理工学部医用工学科
　第9章

福長一義（ふくながかずよし）　杏林大学保健学部臨床工学科
　第11章

This book was originally published in Japanese under the title of:

RINSHOKOGAKUKOZA　SEITAIBUSSEI・IYOZAIRYOKOGAKU

(Clinical Engineering Series　Study of Bio-physical property & Medical material engineering)

Editors:
NAKAJIMA, Akio
　Associate Professor, Kyorin University
UJIHIRA, Masanobu
　Professor, Kitasato University

©2010　1st ed.

ISHIYAKU PUBLISHERS, INC.
　7-10, Honkomagome 1 chome, Bunkyo-ku,
　Tokyo 113-8612, Japan

「臨床工学講座」の刊行にあたって

　1987年に臨床工学技士法が制定されるとともに本格的な臨床工学技士教育が始まり，早20年が経過した．
　この間，科学技術は大きく進歩し，臨床工学技士が従事する医療現場でも，新しい医療技術や医療機器が導入され，多くの人の命を支える役に立ってきた．
　日本臨床工学技士教育施設協議会では，1997年より「教科書編集委員会」を設け，臨床工学技士育成に必要な教科書作りについて検討を重ねてきた．当時は教育施設数が少なかったこと，また1998年度から始まった規制緩和推進3カ年計画のなかで，いわゆるカリキュラム大綱化が臨床工学技士教育制度でも検討されると予想されていたことにより，教科書作成事業をしばらく休止した経緯がある．政府によって「カリキュラム等を規制している国家試験受験資格付与のための養成施設の指定制度を見直し，各大学等が社会のニーズに適切に対応した多様な医療技術者等の養成ができるようにする」との方針が打ち出されたのである．
　その後，2004年4月にカリキュラム大綱化が行われ，また2006年度第20回国家試験から国家試験出題基準が大きく改訂されたことを受け，日本臨床工学技士教育施設協議会は2007年度より改めて『教科書検討委員会』を設けて教科書作成事業を再開した．そして今般，『臨床工学講座』シリーズとして，全国53校の臨床工学技士教育施設で学ぶ約2,600名にも及ぶ学生達のために共通して使用できる標準教科書シリーズを発刊する運びとなった．
　教科書検討委員会および本講座編集委員会では，他医療系教育課程で用いられている教科書を参考にしつつ，今後の臨床工学技士育成に必要，かつ教育レベルの向上を目的とした教科書作成を目指して検討を重ねてきた．
　その骨子として以下の3点を心掛け，臨床工学技士を目指す学生がモチベーションを高く学習でき，教育者が有機的に教育できる内容を目指した．
　①本シリーズは，国家試験対策用テキストではなく臨床工学技士が本来的に理解しておくべき基本的事項をしっかりと分かりやすく教えることに重点をおくこと．
　②ゆとり教育世代の高校卒業者にも理解しやすい導入と内容の展開を心掛け，とくに基礎科目については随所に"Tips"などを挿入することにより読者の理解を深めていただくことを目指し，実務上での応用へのつながりを明確にすること．
　③大綱化後の新カリキュラムの内容をベースに「平成19年度国家試験出題基準」を念頭においた編集とすること．
　よって本講座は，これまでの教科書とは一線を画した理想を掲げており，医療

系教育課程用教科書の歴史に新たな1ページを刻む意気込みにて，執筆者・編集者ともども取り組んだ次第である．

　医療現場において臨床工学技士に求められている必須な資質を育むための本教科書シリーズの意義を十分にお汲み取りいただき，本講座によって教育された臨床工学技士が社会に大きく羽ばたき，医療の発展の一助として活躍されることを願ってやまない．

　本講座のさらなる充実のために，多くの方々からのご意見，ご叱正を賜れば幸甚です．

2008年春

　　　　　　　　　　　　　　　日本臨床工学技士教育施設協議会　教科書検討委員会
　　　　　　　　　　　　　　　　　　　　　　　臨床工学講座　教科書編集委員会

序

　生体物性と医用材料工学は，どちらも臨床工学の学問体系および臨床工学業務にとって，生理学（医学系）や物理学（工学系）などを基本に，医療機器（各種治療機器・生体機能代行装置，医用材料など）を安全に使用するうえで必要な知識・技術である．これらはお互いに密接なつながりをもっているため，本来ならば両者を関連づけながら学ぶことが必要であるが，これまでは別々に編纂されたテキストなどを用いて個々に学ばざるをえなかった．一方，「～工学」という学問・分野にもかかわらず，生体物性に関しては工学的なエビデンスが示されていない部分もある．医用材料に関してはさまざまな種類と用途があり技術的に進歩し続ける反面，副作用報告などにより使用禁止となる材料も存在する．などの側面もあるので，それらを熟慮しつつ学ぶ必要があることも事実である．このような学問分野の臨床工学関連書籍として，はじめて「生体物性工学」と「医用材料工学」を関連づけながら学ぶことを念頭に，融合した内容として本書を発刊できたことは，臨床工学における教育体系を構築するうえでも大きな一歩であると考える．

　本書は上記の特徴を基本に，本臨床工学講座共通の事項として，次の2つのポイントに十分配慮した内容として編纂した．

　1．本書で学ぶ学生が「ゆとり教育」出身であり，本巻を手に取るまでの初等・中等教育のなかで，生体や身の回りで起こる科学的な現象について十分に「考え，推論し，疑問を投じ，他者からの意見を聞き，また考える」という本来受けるべき教育経験が得られていない場合も少なくない．そうしたタイプの学生教育に携わる教員にとっても，本書が「教授しやすく，発展的に変更可能な内容・構成である」ように配慮した．

　2．医療現場において他医療従事者より臨床工学技士が優位でなければならない点は，「工学的センス」をもっていることだと常々感じている．「工学的センス」とは，たとえば「温度（体温）・熱」は日常でも医療現場でも欠かせない物理情報であるが，「どうして気温が上がると発汗作用が増すのか？」，「どうして数度平常体温より上げるとがん細胞が死滅するのか？」いうような疑問をもつことだといえる．少しでも医療に結びつく生体物性・医用材料に関する「工学的センス」という引き出しを多く作ることが，将来患者さんの命を預かる臨床工学技士に必須といえる．

　さらに本書は，従来型の生体物性工学や医用材料工学の教科書・参考書とは一線を画した内容・構成を目指した．単なる学問知識を羅列する内容ではなく，例

えば医用治療機器学や生体計測装置学，医用機器安全管理学や生体機能代行装置学の学習とリンクすることを目的として，理解を助ける生理学・工学的な基礎的現象の解説や，医療機器の応用例をあげて概説するなど趣向を凝らした．

　臨床工学技士を目指す学生諸君のみならず，教育現場の第一線で活躍されている教員の方々におかれても，「臨床に必要な生体物性・医用材料の基礎を理解し，工学的センスをもって医療機器を安全・効果的に活用できる能力を養う」手引きとして，本書が臨床工学技士教育向上ために寄与できるものと信じている．

2010 年 7 月

中 島 章 夫
氏 平 政 伸

生体物性・医用材料工学
CONTENTS

「臨床工学講座」の刊行にあたって ……………………………… iii
序 ………………………………………………………………… v

生体物性工学

第1章 生体物性序論 …………………………………………… 1
1. 生体物性工学の知識 …………………………………………… 1
2. 生体の物理的特性（特異性） ………………………………… 3

第2章 生体の電気的特性 ……………………………………… 7
1. 生体の電気現象 ………………………………………………… 7
   1. 能動特性と受動特性 ………………………………………… 7
2. 受動特性 ………………………………………………………… 7
   1. 細胞の電気特性 ……………………………………………… 8
   2. 細胞と組織の比誘電率と導電率 …………………………… 11
   3. 比誘電率と導電率の分散特性（α, β, γ 分散） ………… 21
   4. 高周波特性（渦電流，表皮効果） ………………………… 23
   5. その他の組織の電気特性 …………………………………… 23
3. 能動的電気特性 ………………………………………………… 25
   1. 浸透圧 ………………………………………………………… 26
   2. 拡散と浸透力 ………………………………………………… 26
   3. 静止電位 V_m と分極 ………………………………………… 27
   4. イオン電流 Ii ………………………………………………… 28
   5. 興奮現象 ……………………………………………………… 29
   6. 非線形性 ……………………………………………………… 32
4. 生体と磁気 ……………………………………………………… 34
   1. 生体磁気現象 ………………………………………………… 34
   2. 磁性物質（反磁性体，常磁性体） ………………………… 34
   3. 磁気モーメント ……………………………………………… 34
   4. 脳磁図と心磁図 ……………………………………………… 35

第3章 生体の機械的特性 ……… 37
1 力学的パラメータ ……… 37
2 生体組織の力学特性 ……… 40
3 生体の音響特性 ……… 43
　1 波動の基本 ……… 43
　2 超音波 ……… 45
4 流体力学的特性 ……… 46
　1 血液と血球 ……… 46
　2 血管と血流 ……… 48
　3 血圧 ……… 49
　4 血液の粘性 ……… 52
　5 心臓のポンプ機能 ……… 55

第4章 生体の熱的特性 ……… 57
1 周囲の温度変化と生体の反応 ……… 57
　1 体温 ……… 58
　2 外界温度の影響 ……… 58
　3 体温調節機構 ……… 60
2 体温調節のメカニズム（産熱，放熱，熱輸送）……… 60
　1 代謝（metabolism）……… 60
　2 熱の産生（産熱）……… 61
　3 熱の放散（放熱）……… 63
　4 熱の移動（熱輸送）……… 65
3 生体物性と熱作用 ……… 67
　1 温熱環境下 ……… 67
　2 寒冷環境下 ……… 69

第5章 生体と放射線 ……… 71
1 放射線の種類と性質 ……… 71
　1 直接電離放射線（荷電粒子線）……… 72
　2 間接電離放射線（非荷電粒子線）……… 73
2 放射線に関する諸量 ……… 73
　1 照射線量（exposure dose）……… 73
　2 吸収線量（absorbed dose）……… 74
　3 線エネルギー付与（LET：linear energy transfer）……… 74
　4 （相対的）生物学的効果比（RBE：relative biological effectiveness）……… 75
　5 酸素効果比（OER：oxgen enhancement ratio）……… 75
　6 等価線量（equivalent dose）……… 75

7　線量当量（dose equivalent）………………………………76
　　8　実効線量（effective dose）………………………………76
　　9　放射能（radioactivity）……………………………………77
　3　生体組織における放射線の作用と障害………………………77
　　1　原子レベルでの放射線の作用……………………………78
　　2　分子レベルでの放射線の作用……………………………78
　　3　細胞レベルでの放射線の作用……………………………79
　　4　組織，臓器レベルでの放射線の作用……………………80
　　5　個体レベルでの放射線の作用……………………………83
　4　放射線の医療応用………………………………………………86
　　1　X線撮影……………………………………………………86
　　2　X線CT………………………………………………………87
　　3　RI検査………………………………………………………87
　　4　SPECT（single photon emission computed tomography）……………………………………………88
　　5　PET（positron emission tomography）…………………88
　　6　放射線治療…………………………………………………89
　　7　放射線治療の指標と放射線の種類………………………90
　　8　骨髄移植の全身照射………………………………………92
　　9　血液照射……………………………………………………92

第6章　生体の光特性……………………………………………93
　1　光の性質…………………………………………………………93
　　1　光の性質……………………………………………………93
　　2　レーザの性質………………………………………………97
　2　生体の光学特性…………………………………………………102
　　1　生体の特異的な吸収・散乱特性…………………………102
　　2　眼球の光特性………………………………………………105
　　3　血液の光特性………………………………………………108
　　4　皮膚の光特性………………………………………………108
　3　光（レーザ）の生体作用………………………………………108
　　1　光熱的作用…………………………………………………109
　　2　光音響的・光機械的作用…………………………………113
　　3　光解離作用…………………………………………………114
　　4　光化学的作用………………………………………………114
　4　レーザの生体に対する安全性…………………………………115
　5　生体への光・レーザ技術応用の重要性………………………118

第7章 生体における輸送現象 …… 119
1. 体液の組成 …… 119
2. 各体液間の物質移動 …… 120
   1. 毛細血管の細胞の隙間を利用する物質移動 …… 121
   2. 細胞膜を介した物質移動 …… 123
3. 肺におけるガス輸送と血液によるガス輸送 …… 126
   1. 肺におけるガス輸送 …… 126
   2. 血液によるガス輸送 …… 127
4. 腎臓における物質移動 …… 131
   1. 腎臓の機能と腎臓における物質の流れ …… 131
   2. 糸球体濾過 …… 133
   3. 尿細管における再吸収 …… 135

医用材料工学

第8章 医用材料に求められる条件とは …… 139
1. 医用材料の種類と条件 …… 139
2. 生体適合性と非毒性 …… 142
3. 医用機能性と耐久性 …… 143
4. 可滅菌性 …… 144
5. 材料の安全性評価 …… 147

第9章 医用材料の種類 …… 149
1. 医用材料の種類 …… 149
2. 金属材料 …… 149
   1. ステンレス鋼 …… 149
   2. コバルトクロム合金 …… 150
   3. チタン …… 151
   4. 形状記憶合金 …… 151
   5. 貴金属 …… 151
3. 非金属無機材料 …… 152
   1. バイオセラミックス …… 152
   2. パイロライトカーボン …… 152
   3. アルミナ・ジルコニア …… 152
   4. ヒドロキシアパタイト …… 153
4. 有機材料（高分子材料）…… 153
   1. 有機材料 …… 153

  2　高分子材料 …………………………………………… 155
  3　医療分野における有機材料の使用状況 ………… 167
 5　組織・再生工学的材料 ……………………………… 167
  1　再生医療，再生工学とは？　………………………… 167
  2　おもな用途における再生医療からの取り組み ……… 168
 6　材料化学 ……………………………………………… 170
  1　イオン結合 …………………………………………… 170
  2　共有結合 ……………………………………………… 170
  3　金属結合 ……………………………………………… 171
  4　その他の結合 ………………………………………… 171

第10章　生体と医用材料の相互作用 … 173

 1　血液接触材料と接触したときの生体反応 …… 174
  1　血液接触材料 ………………………………………… 174
  2　血小板活性化および血液凝固反応 ………………… 175
  3　アレルギー性ショック ……………………………… 184
  4　免疫反応 ……………………………………………… 186
  5　炎症 …………………………………………………… 189
  6　石灰化 ………………………………………………… 191
 2　組織結合および組織接触材料と接触したときの
  生体反応 ……………………………………………… 192
  1　組織結合材料と組織接触材料 ……………………… 192
  2　炎症と組織修復（創傷治癒）………………………… 193
  3　カプセル化（被包化）………………………………… 194
  4　アレルギー …………………………………………… 195
  5　石灰化 ………………………………………………… 195
  6　腫瘍化 ………………………………………………… 196
 3　生体と接触した材料が受ける変化 ……………… 196
  1　金属材料 ……………………………………………… 197
  2　高分子材料 …………………………………………… 197
 4　医用材料の生体適合性と生体機能代行装置の
  生体適合性 …………………………………………… 198

第11章　医用材料の安全性評価と安全対策 … 203

 1　安全性の考え方 …………………………………… 203
 2　医薬品医療機器等法と日本工業規格 ………… 204
  1　医薬品医療機器等法 ………………………………… 204
  2　日本工業規格 ………………………………………… 205
 3　医用材料の安全性評価 …………………………… 205

4 生物学的安全性評価 206
 1 細胞毒性試験 209
 2 感作性試験 209
 3 刺激性試験または皮内反応試験 210
 4 全身毒性（急性毒性）試験 210
 5 亜急性および亜慢性毒性試験 211
 6 遺伝毒性試験 211
 7 発熱性物質試験 211
 8 埋植試験 211
 9 血液適合性試験 211
 10 慢性毒性試験 212
 11 発癌性試験 212
 12 生殖および発生毒性（催奇形性）試験 212
 13 生体内分解性（生体内劣化）試験 212

5 化学的評価試験 213
 1 溶出物試験 213
 2 エンドトキシン試験 213

6 物理的（機械的）評価試験 214
 1 外観・洗浄度および包装 215

7 無菌性の保証 215

8 医療機器・材料の製造販売承認申請 216

9 製造販売後の安全対策 218

10 生物由来・再生医療等製品の安全性 219

付録 221
 1 平成24年版臨床工学技士国家試験出題基準 221

索引 223

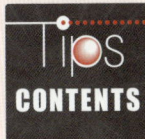

CONTENTS

第1章 生体物性序論
機器原理・作用からの分類と代表的な機器・技術…………2

第2章 生体の電気的特性
物質の電気的等価回路および誘電体と容量性リアクタンス…………8
細胞のインピーダンスとアドミタンスの直列接続と並列接続…………12
細胞のインピーダンス，比誘電率，導電率の周波数特性…14
静止電位とNernstの式………28
Goldmanの膜電位式…………30
Na^+の平衡電位 V_{Na}……………31
クロナキシ……………………33

第4章 生体の熱的特性
ステファン・ボルツマンの法則…………………………64
フーリエの法則………………65

第5章 生体と放射線
放射線による生物効果の修飾因子…………………………74
遺伝的影響……………………84

第7章 生体における輸送現象
毛細血管壁を介した濾過による物質移動………………122

第8章 医用材料に求められる条件とは
乾熱滅菌法と濾過滅菌法………146
医用材料における材料の選択肢…………………………147

第9章 医用材料の種類
飽和化合物と不飽和化合物……153
おもな官能基と化合物の例……154
一般毒性物質と環境ホルモン…………………………161
多能性幹細胞（ES細胞，iPS細胞）と医療への応用………168

第10章 生体と医用材料の相互作用
敗血症に合併する播種性血管内凝固症候群（DIC）…………177
ヘパリン起因性血小板減少症（HIT）……………………182
低侵襲体外循環………………199

第11章 医用材料の安全性評価と安全対策
医薬品医療機器等法に登場する3文字アルファベット………204
マスターファイル……………216

【臨床工学講座　教科書編集委員会委員】

委員長　：菊地　眞（(公財) 医療機器センター）
副委員長：出渕靖志（四国医療工学専門学校）
　　　　　生駒俊和（宇治徳洲会病院）
委　員　：石原　謙（愛媛大学大学院）
　　　　　小谷　透（昭和大学）
　　　　　篠原一彦（東京工科大学）
　　　　　戸畑裕志（九州保健福祉大学）
　　　　　中島章夫（杏林大学）

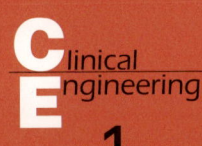

生体物性工学

第1章 生体物性序論

1 生体物性工学の知識

学際：いくつかの異なる学問分野が関わること。

医薬品医療機器等法：医薬品，医療機器等の品質，有効性及び安全性の確保等に関する法律（旧薬事法）

物性：物性とは，「物質の示す巨視的性質．電気的・機械的・光学的・熱的・磁気的などの性質」（広辞苑第六版）とされている．

「生体物性工学」は，臨床工学技士やME技術者（以下，CEと表記する）にとって，もっとも必要な知識かつ学際的な科目だと思われる．その理由は，CEが医療機器や医用材料（以後，医薬品医療機器等法上の分類を使って"医療機器"と表記する）を生体に使用する時，生体の安全を確保しつつ，治療効果をあげることが重要な業務の1つに他ならないからである．臨床現場でこれらの目的を遂行するためには，生理・解剖学的な知識をベースに，生体を「物・材料」としてとらえたうえで，その物理的特性（物性）を「工学的」に理解しておく必要がある．したがって，生体物性工学では，生体材料側の特性の理解とあわせてさまざまな基礎知識が必要である．また，生体物性を理解することによりさまざまな物理的エネルギーを安全かつ有効に利用することができ，臨床への応用につながっていくわけである（図1-1）．

生体物性についての知識の重要性を例えると，図1-2のようになる．図1-2（a）に示したように，心筋の刺激電位発生を電気信号変換器（電極）により計測することを考えてみる（いわゆる心電図計測）．心筋（洞結節）で発生

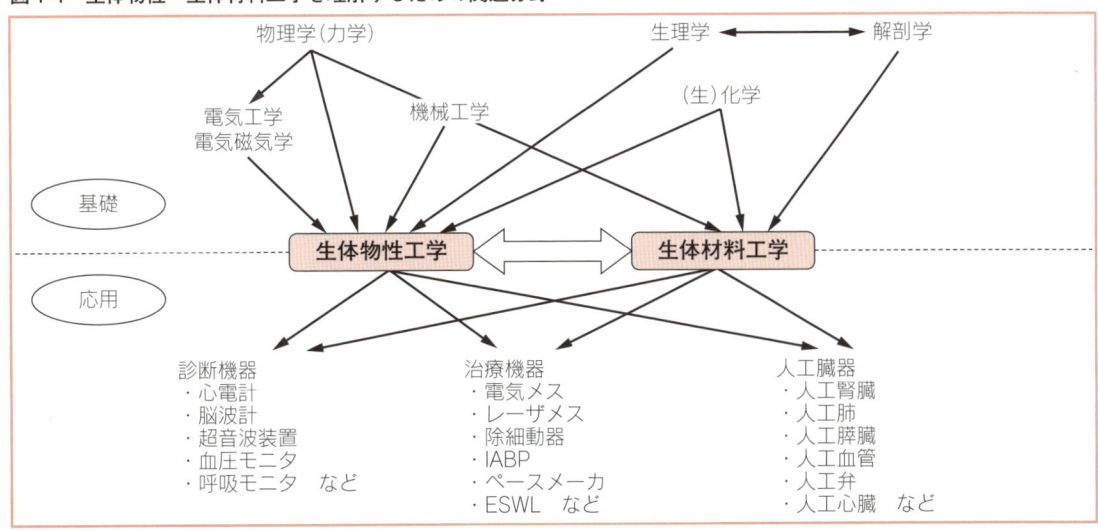

図1-1　生体物性・生体材料工学を理解するための関連分野

図 1-2　心電図計測の概略とその等価回路

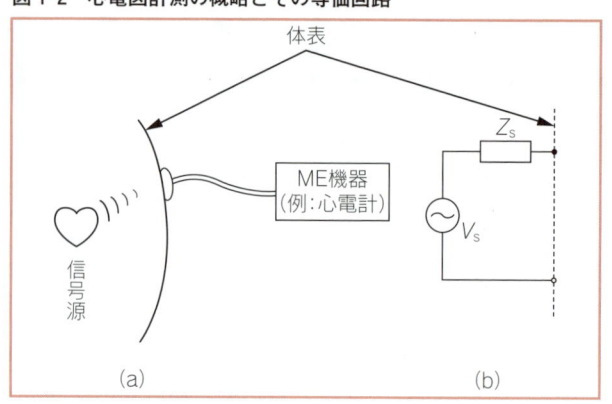

した刺激電位は，各組織の細胞を伝わり（イオン変化の伝導），体表面にて変換器（電極）を通して，心電計や生体情報モニタ，除細動器などで観測される．これら信号の伝達の様子を示すと図 1-2(b) の等価回路として表される．体表を通して観測されるものは，現象（生体電気信号）V_s そのものではなく，伝導の途中にある組織や体表面（皮膚）などの体内組織のインピーダンス Z_s

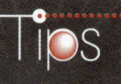 **機器原理・作用からの分類と代表的な機器・技術**

物理的エネルギーの種類と形態		おもな機器名・技術
電磁波	低周波	除細動器，ペースメーカ，電気刺激装置，低周波治療器
	高周波	電気メス，MRI，医用テレメトリ，ハイパーサーミア（RF 波，マイクロ波）
	光	レーザ手術装置，光凝固装置，光電脈波，パルスオキシメトリ，眼科検査
放射線	直接電離放射線	リニアック，サイクロトロン，ベータトロン
	間接電離放射線	X 線装置，ガンマナイフ
熱	低温	冷凍手術器
	常温	ホットパック，輸液用ヒータ
	高温	ハイパーサーミア装置，電気焼灼器，ツボ治療器
音波	超音波	超音波吸引装置，超音波凝固切開装置，超音波ネブライザ，超音波結石破石装置
		超音波温熱治療器，超音波トロッカー，HIFU（高密度焦点式超音波療法）
	衝撃波	ESWL（衝撃波結石破石装置）
機械力	静圧	高圧酸素治療装置，吸引器，牽引器
	動圧	IABP，人工呼吸器，輸液ポンプ
		心血管 PCI 装置，心マッサージ器，ウォータジェットメス

第 1 章　生体物性序論

表 1-1　生体に発生するおもな障害の分類とそれを誘発する物理エネルギー

障害の分類	障害の例
物理的障害	外傷，骨折，熱傷，その他
機能的障害	神経細胞や筋細胞の異常興奮，とくに心臓に対する電撃など 熱による体温調節機構の変調や，電解液バランスの変調など
生物学的障害	X 線による発癌，奇形の発生 不妊症や突然変異などの遺伝子障害

を通してみていることになる．変換器（電極）側から考えると，生体電気信号を計測するうえでの入力インピーダンスとなる．したがって，一般的に微小な生体電気信号 V_s を，変換器（電極）を通じて正しく計測するためには，生体電気信号 V_s の性質（生理学，電気工学）だけでなく，体内組織 Z_s の性質・特性（生理学，解剖学）を熟知したうえで，変換器（電極）を正しく設計・使用する必要がある．これら一連の知識は，「生体物性工学」が担うところが大きいといえるだろう．

同様に，診療を目的として計測や治療を行う場合，可能なかぎり物理的エネルギーを生体に加えないことが一般原則であり，かつ使用している ME 機器の不備のために意図しないエネルギーが生体に加わった場合の安全性も考慮しなければならない．たとえば，図 1-2 の測定系において，ME 機器（心電図など）から逆に商用交流による患者漏れ電流が生体側に流れてしまうことも考慮する必要がある．したがって，これら計測・治療においては，有効性と安全性を天秤にかけ，電流をはじめ，外部から印加するエネルギーがはたして安全か，あるいは許容範囲内にあるかという判断が，臨床現場で非常に重要となってくる．つまり生体外部から印加する，物理的エネルギーのタイプと具体的な閾値や限界を知る必要がある（**表 1-1**）．まさしくこの判断を行うために，CE は生体物性工学についての知識が必須であるといえる．

2 生体の物理的特性（特異性）

生体物性を考えるうえで，生体の物質的な構成が基本となることは前述した通りである．たとえば，生体は有機的な階層構造を保って構築されている（**図 1-3**）．生体外部から物理的エネルギーを印加する，あるいは生体から発する信号を計測する場合，マクロな構造（個体から組織レベルまで）とミク

図 1-3 生体の階層構造

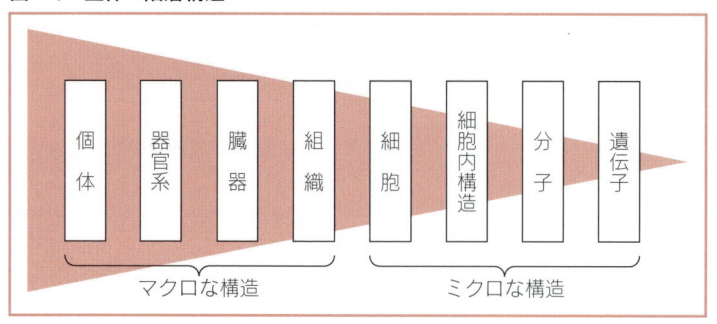

表 1-2 生体組織の受動的特性が示す特異性

生体の特異性	特徴
異方性	皮膚に直交する方向と平行する方向では構造が非常に異なり，電気的・機械的，その他の異なった特性がみられる．
非線形性	生体組織を材料としてみた時，電気抵抗率や弾性率などが定数に定まらない．刺激応答系とみた時，空間的・時間的に加算性が成り立たない．
周波数依存性	線形系であっても各種エネルギー印加に対する応答に周波数依存性をもつ．
温度依存性	生体のエネルギー代謝（ホメオスタシス）にかかわっている化学反応の影響で，生体の活動性が温度に大きく依存する．
反射・屈折・吸収特性	血液に対する光特性，軟組織に対する超音波特性など特徴的な反射・散乱・吸収特性を示す．
経時変化	骨格筋など抵抗率が線維方向と直角の方向で経時的に測定（図 1-4）すると，経時的に異方性が失われていく．
拒絶・異物反応	自身と他者を厳しく識別する能力が，生体の細胞レベルで備わっている．

【受動的電気特性に関する特異性は第 2 章を参照】

ロな構造（細胞から分子・遺伝子レベルまで）に大きく分け，どのレベルで作用するかを知ることは「生体物性工学」を理解するうえで重要である．たとえば，X 線に代表される放射線エネルギーはミクロな分子レベルや DNA に作用し，突然変異を生じさせる一因となる．また，除細動器などによる電撃（電気的エネルギー）は，細胞膜電位を強制的に変化させることにより，細胞レベルに関与することができる．超音波，もしくは衝撃波による機械的エネルギーは，機械的な振動・衝撃により，さらにマクロレベルの組織・臓器のレベルに影響を及ぼすことが可能である．

また生体はホメオスタシスをもち，図 1-3 に示したような階層的，有機的に構築されたシステムであるため，身の回りにある高分子材料や金属材料などの人工的素材や，ゴムなどの天然素材と異なり，同じ強さのエネルギーが印加されても，生じる反応や障害が一様とならない性質（＝特異性）をもっている（表 1-2）．生体がこの特異性をもつことより，生体物性の工学的（定

ホメオスタシス：生体がその置かれている外的，内的環境の絶え間ない変化に応じて，その形態的，機能的状態をある範囲の安定な状態に保持することをいう．とくに，自律神経系と内分泌系が関与しており，体内における水素イオンや他のイオン濃度の調節などがある．

図1-4 生体組織の切除後経時変化の例

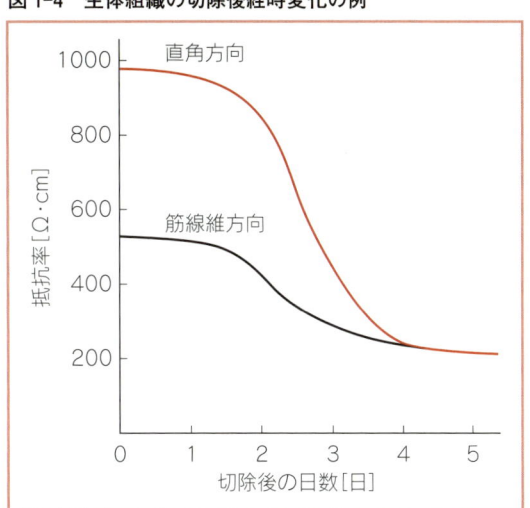

量的）な評価をむずかしくしている．

　以上，本章では生体物性の概要について，医療機器を専門的に取り扱う臨床工学の観点から概説した．次章以降で，各論として各々の物理的エネルギーが生体に及ぼす特性について詳細に解説する．

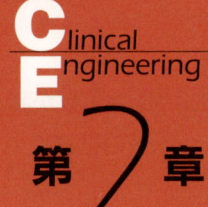

生体物性工学

第2章 生体の電気的特性

1 生体の電気現象

1──能動特性と受動特性

生体の電気特性は，大きく**受動特性**と**能動特性**に分けられる．

生体の行動は，脳からの信号（命令）によっている．それでは，脳からの命令はどのように末梢の筋肉などに到達し，どのように末梢組織に伝達されるのであろうか．これは，電気的方法によって行われている．脳からの命令は電気信号（電気信号の発生）に変換され，神経を伝わって末梢の組織に伝達される．末梢に到達した電気信号により末梢組織が動作を起こすといった具合である．ここでかかわっている電気的現象が能動特性である．

神経を伝搬するこの電気信号は，外部組織にごく微量のイオン電流を流す．この微弱電流により体表に電位差が生じる．これが脳波や心電図である．興奮を起こさせない，この微弱電流と電位差とに関与する電気特性を受動特性という．また，外部から興奮を起こさせない微弱な電流を流したときの電圧と電流の関係を示す特性も受動特性である．このように，我々が電気回路で取り扱うような特性を受動特性と呼ぶ．

本章では，電気回路，電磁気学の基礎をすでに学んでいることを前提として，生体組織の電気特性を説明する．また，電気生理にも少し触れるが，詳細には専門書を参考にしてもらいたい．

2 受動特性

生体の構造は非常に複雑であるが，生体組織の受動的電気特性を考える場合には，分子レベル以上で考えれば十分である．分子レベル以上では，細胞内の小器官レベル，細胞レベル，組織レベル（器官を構成しているもの），器官レベル，そして固体レベル（人体）などのレベルを考える必要がある．細胞，組織などを構成している物質を電気的な観点から眺めると，誘電的性質

と導電的性質をもった物質であるといえる．誘電的性質を表す電気定数が誘電率で，記号 ε を用いる．導電的性質は導電率 σ またはその逆数の抵抗率 ρ で表す．

1 ― 細胞の電気特性

1）細胞膜の構造と電気定数

細胞膜は**タンパク質層**と**脂質層**から成り立っている（**図 2-1**）[1]．脂質層は電子密度の高い層と低い層でできており，電子密度の高い層は親水性で，低い層は疎水性である．脂質層は，電子密度の低い層が接した**2層構造**をしている．タンパク質層は，脂質層に分布するように存在し，細胞膜を構成している．

このような構造をもった細胞膜を受動的電気特性の面から眺めると，抵抗率の非常に高い（導電率がゼロに近い）**絶縁物に近い物質**であるが，厚さがきわめて薄いため，**大きな電気容量**を示す（**表 2-1**）．表 2-1 中の抵抗率（導電率 σ の逆数），静電容量の単位は，細胞膜の電気特性の測定上の問題から，細胞の大きさ（**表 2-2**）を考慮する必要があるため，単位面積，または単位長

膜の静電容量と膜の厚さとの関係：膜のような物質の電気容量 C は，膜の誘電率 ε，膜の厚さ d，膜の面積 S とすると

$$C = \varepsilon \frac{S}{d}$$

で表される．したがって，細胞膜のように厚さ d が薄い場合 C がきわめて大きくなる．

Tips　物質の電気的等価回路および誘電体と容量性リアクタンス

ある物質に外部から電界 E を加えると，物質内に電流 i が流れる．電流 i は，物質の導電的性質を表す伝導電流 i_c と，誘電的性質を表す変位電流 i_d から成り立っている．

$$i = i_c + i_d$$
$$i_c = \sigma E$$
$$i_d = \frac{\partial D}{\partial t} = \varepsilon \frac{\partial E}{\partial t}$$

ここで，σ，ε はそれぞれ，導電率，誘電率である．

この性質を電気回路で表すとき，伝導電流は導電率（抵抗率の逆数）に関係した電流であるので，抵抗を流れる電流で表し，変位電流はコンデンサ内を流れる電流で表す．

このように，すべての物質の電気的等価回路は，抵抗とコンデンサの並列回路で表される．生体を構成する物質，細胞，組織も同様で，抵抗とコンデンサの並列回路で表現できる．

また，細胞膜は，脂質層とタンパク質層でできあがっ

ている絶縁物（$\sigma = 0$）と考えられる．このため，細胞膜内を流れる電流は，ほとんど変位電流となるため直流や低周波の場合を除いて細胞膜の電気的等価回路はコンデンサで表される．容量 C のコンデンサに，周波数 f の正弦波電流 i を流した時のコンデンサの両端の電位差 V は，

$$V = -j \frac{i}{2\pi f C} = -j \frac{i}{\omega C}$$

で与えられる．このとき，

$$\frac{1}{2\pi f C} = \frac{1}{\omega C} = Z_c$$

を，電圧と電流を結び付けているという点で抵抗と同じ働きをしているので，容量リアクタンスと呼ぶ．容量リアクタンスは，周波数の増加とともに減少し最終的にはゼロに近づく．これは，周波数が増加するとともに電流が流れやすくなることと等価と考えられる．このように，細胞膜のインピーダンスは周波数が 0 から低周波では非常に大きな値をとるが，中間周波数（数百 Hz 以上）では周波数とともに減少を始め，高周波で 0 となっていく．

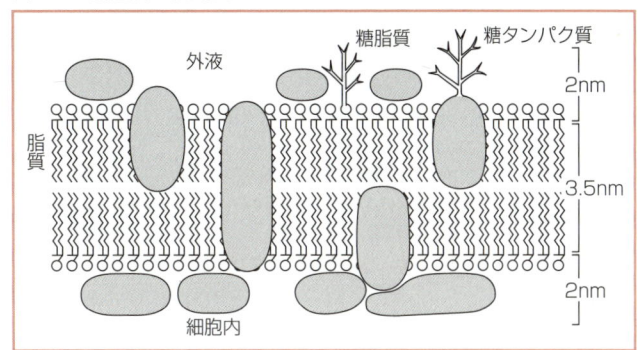

図 2-1 細胞膜の模式図

(真島英信：生理学．文光堂，2007 より)

表 2-1 細胞膜と細胞内外液の電気定数

部位	電気的特性	数値
細胞膜	抵抗率	500〜10 kΩ・cm²
	誘電率	1 μF/cm²
		10 μF/cm²（筋細胞）
細胞内液	導電率	3〜30 mS/cm
	比誘電率	50〜80
細胞外液	導電率	10〜50 mS/cm
	比誘電率	70

表 2-2 細胞の大きさ

細胞膜	厚さ	5〜10 nm
細胞	直径	数〜数 10 μm
	長さ	10 μm〜1 mm
赤血球	直径	6〜9 μm
	厚さ	1.6〜2.4 μm

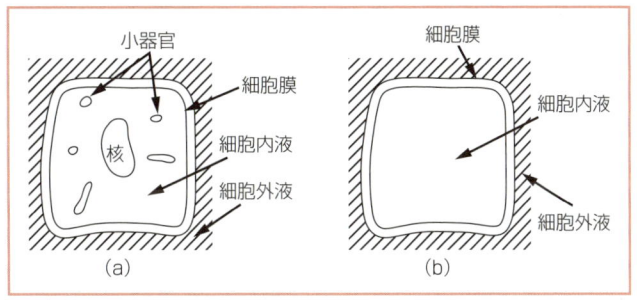

図 2-2 細胞の模式図

(金井 寛：生体物性 (2)-電気特性．医用電子と生体工学，13 (5)：1975 より)

さ当たりで表していることに注意してほしい．

▶2）細胞内液と細胞外液の電気定数

図 2-2 に細胞の模式図を示す[2]．細胞は細胞膜により細胞外液と分離されている．細胞内は，いろいろなイオンを含んだ電解液中に核や小器官

表 2-3 受動的電気特性の説明に使用する記号

記号	説明	記号	説明
d	細胞膜の厚さ	Z_i	細胞内液インピーダンス $\left(=\dfrac{R_i}{1+j\omega C_i R_i}\right)$
L	細胞の長さ	G_i	細胞内液コンダクタンス $\left(=\dfrac{1}{R_i}=\sigma_i\dfrac{S_i}{L}\right)$
S_m, S_i, S_e, V_i, V_e	細胞の面積,組織中の細胞内液部面積と外液部面積	B_i	細胞内液サセプタンス $(=\omega C_i)$
ρ_m	細胞膜抵抗率	ρ_e	細胞外液抵抗率
ε_m	細胞膜比誘電率	ε_e	細胞外液比誘電率
σ_m	細胞膜導電率	σ_e	細胞外液導電率
R_m	細胞膜抵抗 $\left(\rho_m\dfrac{d}{S_m}=\dfrac{1}{\sigma_m}\dfrac{d}{S_m}\right)$	R_e	細胞外液抵抗 $\left(\rho_e\dfrac{L}{S_e}=\dfrac{1}{\sigma_e}\dfrac{L}{S_e}=\dfrac{1}{\sigma_e}\dfrac{L^2}{V_e}\right)$
C_m	細胞膜容量 $\left(\varepsilon_m\dfrac{S_m}{d}\right)$	C_e	細胞外液容量 $\left(\varepsilon_e\dfrac{S_e}{L}\right)$
Z_{mc}	細胞膜容量リアクタンス $\left(=-\dfrac{1}{\omega C_m}\right)$	Z_{ec}	細胞外液容量リアクタンス $\left(=-\dfrac{1}{\omega C_e}\right)$
Z_m	細胞膜インピーダンス $\left(=\dfrac{R_m}{1+j\omega C_m R_m}\right)$	Z_e	細胞外液インピーダンス $\left(=\dfrac{R_e}{1+j\omega C_e R_e}\right)$
G_m	細胞膜コンダクタンス $\left(=\dfrac{1}{R_m}=\sigma_m\dfrac{S_m}{d}\right)$	G_e	細胞外液コンダクタンス $\left(=\dfrac{1}{R_e}=\sigma_e\dfrac{S_e}{L}\right)$
B_m	細胞膜サセプタンス $(=\omega C_m)$	B_e	細胞外液サセプタンス $(=\omega C_e)$
ρ_i	細胞内液抵抗率	Z_{cell}	細胞インピーダンス
ε_i	細胞内液比誘電率	ε_{cell}	細胞の比誘電率
σ_i	細胞内液導電率	σ_{cell}	細胞の膜導電率
R_i	細胞内液抵抗 $\left(\rho_i\dfrac{L}{S_i}=\dfrac{1}{\sigma_i}\dfrac{L}{S_i}\right)$	Z_{tissue}	組織インピーダンス
C_i	細胞内液容量 $\left(\varepsilon_i\dfrac{S_i}{L}\right)$	ε_{tissue}	組織の比誘電率
		σ_{tissue}	組織の導電率
Z_{ic}	細胞内液容量リアクタンス $\left(=-\dfrac{1}{\omega C_i}\right)$		

などの浮遊した電解液である細胞内液で満たされている(図 2-2(a)).赤血球は細胞核をもたない特異な細胞である.細胞内液に含まれている小器官などは,とくに高い周波数範囲以外では,生体の受動的電気物性という観点からは,細胞内液と同等の特性をもつと仮定できる.したがって,細胞内液は,均質な 0.9% 食塩水と同等のふるまいをする電解液と考えてよい[2](図 2-2(b)).しかし,抵抗率に関しては,小器官などの存在のため,0.9% 食塩水より多少高い値をもっている.また,細胞外液も内液と同様の食塩水と考えられるが,細胞外液の導電率は内液の導電率と多少異なっている(表 2-1).

受動的特性を検討する場合,細胞と組織を構成する細胞膜,細胞内外液の電気定数である比誘電率,導電率,抵抗率は,高周波を除いて周波数特性を

表 2-4 細胞と組織の電気定数と大きさ

(a) 細胞膜, 細胞内液の電気容量と抵抗値
　　細胞膜の厚さ d : 10 nm
　　細胞内液部分の長さ L : 100 μm＝10^{-4} m＝10^{-2} cm
　　細胞膜と細胞内液の面積 S_{cell} : 10^{-10} m^2＝10^{-6} cm^2
　　ρ_m＝1 kΩcm^2, ε_m＝10 μFcm^{-2}
　　ρ_i＝183 Ωcm, ε_i＝50
　　ε_o＝8.855×10^{-12} F/m
各素子の値は下記のようになる.
　　R_m＝1×10^3 Ωcm^2÷10^{-6} cm^2＝1×10^9 Ω
　　C_m＝10×10^{-6} F/cm^2×10^{-6} cm^2＝10^{-11} F＝10 pF
　　R_i＝183 Ωcm÷10^{-6} cm^2×10^{-2} cm＝1.83×10^6 Ω
　　C_i＝50×8.855×10^{-12} F/m×10^{-10} m^2÷10^{-4} m≈0.000443 pF
(注意) R_m, C_mが, 抵抗率と誘電率と面積だけに関係している.

(b) 組織の電気容量と抵抗値
　　細胞の体積：1 cm×1 cm×1 cm
　　面積 S：1 cm^2
　　細胞外液部面積 S_e＝0.3 S
　　細胞内液部面積 S_i＝0.7 S
　　ρ_e＝60 Ωcm, ε_e＝70
面積 0.7 S, 厚さ 10 nm での細胞膜の抵抗値と電気容量
　　R_m＝1×10^3 Ωcm^2÷0.7 cm^2≈1.43×10^3 Ω
　　C_m＝10×10^{-6} F/cm^2×0.7 cm^2＝7×10^{-6}＝7 μF
面積 0.7 S, 細胞内液部分の長さ 10^{-2} cm での細胞内液の抵抗値と電気容量
　　R_i＝183 Ωcm÷0.7 cm^2×10^{-2} cm≈2.6 Ω
　　C_i＝50×8.855×10^{-12} F/m×0.7×10^{-4} m^2÷10^{-4} m≈3.10×10^{-10} F
面積 0.3 S, 長さ 10^{-2} cm での細胞外液の抵抗値と電気容量
　　R_e＝60 Ωcm÷0.3 cm^2×0.01 cm＝2 Ω
　　C_e＝70×8.855×10^{-12} F/m×0.3×10^{-4} m^2÷10^{-4} m≈1.86×10^{-10} F

図 2-4, 図 2-6 の特性を得たときの細胞と組織の電気定数と大きさ.

もたない一定値と考えてよい.

2 ─ 細胞と組織の比誘電率と導電率 (表 2-3, 表 2-4)

　細胞または組織を単体と考え, それぞれの比誘電率と導電率を考える. 表 2-1 に示される電気定数をもった細胞膜, 細胞内外液によってできた細胞や組織は, 独特の比誘電率と導電率を示す. この独特の特性を理解するためには, 細胞と組織のインピーダンスを理解しておくと便利である.

▶ 1) 細胞のインピーダンス

　物質 (細胞膜や細胞内外液) に外部から印加された微弱な電流 i は, 物質内で導電的性質を示す伝導電流 i_c と, 誘電的性質を示す変位電流 i_d と呼ばれ

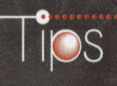

細胞のインピーダンスとアドミタンスの直列接続と並列接続

a）直列接続

2つのインピーダンス Z_m と Z_i が直列接続されている場合，全体のインピーダンス Z_{cell} は次式となる．

$$Z_{cell} = Z_m + Z_i$$

この式は，

$$Z_{cell} = Z_m \left(1 + \frac{Z_i}{Z_m}\right)$$

と変形でき，$Z_m \gg Z_i$ の場合，$\frac{Z_i}{Z_m} \approx 0$ となるので Z_i は無視でき，

$$Z_{cell} \approx Z_m$$

となる．

たとえば $Z_m = 100$ kΩ，$Z_i = 100$ Ω であれば，Z_{cell} は 100100 Ω となるので，100100 Ω ≈ 100 kΩ とみなしてよい．Z_m は Z_i の 1000 倍となり，Z_i は無視できる．

b）並列接続

$Z_m \gg Z_i$ の関係にある2つのインピーダンスを並列接続すると，$\frac{Z_i}{Z_m} \approx 0$ とみなせるので，全体のインピーダンス Z_{cell} は次式となる．

$$Z_{cell} = \frac{1}{\frac{1}{Z_m} + \frac{1}{Z_i}} = \frac{Z_m Z_i}{Z_m + Z_i} = \frac{Z_i}{1 + \frac{Z_i}{Z_m}}$$

となり，$Z_m \gg Z_i$ とすると，$\frac{Z_i}{Z_m} \approx 0$ となり，次式のようになる．

$$Z_{cell} = \frac{Z_i}{1 + \frac{Z_i}{Z_m}} = Z_i$$

以上のように，複数のインピーダンスが直列に接続されているときは，もっとも大きなインピーダンスが重要となり，並列接続の場合には，もっとも小さいインピーダンスが重要となる．

アドミタンスとインピーダンスの関係は，

$$Y_m = \frac{1}{Z_m}, \quad Y_i = \frac{1}{Z_i}$$

であるから，アドミタンス回路ではインピーダンス回路の逆の関係を示す．すなわち，インピーダンスの直列結合はアドミタンスの並列結合，並列結合は直列結合に相当する．したがって，複数のアドミタンスが直列に接続されているときは，もっとも小さなアドミタンスが重要となり，並列接続の場合には，もっとも大きなアドミタンスの部分に最大の電流が流れるので，

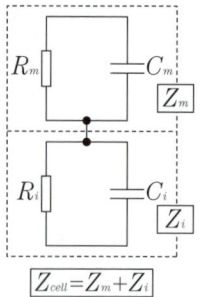

最大のアドミタンスが重要となる．

細胞を例に，細胞のインピーダンスを計算してみる．回路は図のとおりである．はじめに Z_m を計算する．$R_m = 5 \times 10^9$ Ω，$C_m = 10$ pF，$R_i = 2 \times 10^6$ Ω，$C_i = 3.10 \times 10^{-10}$ F とする．

Z_m は $\frac{1}{\omega C_m}$ と R_m の並列接続である．周波数が 0〜1 Hz の範囲で，$\frac{1}{\omega C_m} = \infty \sim 1.59 \times 10^{10}$ Ω となり，$\frac{1}{\omega C_m} \gg R_m$ となり下式の関係が得られる．

$$Z_m \fallingdotseq R_m = 5 \times 10^9 \text{ Ω}$$

同様に Z_i を計算する．$\frac{1}{\omega C_i} = \infty \sim 3.59 \times 10^{15}$ なので，$\frac{1}{\omega C_i} \gg R_i$ となり，

$$Z_i \fallingdotseq R_i$$

となる．Z_{cell} は Z_m と Z_i との直列接続で，$Z_{cell} = Z_m + Z_i$ と表せるので，

$$Z_{cell} \fallingdotseq Z_m = R_m = 5 \times 10^9 \text{ Ω}$$

と細胞膜抵抗で表される．

同様に，周波数が 10 kHz の場合を計算する．$\frac{1}{\omega C_m} = 1.59 \times 10^6 \ll R_m$ となるため

$$Z_m = \frac{1}{\omega C_m}$$

となる．Z_i に関しては，$\frac{1}{\omega C_i} = 3.59 \times 10^{11}$ Ω であるので $\frac{1}{\omega C_i} \gg R_i$ となり，Z_i はやはり R_i となるので，

$$Z_{cell} = R_i - j\frac{1}{\omega C_m} = 2 \times 10^6 - j1.59 \times 10^6 \text{ Ω}$$

となり，Z_{cell} は細胞膜の電気容量と細胞内液抵抗で表される．

周波数が 1 MHz の場合 $\frac{1}{\omega C_m} = 1.59 \times 10^4$ Ω となる．$\frac{1}{\omega C_i} = 3.59 \times 10^9$ Ω であるので，Z_i はやはり R_i で表され，下式が得られる．

$$Z_{cell} = R_i + j\frac{1}{\omega C_m} \fallingdotseq R_i = 2 \times 10^6 \text{ Ω}$$

図 2-3 細胞の電気的等価回路

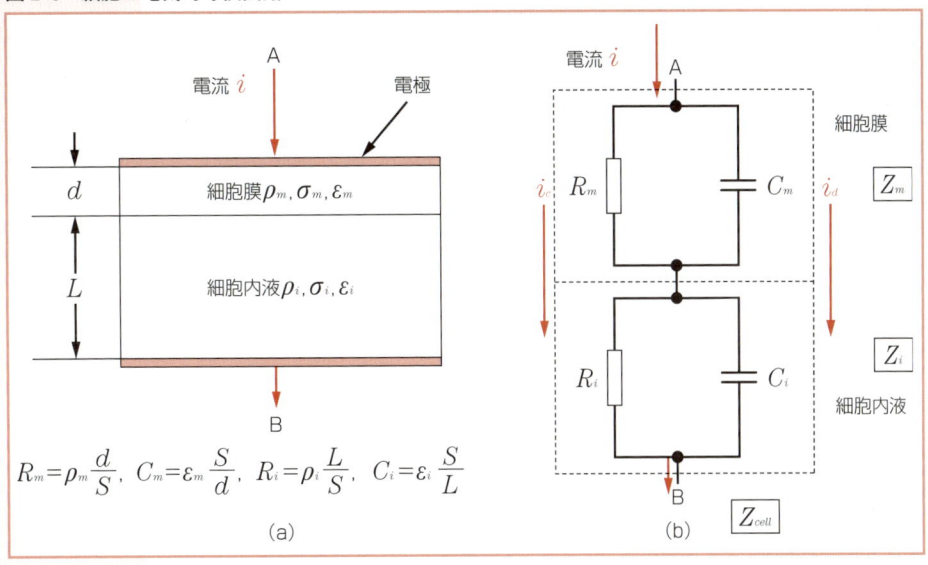

図 2-4 細胞インピーダンスの周波数特性

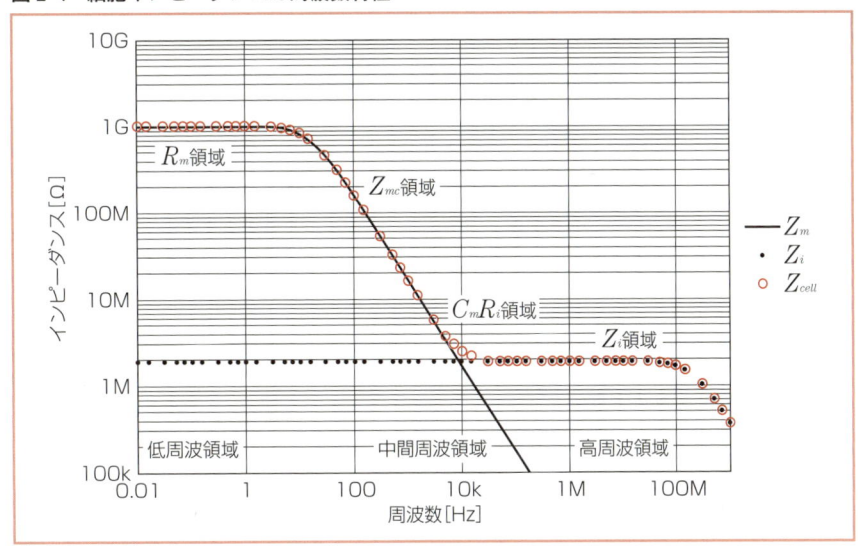

る2種類の電流として流れる．i_cは抵抗を流れる電流，i_dはコンデンサを流れる電流と考えればよい．図 2-2 に示された細胞に電極をつけて，細胞の特性を測定することを考える（図 2-3 (a)）．細胞が細胞膜と細胞内液とで**層状構造**をしているため，細胞インピーダンス Z_{cell} を表す電気的等価回路は，図 2-3 (b) のように，抵抗とコンデンサの**並列回路**で示される細胞膜インピーダンス Z_m と，やはり抵抗とコンデンサの**並列回路**で示される細胞内液インピーダンス Z_i の**直列接続**で表される．

周波数 f の正弦波電流を周波数を変化させながら細胞に印加し，細胞インピーダンス Z_{cell} の周波数特性を求めた結果を**図 2-4** に示す．Z_{cell} の周波数特性を赤丸で，Z_i を黒点線で，Z_m を黒線で示す．Z_{cell} は低周波で約 $1×10^9 Ω$ と非常に大きな値を示すが，周波数の増加とともに減少し，高周波で $2×10^6 Ω$ と小さくなる．これは，細胞が細胞膜と細胞内液とで**層状構造**をしていることによる．

直流から低周波領域では，**図 2-5（a），（b）** に示すように $Z_m \gg Z_i$ で，$R_m \ll Z_{mc} \simeq \infty$ であるので，

$$Z_{cell} = Z_m \simeq R_m \tag{2-1}$$

となる．周波数の増加とともに細胞膜容量 C_m による Z_{mc} が減少し，細胞膜インピーダンスは Z_{mc} だけで表されるようになり，Z_{cell} は図 2-5（c）に示す C_m

---

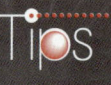

細胞のインピーダンス，比誘電率，導電率の周波数特性

図 2-5，2-6，2-7 で示される細胞のインピーダンス，比誘電率，導電率の周波数特性について少し詳しく述べる．生体の電気特性を示す導電率，比誘電率を検討するためには，本質的にはアドミタンスを用いて説明すべきであるが，ここではインピーダンスを用いて説明を行う．

a）低周波数

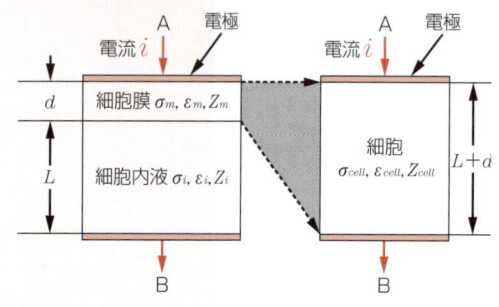

細胞の電気定数，大きさ，記号は表 2-4 に示された値を使用．

周波数 1 Hz のとき，$R_m = 10^9 Ω$，$Z_{mc} = -j1.59×10^{10} Ω$，$R_i = 1.83×10^6 Ω$，$Z_{ic} = -j3.64×10^{13} Ω$ である．

Z_m と Z_i はそれぞれ R_m と Z_{cm}，R_i と Z_{ic} の並列結合で構成されている．したがって，

$Z_m = 1×10^9 - j6.26×10^7 Ω$
$Z_i = 1.86×10^6 - j9.31×10^{-2} Ω$

となり $Z_m \gg Z_i$ となるので，次式の関係が得られる．

$Z_{cell} = Z_m + Z_i \approx Z_m$

$$\frac{1}{Z_{cell}} = \sigma_{cell}\frac{S}{L+d} + j\omega\varepsilon_{cell}\frac{S}{L+d} \approx \frac{1}{Z_m} = d\sigma_m\frac{S}{d} + j\omega\varepsilon_m\frac{S}{d}$$

$$\sigma_{cell}\frac{S}{L+d} = d\sigma_m\frac{S}{d}, \quad \sigma_{cell} = \sigma_m\frac{L+d}{d} \approx \sigma_m\frac{L}{d}$$

$$\omega\varepsilon_{cell}\frac{S}{L+d} = \omega\varepsilon_m\frac{S}{d}, \quad \varepsilon_{cell} = \varepsilon_m\frac{L+d}{d} \approx \varepsilon_m\frac{L}{d}$$

低周波での細胞の電気的特性は，細胞膜の電気定数の特性で表される．値は $\frac{L}{d}$ 倍となる．

b）中間周波数

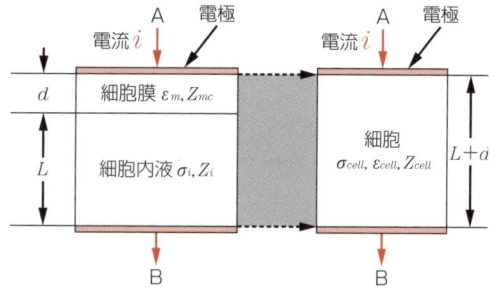

周波数を 100 kHz とし同様の計算をすると，

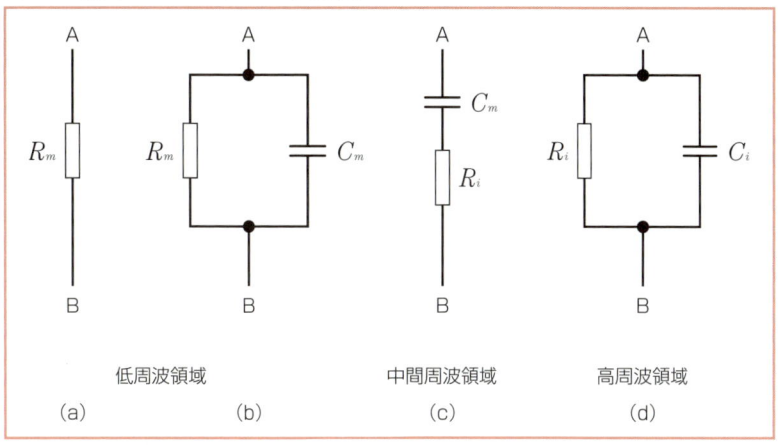

図 2-5 細胞のインピーダンス等価回路

(a) 低周波領域 (b) (c) 中間周波領域 (d) 高周波領域

$Z_m = 2.54 \times 10^1 - j1.6 \times 10^5 \Omega$,
$Z_i = 1.83 \times 10^6 - j9.31 \times 10^2 \Omega$

となる．Z_{cell}はZ_mとZ_iの直列接続であるから，12 ページの Tips より大きな値を採用し

$Z_{cell} = 1.83 \times 10^6 - j1.6 \times 10^5 \Omega$
$= R_i + jZ_{mc}$

が得られる．抵抗分は細胞内液の抵抗で表され，容量分は細胞膜の容量で表されるので，図2-5 (c) が得られる．この結果より，誘電率と導電率を求めると以下となる．

$$\frac{1}{Z_{cell}} = \sigma_{cell} \frac{S}{L+d} + j\omega\varepsilon_0\varepsilon_{cell}\frac{S}{L+d}$$

$$\approx \frac{1}{R_i + jZ_{mc}}$$

$$\approx \sigma_i \frac{S}{L} + j\omega\varepsilon_0 \frac{S}{L}\frac{\sigma_i^2}{\omega^2\varepsilon_m}\left(\frac{d}{L}\right)$$

$$\sigma_{cell}\frac{S}{L+d} = \sigma_i\frac{S}{L}, \quad \sigma_{cell} = \sigma_i\frac{L+d}{L} \approx \sigma_i\frac{L}{L} = \sigma_i$$

$$\omega\varepsilon_0\varepsilon_{cell}\frac{S}{L+d} = \omega\varepsilon_0\frac{S}{L}\frac{\sigma_i^2}{\omega^2\varepsilon_m}\left(\frac{d}{L}\right)$$

$$\varepsilon_{cell} = \frac{\sigma_i^2}{\omega^2\varepsilon_m}\left(\frac{\delta}{L}\right)$$

細胞の導電率は細胞内液導電率で与えられる．比誘電率は周波数の2乗で小さくなる．

c) 高周波数

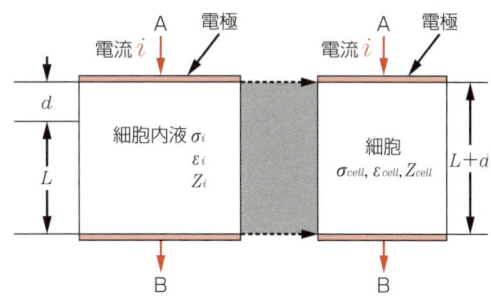

周波数を 10 MHz とし同様の計算をすると，
$Z_m = 2.54 \times 10^{-3} - j1.6 \times 10^3 \Omega$,
$Z_i = 1.83 \times 10^6 - j9.29 \times 10^4 \Omega$

となる．

$Z_{cell} = 1.83 \times 10^6 - j9.29 \times 10^4 \Omega$
$= R_i + jZ_{ic}$

となり，Z_{cell}はZ_iと同じになり図2-5 (d) が得られる．したがって，比誘電率，導電率は

$\varepsilon_{cell} = \varepsilon_i$

$\sigma_{cell} = \sigma_i$

となり，細胞内液の電気定数で与えられる．

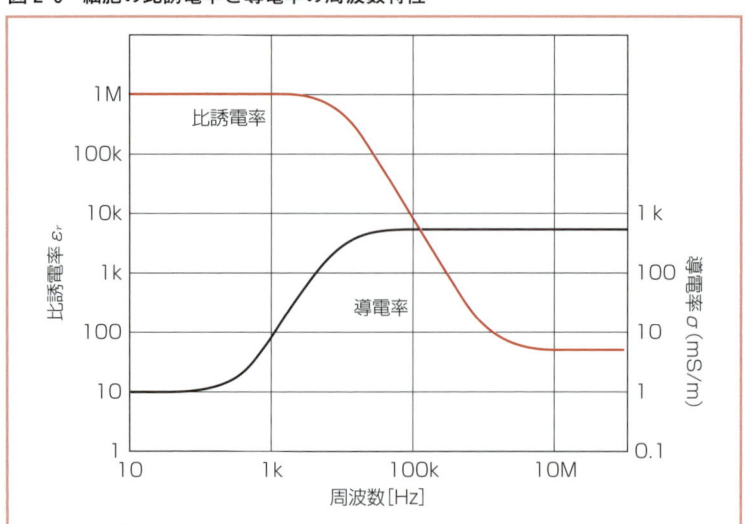

図2-6 細胞の比誘電率と導電率の周波数特性

と R_i の直列回路で与えられる．高周波領域では Z_{mc} がゼロに近づき，図2-5（d）に示す Z_i だけの回路となる．細胞膜と細胞内液の電気定数に周波数依存性がないのにもかかわらず，細胞のインピーダンスは複雑な周波数特性をもつようになる．生体では根本的に層状構造を有しているため，非常に複雑な特性をもつことになる．

▶2）細胞の比誘電率と導電率

前述のように，低周波での細胞の電気特性は細胞膜の特性で表されている．したがって，細胞を単体と考えた比誘電率を ε_{cell}，導電率を σ_{cell} とすると，

$$C_m = \varepsilon_m \frac{S}{d} = C_{cell} = \varepsilon_{cell} \frac{S}{L}, \quad G_m = \sigma_m \frac{S}{d} = G_{cell} = \sigma_{cell} \frac{S}{L} \tag{2-2}$$

となり，

$$\varepsilon_{cell} = \frac{L}{d} \varepsilon_m, \quad \sigma_{cell} = \frac{L}{d} \sigma_m \tag{2-3}$$

の関係が得られる．このように，低周波での比誘電率と導電率は，細胞膜の比誘電率と導電率の L/d 倍となり，10^4～10^5 倍と非常に大きな値をとる．高周波では細胞内液の特性が細胞を代表しているので，

$$\varepsilon_{cell} = \frac{L+d}{L} \varepsilon_i \cong \varepsilon_i, \quad \sigma_{cell} = \frac{L+d}{L} \sigma_i \cong \sigma_i \tag{2-4}$$

となり，細胞内液の比誘電率と導電率で表されることになる．中間周波数では，細胞膜の特性から次第に細胞内液の特性に移行していく．以上の結果をグラフに示すと，図2-6に示す比誘電率と導電率の周波数特性が得られる．

図 2-7　組織の模式図と電気的等価回路

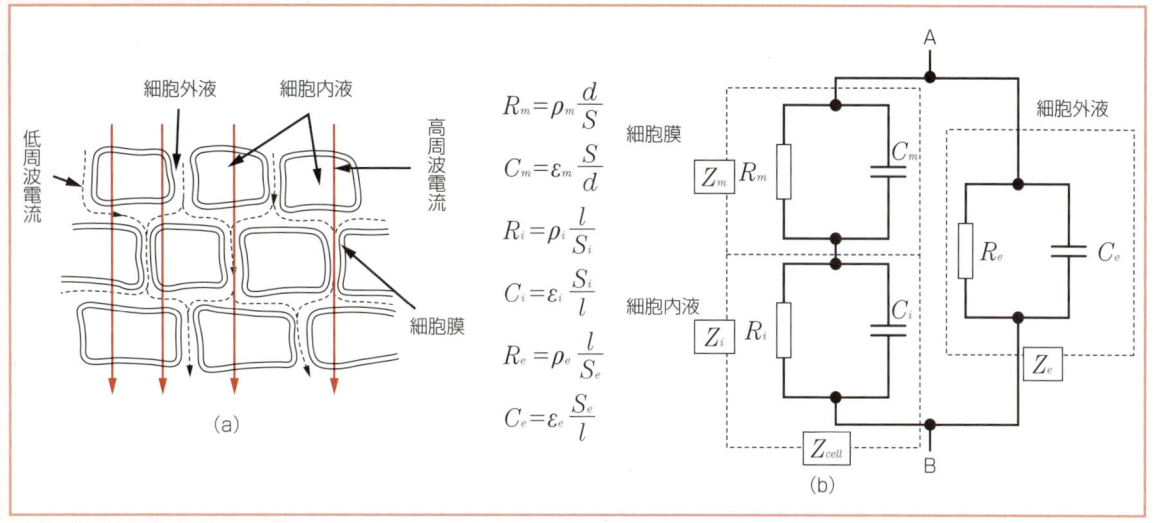

図 2-8　組織インピーダンスの周波数特性

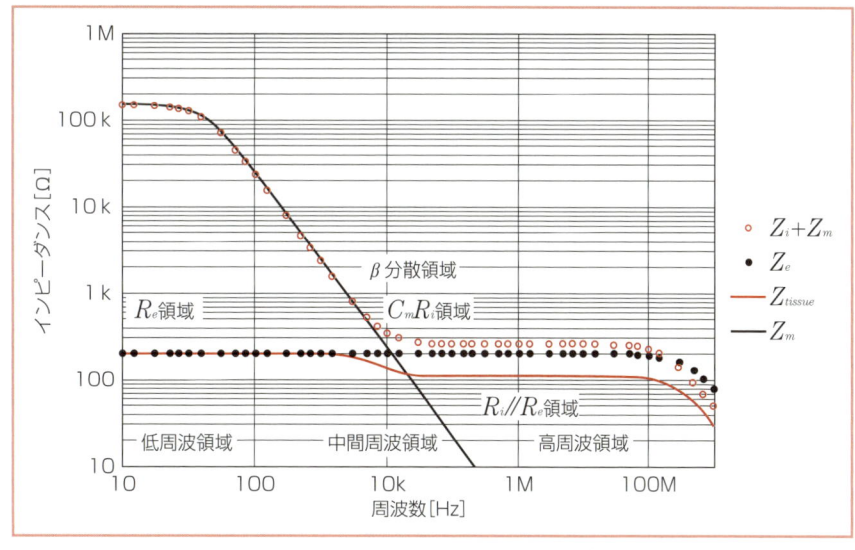

低周波で比誘電率が約 10^6 と非常に大きな値をとる．高周波では，細胞内液の比誘電率と同じであるため約 50 となる．導電率は低周波で 0.1mS/m と非常に小さな値を示し，高周波では細胞内液の導電率で約 0.5S/m となる．

▶3）組織インピーダンス（直並列接続）

　組織は，図 2-7（a）に示すように，細胞外液中に細胞が浮遊している状態で構成されていると考えられる．このため，組織インピーダンス Z_{tissue} の電

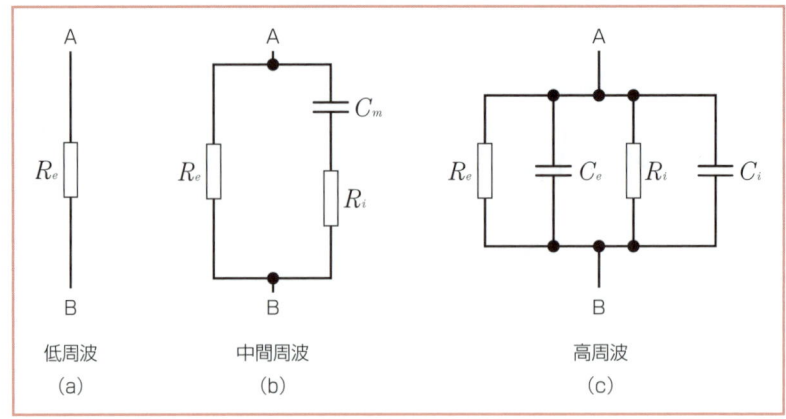

図 2-9 組織のインピーダンス等価回路

気的等価回路は，Z_{cell}に並列にZ_eが接続された図 2-7 (b) の回路で示される．

一例として，図 2-6 での計算例で用いられた細胞が直並列接続された，体積 1 cm³ の組織の Z_{tissue} の周波数特性を求めると，**図 2-8** の赤線で示された特性が得られる．なお，計算例では，骨格筋を想定し，細胞内液量と外液量の比を 7 対 3 とした．

低周波では細胞のインピーダンスと異なり，図 2-7 (a) に示すように Z_m が大きく，電流が細胞外液部分だけを流れるためで，Z_{tissue} は Z_e の値を示す．Z_e は，低周波での細胞外液リアクタンスがきわめて大きいので，約 200Ω の値を示す R_e が主流となり，電気的等価回路は**図 2-9 (a)** で与えられる．

周波数が増加すると Z_{mc} が減少し，細胞内にも電流が流れ込むようになる．この結果，Z_{cell} は Z_{mc} と Z_i の直列接続で与えられ，Z_{tissue} は，この Z_{cell} と Z_e の並列となり，図 2-9 (b) の電気回路で与えられる．

さらに周波数が増加すると，Z_{mc} が Z_i に比較して無視できる程度に減少するため，Z_{tissue} は，Z_e と Z_i の並列回路で示される．細胞内外リアクタンスが大きいため，Z_e と Z_i はそれぞれ R_e と R_i（約 260Ω）の値を示し，下式で与えられる．

$$Z_{tissue} = \frac{R_i R_e}{R_i + R_e} \approx 113\Omega$$

周波数の増加とともに Z_i，Z_e がさらに小さくなり，R_i，R_e が無視され，組織の等価回路は C_i と C_e の並列回路で表される．

組織がこのような複雑な周波数特性をもつのは，細胞膜と細胞内液による層状構造に細胞外液が並列に接続されているためである．この特性は細胞の形状，細胞と細胞の結合の仕方に依存し，より複雑な特性を示す．たとえば，

皮膚はほとんど水分を含まないため，R_e が非常に大きく，皮膚のインピーダンスは数 10kΩ～数 MΩ の値を示す．骨格筋は低周波で約 100Ω～数 kΩ，高周波で数 10Ω～500Ω 程度の値を示す．血液は，細胞外液である血漿が多いため，広い周波数範囲で血漿（R_e）の特性を示す．ヘマトクリット 40% の血液では，温度 20℃ のとき，低周波で約 150Ω，高周波で約 100Ω 程度である．

また，R_e，R_i は，細胞外液量，細胞内液量に反比例して変化するので，R_e，R_i から細胞内外液量の情報，すなわち全組織内水分量に関連した情報が得られるため，重要な電気特性である．

▶3）組織の比誘電率と導電率

組織の比誘電率と導電率を，細胞と組織のインピーダンスの周波数特性を基に考えると，複雑な構造をした組織を単体として眺めた場合，組織の比誘電率 ε_{tissue} と導電率 σ_{tissue} は周波数依存性を示すようになり，図 2-8 で示された組織のインピーダンスの周波数特性から算出できる．

低周波での比誘電率 ε_{tissue} は，細胞膜の比誘電率が組織の比誘電率を表すため，細胞膜の比誘電率の L/d 倍，

$$\varepsilon_{tissue} = \varepsilon_m \frac{L}{d}$$

となり，約 1×10^6 と非常に大きな値を示すことになる．σ_{tissue} は，ほぼ細胞外液の導電率を示し，

$$\sigma_{tissue} = \sigma_e \frac{S_e}{S} = 0.5\,\mathrm{S/m}$$

となる．ここで，S は組織の断面積で，S_e は S 中の細胞外液の占める面積である．

高周波では，組織の電気定数は，ほぼ細胞内液と細胞外液の電気定数の和で与えられ，ε_{tissue} は約 56，σ_{tissue} は約 $0.9\,\mathrm{S/m}$ となる．

中間の周波数では，細胞膜，細胞内液，細胞外液の特性を示すようになる．このように，組織の ε_{tissue} と σ_{tissue} の周波数特性は，図 2-6 に示す，細胞の ε_{cell} と σ_{cell} の周波数特性とほぼ同じになる．

組織の比誘電率と導電率は，組織を構成する細胞膜，細胞内液，細胞外液の比誘電率と導電率が周波数特性をもたないのであるが，周波数とともに大きく変化する．これは，細胞膜と細胞内液による層状構造に細胞外液が並列に接続されていることに起因している．

このように，周波数の変化により比誘電率や導電率が変化することを**分散**と呼ぶ．

表 2-5 生体組織の電気特性

特性	組織	周波数			
		100 Hz	10 kHz	10 MHz	10 GHz
導電率 σ [mS/cm]	骨格筋	1.1	1.3	5	10
	脂肪	0.1	0.3	0.5	1
	肝臓	1.2	1.5	4	10
	血液	5	5	20	20
比誘電率 ε_r	骨格筋	10^6	6×10^4	10^2	50
	脂肪	10^5	2×10^4	40	6
	肝臓	10^6	6×10^4	6×10^5	50
	血液	10^6	1×10^4	10^2	50

　代表的な組織の比誘電率と導電率の値を表 2-5 に示す．周波数の増加とともに比誘電率が減少し，導電率が増加していることがわかる．

▶ 4）コール・コール分布

　細胞，組織の分散特性は細胞の電気特性に依存している．すなわち，低周波では細胞膜のサセプタンス B_m によって表され，高周波では細胞内液コンダクタンス G_i によっているからである．$B_m = \omega C_m$ と G_i の大きさが等しくなるときの周波数は次式で与えられる．

$$\omega C_m = G_i \tag{2-6}$$

$$\omega = 2\pi f_\beta = \frac{\sigma_i}{\varepsilon_m \varepsilon_o \dfrac{L}{d}} = \frac{1}{\varepsilon_m \varepsilon_o \dfrac{L}{d}\rho_i} = \frac{1}{\tau} \tag{2-7}$$

　ここで，τ は時定数と呼ばれ，時間［sec］の次元をもち，組織の電気特性への細胞膜と細胞内液の関与が等しくなる周波数で，細胞および組織の電気的特性の指標となる．

　組織のアドミタンス（インピーダンスの逆数）を構成するコンダクタンス G（抵抗の逆数）を横軸（実軸）に，サセプタンス $B=\omega C$ を縦軸（虚軸）に取り，周波数を変えながらグラフに描くと図 2-10 中の黒曲線が得られる．これをアドミタンス軌跡と呼ぶ．アドミタンス軌跡は，時定数が 1 つの場合（同じ細胞でできた組織），中心が実軸上にある半円を描く．半円と実軸との交点 a（$\omega = 0$）の値は G_e に等しく，交点 b（$\omega = \infty$）の値は $G_e + G_i$ である．

図 2-10　組織の Cole-Cole 円弧

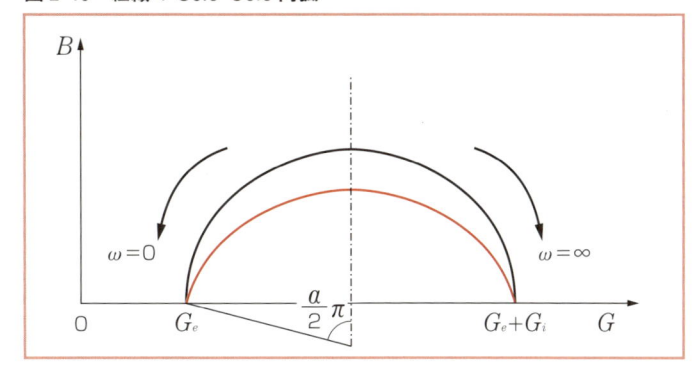

G_i, G_e は細胞内外液量に比例した量であるので，アドミタンス軌跡より，生体内体液分布が推定できることになる．

このように，生体の電気物性は生体情報と密接に関係しているため，その計測は非常に重要である．

組織を構成している細胞は個々異なった形状をしている（d, l が細胞により異なる）．このため，式 (2-7) で示される時定数は，さまざまな値をとる．Cole と Cole（親子）は，この時定数が平均値 τ_o を中心に正規分布に近い分布をしていることを見出した．これを，コール・コール分布（Cole-Cole 分布）と呼ぶ．τ がこのように分布した組織のアドミタンス軌跡は図 2-10 中の赤線で示す円弧の一部を示す．この円弧の中心は，実軸から外れ実軸の下方にくる．

3 ― 比誘電率と導電率の分散特性（α, β, γ 分散）

組織の比誘電率と導電率は分散特性をもっていることは前述したとおりである．生体組織の分散特性は，図 2-11 に示すように，α 分散，β 分散，γ 分散の 3 つの分散が存在する．

▶1) α 分散

α 分散は 100 Hz 以下の低い周波数帯に現れる分散特性で，その要因は正確には解明されていないが，つぎの 3 つが考えられている．

①イオン雰囲気

細胞膜の表面はマイナスに帯電しているため，細胞の周りにプラスイオンが分布しイオン雰囲気を形成している．このイオン雰囲気の外部電界による移動が遅く，外部電界の変動に追従できないことによる分散である．

図 2-11　生体組織の比誘電率と導電率

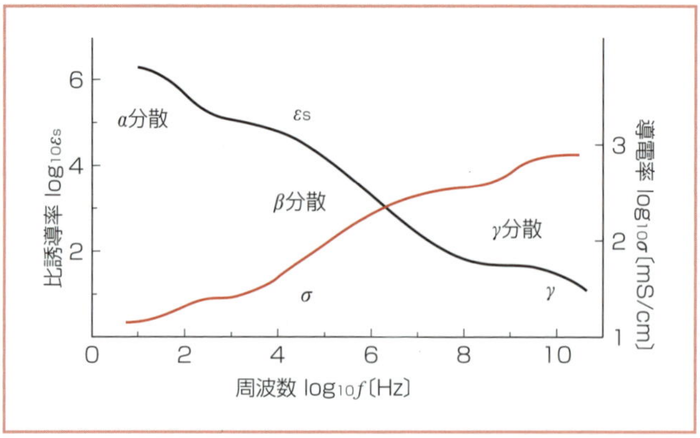

②二層構造

細胞膜の脂肪層とタンパク質層による層状構造によるという考えである．比誘電率と導電率の異なる物質の層状構造が分散特性をもつのは前述のとおりである．

③イオン透過性の変化

細胞膜にはイオン透過性があるが，イオンの透過性が外部電界により変化すると考えると，膜のコンダクタンスが変化する．

これらの要因のうち，イオン雰囲気の要因に関しては理論的にも検討されており，もっとも信頼性の高い要因と考えられている．

▶2）β分散

おもに，前述した細胞の層状構造（細胞膜層と細胞内液層）によるもので，生体組織の構造に関係していることから，**構造分散**とも呼ばれている．数 kHz から 10 数 MHz の広い周波数帯に存在し，生体計測に広く使用される周波数帯であるため，分散現象のなかでもっとも重要な分散である．式（2-7）で示される周波数 f_β を β 分散周波数と呼ぶ．

▶3）γ分散

20 GHz 付近に存在する分散で，水の分子が外部電界の変動に追従できなくなるために起こる分散である．生体の主成分は電解液であるため，高周波で影響が現れる．ハイパーサーミア，電子レンジなど，電磁波加温では電磁波により水分子が振動するときの摩擦熱を利用している．このように，GHz 帯では水分子の外部電界による振動が問題となる．

4 ─ 高周波特性（渦電流，表皮効果）

生体の電気物性とは少し異なるが，近年，携帯電話などで生体の高周波特性が注目を集めているので，高周波電磁波による生体内で起こる現象を少し述べておく．

▶ 1）表皮効果

磁界に変動が起こると，その変動を阻止するように起電力が生じ電流が流れる．この起電力を**逆起電力**と呼び，電流を**渦電流**という．

生体に周波数の高い電磁波を照射すると，渦電流のために高周波電流は体表に集まってしまう．渦電流は生体組織の導電率が高いほど大きいため，筋肉層や深部の臓器など導電率の高い組織で大きく，電磁波は生体の深部まで達することができなくなる．この効果を**表皮効果**という．

高周波電流が流れることのできる体表面からの深さ t は，生体の比透磁率が1であるので，次式で与えられる．

$$t = \sqrt{\frac{2}{\omega \sigma \mu_o}} \tag{2-8}$$

骨格筋の1GHzでの導電率を0.8S/mとすると，表皮の厚さは約1.8cmになるので，携帯電話などでは数mm程度電磁波が生体内に入り込むことになる．ペースメーカを使用している患者に危険が伴うとされているのはこのためである．

▶ 2）共振

生体内での電磁波の速度は光速の $1/\sqrt{\varepsilon}$ 倍である．1GHzでの比誘電率を約10とすると，生体内の光速は約 1.1×10^8 m/s である．このため，生体内の電磁波の波長は大気中の約1/3となり，眼球などでは約数GHz程度の電磁波で共振が起こり，加熱されるおそれがある．数百MHzの電磁波になると波長が長くなるが，身体全体での共振が起こり，身体が加熱される可能がある．また，生体内の光速が大気中の光速と異なるため，電磁波の屈折が起こる．

5 ─ その他の組織の電気特性

組織は前述の性質をもった細胞が集まってできあがっている．細胞一つ一つは大きさ，形状がすべて異なっているので，組織も細胞レベルで眺めてみると不均質である．また組織は，皮膚，骨格筋，血管，血液，各種臓器とそ

れぞれ独特な形状，組成をもっている．これらの組織，臓器が複雑に組み合わされ生体を形成している．したがって，組織の電気特性は非常に複雑で，以下に示すように独特の特性をもっている．

▶ 1）異方性

細胞は独特の形状をもっている．たとえば，筋線維は細長く，赤血球は円盤状をしている．このため，筋線維の方向に対する電流の流れる方向が異なると特性が異なってくる．電流の流れる方向により異なった電気特性を示す性質を異方性と呼ぶ．骨格筋は細長い筋線維の束でできあがっているため，筋線維方向と筋線維に直角方向では異なった特性を示すことは容易に想像できる．骨格筋の標準的な抵抗率は，線維方向で3～5 Ωm 程度であるが，筋線維に直角方向では10～100 Ωm にもなる．

静止血液の抵抗率は20℃，ヘマトクリット40%で1.5 Ωm であるが，流れている血液での抵抗率は，赤血球の配向のため血流方向で1.2 Ωm，血流に直角の方向で1.7 Ωm と異方性を示す．

角質層，表皮，真皮，皮下組織といったように組織が層状構造を形成している場合には，電流を流す方向によって特性が異なり，異方性を示す．

▶ 2）非線形性

生体の能動特性は非線形性を示す．生体組織液は電解液であるため，電気化学反応が存在する．とくに極低周波数での電流は化学反応を起こしやすく，生体組織の電気特性に変化が起き，電気化学反応前後で非線形特性を示す．また，化学反応は，電気安全の観点からも注意を払う必要がある．

外部から電流を流す場合，生体の能動特性のため，電流値によって非線形性を示す．電流密度が $1\,mA/cm^2$ 以上で非線形特性を示すといわれている．

▶ 3）周波数特性

細胞，組織のインピーダンスの項で示したように，生体組織の電気特性は著しい周波数特性を示す．生体の電気物性において周波数特性はとくに重要である．

▶ 4）温度特性

生体組織を構成している組織液は電解液であるため，温度特性を示す．組織の抵抗率は温度の上昇とともに減少する．減少の割合は1℃当たり−2%で，0.9%の食塩水の温度特性とほぼ同じ特性を示す．周波数が1GHz 当た

りになると−1％程度に減少する．比誘電率の温度特性はほとんど考えなくてよいが，1℃当たり約−0.4％である．

▶5）その他の特異性

形質膜などは切除後急速に変質するため，切除後の組織の電気特性は大きく変化する．細胞膜の影響が減少し異方性がなくなる．

▶6）いろいろな臓器の抵抗率

今までの説明から容易に推測できるが，組織の電気特性は，組織液量，細胞膜，細胞の形状，細胞の結合状態など，多くの要素が複雑に組み合わされているため，前述した特異な性質を示す．このため，臓器により電気特性が異なったり，大きな個体差を示す．

図2-12に，標準的な臓器の抵抗率を示す．図2-12において，個々の組織の抵抗率に大きな違いが存在している．これは，同じ組織でも細胞の形状，細胞内外液分布などに個体差があることや，異方性などが大きな原因と考えられる．生体組織の電気特性の測定は非常にむずかしく，測定方法の違いによっても測定値に違いが生じてしまうことがある．骨格筋の抵抗率は，運動選手などは筋線維が発達しているため，一般人の抵抗率よりは低い傾向を示す．

血液の抵抗率が他の組織の抵抗率に比較してきわめて低い値を示している．これは，血液に占める細胞外液である血漿量の割合が50％以上であるためである．血液の抵抗率はヘマトクリットに大きく依存しているが，同じヘマトクリットの血液ではほとんど個体差がないのが特徴である．血液の抵抗率は他の組織の抵抗率に比較してきわめて低いので，組織の抵抗率に大きな影響を与えている．

脂肪の抵抗率は他の組織に比較してきわめて高い．電気インピーダンス式体脂肪計では，この高い抵抗率を利用している．

3 能動的電気特性

生体の能動的電気特性を検討する際には，イオン分布などを考慮しなければならない．細胞内液と細胞外液は，おもにNa，Cl，K，Mg，Caイオンよりなる電解液であるので，一般には細胞膜を通してこれらのイオンが拡散により一様に分布するはずである．しかし，細胞膜のイオン透過性がイオンの

図 2-12　いろいろな組織の抵抗率

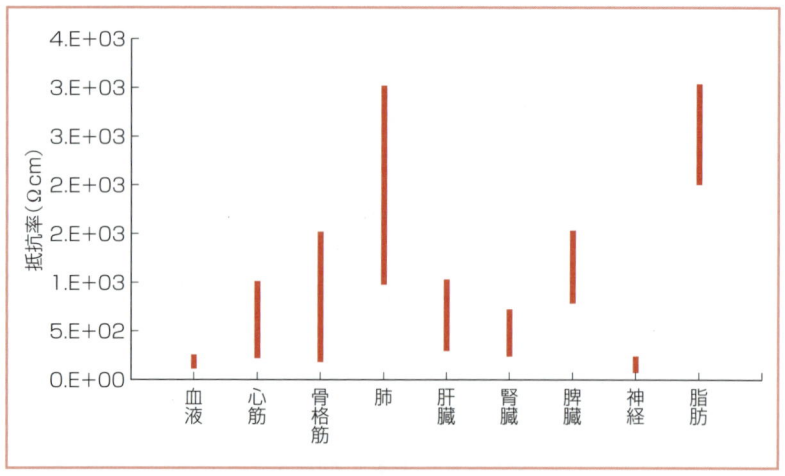

（金井　寛：生体物性（2）-電気特性．医用電子と生体工学，13（5）：1975 より）

種類により異なっていることや，イオンポンプが存在するために，**表 2-6** に示すように細胞内液と細胞外液でのイオン濃度に大きな差が生じ，能動特性を起こすことができるようになっている．

1 ― 浸透圧

濃度の異なる電解液を水を通すことのできる膜で分離すると，濃度の低い電解液から濃度の高い電解液へと膜を通して水が浸透し，両側でのイオン濃度を等しくする．この水の浸透を阻止する圧力を**浸透圧**という．浸透圧はイオン濃度に比例し，イオン濃度 C [mol/L] の希薄溶液の浸透圧 P_t は，Van't Hoff により，次式のように与えられている．

$$P_t = CRT \tag{2-9}$$

ここで，R は気体定数で，T は絶対温度である．

2 ― 拡散と浸透力

イオン濃度の高い媒質から濃度の低い媒質にイオンが移動する現象を**拡散**という．イオン濃度が不均一な電解液中のイオンは，拡散によってイオン濃度の高いところから低いところに移動する．細胞膜内でもイオンは拡散によって高い濃度から低い濃度へ移動する．拡散は，イオンのブラウン運動すなわち熱運動によるイオンの衝突から起こる現象であり，Nernst は**浸透力** f_t

表 2-6 細胞内外のイオン濃度と平衡電位

		細胞内イオン濃度 (mEq/L)	細胞外イオン濃度 (mEq/L)	平衡電位 (mV)
陽イオン	K	155	4	$E_k=-97$
	Na	12	145	$E_{na}=66$
	(pH)	−6.9	−7.4	
陰イオン	Cl	4	120	$E_{cl}=-90$
	HCO_3	8	27	
	その他	155 (有機イオン)	7	

と呼ばれる力がイオンに働くことにより起こるとしている．単位面積当たりの浸透力 f_t が前述の**浸透圧**に相当する．

3 ─ 静止電位 V_m と分極

 拡散によるイオンの移動は，イオン分布に変化を与えるため，移動しているイオンを元に戻そうとする**クーロン力** f_e が働く．このため，電解液中に存在するイオンには，f_e と f_t の和の力 f_{total} が働いている．すなわち，f_e と f_t が平衡になったところでイオンの移動が止まる．このとき，クーロン力を与えている電界による膜間の電位差を**静止電位**と呼ぶ．この現象の模式図を**図 2-13** に示す．

 図 2-13 は K^+ の拡散によって生じる膜電位の様子を示している．細胞内液部での K^+ 濃度は非常に高く，細胞外液では非常に低い．細胞内液中の K^+ は拡散（f_t によって）によって細胞外へ移動する．このため，細胞内液部ではマイナスイオンが余り，このマイナスイオンにより移動した K^+ をもとに引き戻そうとする力 f_e が働く．拡散は f_t と f_e が等しくなったときに止まる．このとき，細胞内液内には余分のマイナスイオンが，細胞外液部には拡散してきた K^+ が存在し，細胞膜を挟んで電気 2 重層を形成する．この状態を**分極**と呼ぶ．

 膜を境にイオン分布，とくに Na^+ と K^+ に大きな濃度分布の違いがあり，平衡状態を保っているのはなぜであろうか．これは，f_t によるイオン移動のように受動的なイオン輸送だけでなく，膜には能動的なイオン輸送が存在するからである．これを，**図 2-14** に示すように **Na-K ポンプ**と呼び，f_t により移動したイオンを元に汲み上げている．このため，平衡状態で細胞内外のイオン濃度の違いが保たれている．

図 2-13　クーロン力 f_e と浸透力 f_t による膜電位 V_m

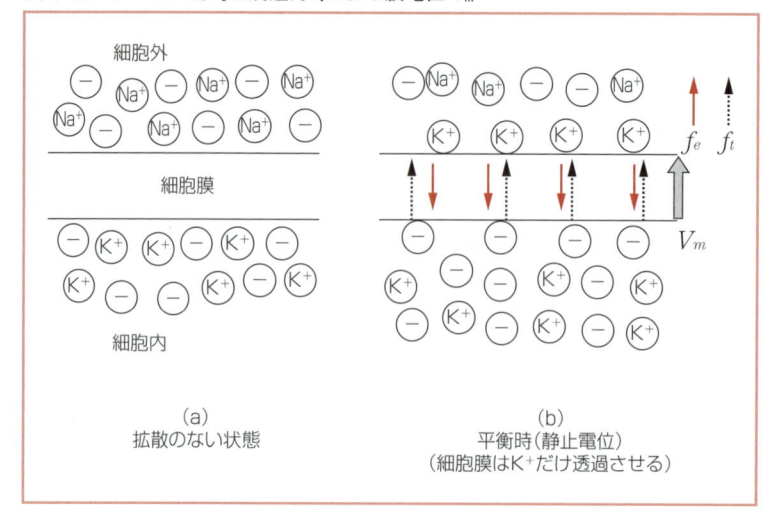

(a) 拡散のない状態

(b) 平衡時（静止電位）
（細胞膜は K^+ だけ透過させる）

4 — イオン電流 I_i

細胞膜を通して f_{total} によるイオンの流れ（イオン流）が存在する．膜を透過するイオン透過量は，f_{total} だけに依存するのでなく，イオン濃度，細胞膜のイオン透過率 P_t に関係する．P_t はイオンの種類により異なる値をとるため，膜を通してのイオン流は，イオンの種類により異なる．平衡状態では，イオン流の総和（膜を通過するおもなイオンは，Na^+，K^+，Cl^- 流である）がゼロとなり，前述の静止電位が形成されるわけで，**Goldman の膜電位式**と呼ばれる式で与えられる．

平衡時での透過率は，カリウムの透過率 P_k が他のイオンの透過率に比較して著しく大きいため，平衡時の静止電位は，おもにカリウムイオン濃度により決定され，約 $-97\,\mathrm{mV}$ となる．

Tips　静止電位と Nernst の式

電解液中のイオン間にクーロン力 f_e が働いている．したがって，電解液中のイオンに働く力 f_{total} は f_e と浸透力 f_t の和で与えられる．

$$-f_{total} = f_t + f_e$$

この f_{total} により，膜を通してイオン流（拡散）が生じる．

平衡状態ではイオンは細胞膜の周りに分布し安定しているので，$f_{total}=0$ となる．このとき，細胞外液側の膜面でのイオン濃度 C_o と細胞内液側の膜面でのイオン濃度 C_i に差が生じている．このイオン濃度差により，細胞膜を挟んで電位差 V_m が生じる．その大きさは次式で与えられる．

$$V_m = \frac{RT}{nF} \log_e \frac{[C]_o}{[C]_i}$$

この平衡状態での V_m が先に述べた静止電位である．上の式は Nernst の式とよばれ，1 種類のイオン濃度差による膜電位を示す重要な式である．

図 2-14　Na-K ポンプ

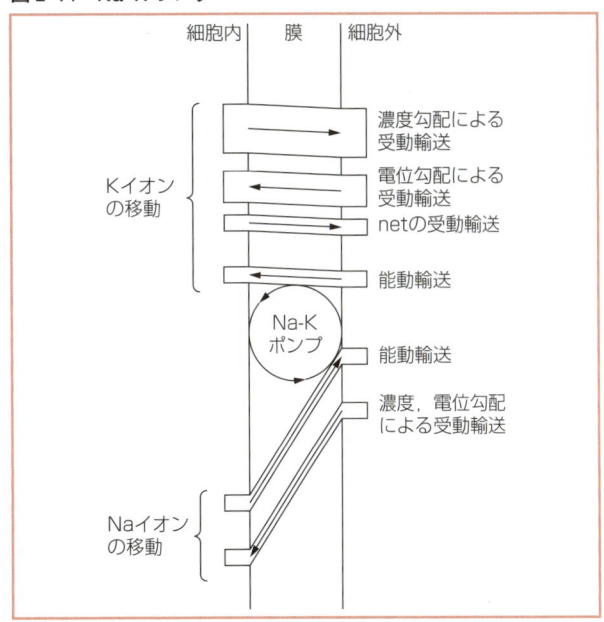

（鈴木泰三，他：臨床生理学．南山堂，1976 より）

　以上のように，細胞膜のイオン透過性とイオンポンプの働きにより分極が生じ，細胞膜間に大きな静止電位が生じている．細胞外液の電位を基準に細胞内液を眺めると，細胞内液の電位はマイナスの値を示し，その値は約 -70〜$-100\,\mathrm{mV}$ 程度である．

5 ― 興奮現象

1）活動電位と脱分極

　細胞膜には，細胞膜を構成しているタンパク質の部分に，イオンチャンネルと呼ばれるイオンを透過させたり遮断したりする通路が存在する．おもなイオンチャンネルは，Na チャンネルと K チャンネルである．

　平衡状態にある細胞内電位に何らかの刺激が加わり，細胞内電位が**閾電位** V_r（限界電位ともいう）の約 $-56\,\mathrm{mV}$ 以上になると，イオンチャンネルが開き，おもに，Na イオンが細胞外から細胞内に一気に拡散（活性過程）し，細胞膜電位が急激に減少し 0 に近づく．電位がほぼ 0 になると Na 不活性化過程が強まり，Na^+ の細胞外液側から内液側への拡散が停止する．この Na 不活性化過程のため膜電位が 0 になった時点で Na^+ の拡散が完全に停止するわけではないので，活性過程の停止が遅れ静止電位が逆転する方向に変動する．この電位変化を**オーバーシュート電位**と呼ぶ．これらの変化は，平衡状

態にある分極したイオン濃度分布が壊れ，拡散により一様なイオン分布状態に近づく現象で，**脱分極**と呼ぶ．

この現象後，少し遅れてKチャンネルが開き，Kイオンの拡散が始まり細胞内電位が低下を始める．このように，Naイオンの拡散により一気に上昇した細胞内電位は，Na不活性化過程とKイオンの拡散により急激にマイナス電位に戻ることになる．これらの変化を興奮と呼び，このパルス状の電位を**活動電位**と呼ぶ．

図2-15に活動電位，閾電位，**オーバーシュート電圧**の関係を示す．活動電位の間隔はほぼ1msである．

▶2）再分極と過分極

刺激が反復すると興奮が反復し，細胞内のNa^+が平衡時より増大しているが，興奮後，NaとKポンプが働き細胞内に増加したNa^+を細胞外に汲み出す．同様に，興奮時に細胞外に移動したK^+を細胞内へ汲み入れる．このようにして興奮は治まり，元のイオン分布に戻り分極の状態となる．これを**再分極**と呼ぶ．再分極により，細胞内電位は静止電位に戻るのであるが，K^+の**透過率** P_Kが一時的に増大し細胞内のK^+の濃度が増加し，細胞内電位は静止

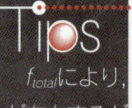

Tips

Goldmanの膜電位式

f_{total}により，細胞膜を通してイオンの流れ（イオン流）が存在するが，細胞膜のイオン透過率P_iがイオンの種類により異なるため，膜を通してのイオン流はイオンの種類により異なってくる．また，膜を透過するイオン透過量は，f_{total}とP_iとイオン濃度Cに依存した値となる．このイオン透過量による電流が，イオン電流Iである．カリウムイオン電流I_Kは次式で与えられる．

$$I_K = -P_K \frac{F^2 V_m}{RT} \frac{[K^+]_i - [K^+]_o \varepsilon^{-\frac{FV_m}{RT}}}{1-\varepsilon^{-\frac{FV_m}{RT}}}$$

ここで，P_K，$[K^+]$はそれぞれ，カリウムイオンの膜透過率，カリウムイオン濃度を示す．添え字i, oはそれぞれ細胞内，細胞外を表す．細胞内外液イオンにはNa^+，Cl^-もあり，イオン電流I_{Na}，I_{Cl}が存在する．I_{Na}，I_{Cl}の値は上式に，それぞれのイオン透過率とイオン濃度，P_{Na}，$[Na^+]$，P_{Cl}，$[Cl^-]$を代入して求められる．

全イオン電流I_tは，I_{Na}，I_{Cl}，I_Kの和で与えられ，平衡状態ではイオン電流は流れていないので

$$I_t = I_K + I_{Na} + I_{Cl} = 0$$

の関係が得られる．以上の関係から次式の関係が得られる．

$$V_m = -\frac{RT}{F}\log\frac{P_K[K^+]_i + P_{Na}[Na^+]_i + P_{Cl}[Cl^-]_o}{P_K[K^+]_o + P_{Na}[Na^+]_o + P_{Cl}[Cl^-]_i}$$

厳密な細胞膜の静止電位を与える式で，Goldmanの膜電位式と呼ばれ，一般に膜電位の式とは上式を指す．

分極をした平衡時での透過率の比は，P_kを1とすると

$$P_k : P_{Na} : P_{Cl} = 1 : 0.04 : 0.25$$

である．P_kの値が他の透過率に比較して著しく大きいため，平衡時の静止電位はおもにカリウムイオン濃度により決定されていると考えられ，ほぼ次式のようになる．

$$V_m = V_K = -\frac{RT}{F}\log_e\frac{[K]_i}{[K]_o}$$

表2-6に示すイオン濃度を上式を用いて計算すると，静止電位約−97mVが得られる．

図 2-15 活動電位と閾電位

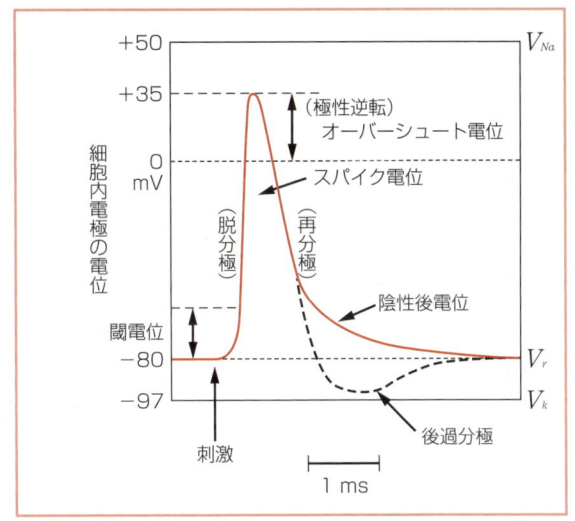

(真島英信:生理学. 文光堂, 2007 より引用)

電位より一時的に減少する．この現象を図 2-15 に示すように**過分極**と呼ぶ．

▶3）興奮の伝搬

活動電位の発生時には，Na^+ が細胞外液から細胞内液へ急激に拡散（イオン電流）し，刺激部位での Na^+ 濃度が低下する．このため，細胞外液では刺激部位に向かってイオン流が発生する．細胞内液では，イオンチャンネル部分の Na^+ 濃度が非常に高くなり，細胞内を拡散して広がっていく．この結果，**図 2-16 (a)** に示すようにイオン電流（**局所電流**）が発生し，他のイオンチャンネル部の細胞内外液での Na^+ 濃度差が変化し，イオンチャンネル部分の電位が閾電位以上に達し，イオンチャンネルが開き Na^+ のイオン電流が流れる．このメカニズムが繰り返し起こることにより興奮が伝搬していく．

図 2-16 (b) に，神経細胞膜に髄鞘が存在する場合（有髄神経）のイオン流を示す．髄鞘は電気的に絶縁物であるため，髄鞘が存在する部分のイオンチャンネルが動作せず，イオンの移動は髄鞘と髄鞘の節部分のイオンチャン

Tips: Na^+ の平衡電位 V_{Na}

脱分極が生じている時のイオン透過率の比は，

$P_k : P_{Na} : P_{Cl} = 1 : 20 : 0.23$

であるため，膜電位 V_m は，Na^+ の平衡電位 V_{Na} となる．Na^+ の平衡電位 V_{Na}

$$V_m = V_{Na} = -\frac{RT}{F}\log_e P_{Na} \frac{[Na]_i}{[Na]_o}$$

で表される．ここで，$[Na^+]_o > [Na^+]_i$ であるから，V_m はプラスとなり，オーバーシュートが現れてくる．

図 2-16 興奮の伝搬

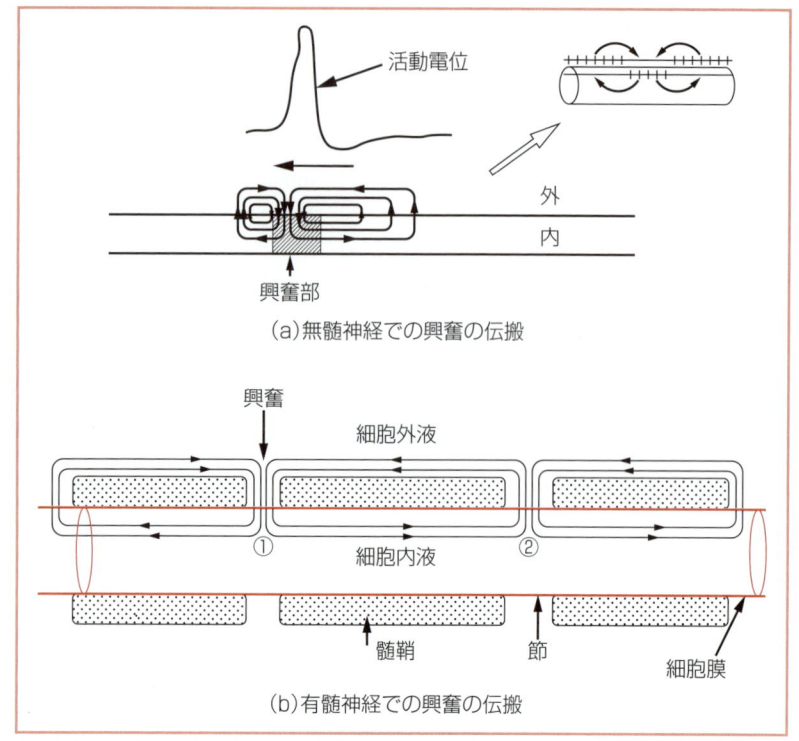

(a) 無髄神経での興奮の伝搬

(b) 有髄神経での興奮の伝搬

(鈴木泰三, 他：臨床生理学. 南山堂, 1976 より)

ネル間で起こることになる．図 2-16 (b) の①の節部分で興奮が起こり，Na^+ の流れ（矢印方向）が生じる．この結果，①部での興奮は無髄神経と同じメカニズムで②の節部分で興奮を引き起こし，興奮が伝搬していく．このように，興奮の伝搬速度が増す仕組みができあがっている．

6 ─ 非線形性

▶ 1) クロナキシ

活動電位が発生する条件としては，閾電位以上の電位で刺激をすればよいが，電流で刺激をする場合には，電流値だけでなく刺激時間も考慮しなければならない．電流刺激の場合は，刺激電流が大きければ刺激時間が少なくても興奮が始まる．刺激電流値 i と興奮開始時間 t との関係は次式で表される．

$$i = a + \frac{b}{t} \tag{2-10}$$

ここで，a は**基電流**と呼ばれ，興奮の起こる**最小電流値（閾値）**を示し，こ

図 2-17 クロナキシ

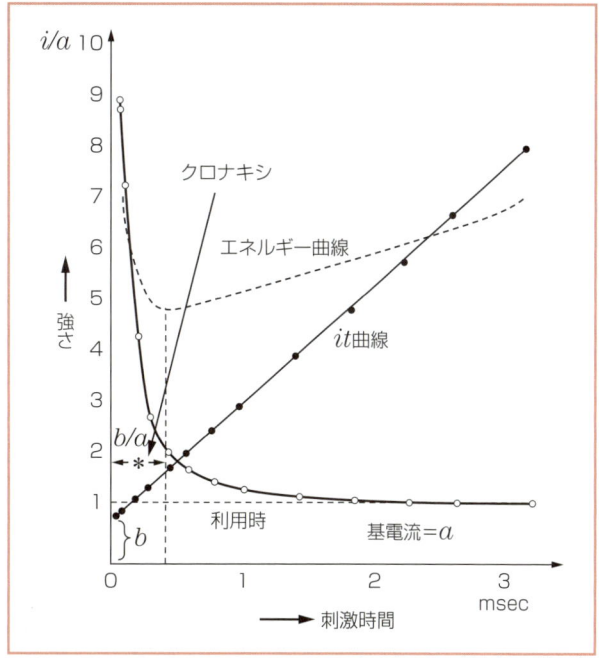

（真島英信：生理学．文光堂，2007 より）

の値以下の電流では決して興奮は起こらない．b は定数である．式（2-10）の関係を図 2-17 に示す．

　ある刺激電流で興奮が起こる最小必要時間を**利用時**という．基電流の 2 倍の電流で刺激した時の最小必要時間を**クロナキシ**とよび，b/a がクロナキシを表す．クロナキシでの電流値で電流刺激を行うと，消費エネルギーが最小である．

　これ以外の能動特性では，刺激に反応しない時間帯（不応期），刺激を続けると膜の順応性など色々な非線形的変化が存在するが，それらについては生理学の分野になるので，参考文献[1]などを参照してもらいたい．

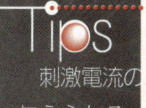

Tips クロナキシ

刺激電流のエネルギー E は i^2t である．E は次式で与えられる．

$$E = i^2 t = a^2 t + 2ab + \frac{b^2}{t} \quad \cdots\cdots\cdots ①$$

さらにこの式を時間で微分をすると次式が得られる．

$$\frac{dE}{dt} = a^2 - \frac{b^2}{t^2} \quad \cdots\cdots\cdots ②$$

刺激で消費されるエネルギーの最小値は，②式がゼロの時であるから，$t = \dfrac{b}{a}$ の時，消費エネルギーが最小となり，もっとも効率のよい刺激状態である．この t がクロナキシである．

3　能動的電気特性

4 生体と磁気[3)]

1 — 生体磁気現象

　生体の比透磁率はほぼ1で，真空（空気）と同じ磁気的な性質をもっている．生体での磁気的現象には，能動的電気特性に相当する能動的磁気特性は存在しない．生体での磁気的現象は，外部磁場により生ずる電流に起因するものがほとんどであるが，MRIのように，外部磁界が原子核に作用し引き起こす磁気的現象や，外部磁場により常磁性体や反磁性体の性質を示す．また，脳磁図や心磁図のように，生体の能動的電気現象に起因する磁気的現象も存在する．

　以下に，生体の能動的電気現象に付随する磁気的現象と外部磁界によるいろいろな現象を説明する．

2 — 磁性物質（反磁性体，常磁性体）

反磁性と常磁性：物質に磁場をかけると物質は磁化する．これを磁化という．磁化が磁場の方向を向いている場合を常磁性といい，逆に磁化が磁場と逆方向を向く場合を反磁性という．

　物質は**反磁性体**，**常磁性体**，**強磁性体**に分類できる．反磁性体や常磁性体は外部磁場により引き起こされる現象で，生体も同様に反磁性体の性質や常磁性体の性質を示す．強磁性体の性質は示さない．

　以下に，生体中で反磁性体である物質と常磁性体である物質を分類して示す．
　①反磁性体：水，オキシヘモグロビン，フィブリン，高分子物質．
　②常磁性体：酸素，デオキシヘモグロビン．

3 — 磁気モーメント

磁気モーメント：$\pm Q_m$の磁極の対が存在するとき，負の磁極を原点とし，正の磁極の位置ベクトルをdとして，$m=Q_m d$をその磁気双極子の磁気双極子モーメントという．そして，真空中の透磁率 μ_0 で割った値

$$\mu = \frac{m}{\mu_0}$$

を磁気モーメントという．

　原子核は，中性子とプラスの電荷をもった陽子とによって構成されている．これらの中性子，陽子は，固有の**磁気モーメント**をもっているのであるが，陽子と中性子の数が奇数である場合，磁気モーメントをもった原子核を形成する．この磁気モーメントを有する原子核は，直流外部磁化の作用により**歳差運動**と呼ばれる運動を起こし，磁気的現象を示す．この性質を利用したものがMRIである．水素の原子核が磁気モーメントを有しているため，生体組織を構成する細胞内外液の水分子が磁気モーメントをもつことになり，MRIでは生体内の水分分布などの測定も可能にしている．

また，MRIと常磁性体，反磁性体の性質を利用したfMRI（機能的MRI）がある．デオキシヘモグロビンは常磁性体であり，原子核内の磁気モーメントの歳差運動を作るための磁界を乱してしまうため，信号（NMR信号）を減少させてしまう．一方，オキシヘモグロビンは反磁性体で外部磁界を乱さないため信号を減少させない．この効果を利用したMRIがfMRIである[3]．

4 ─ 脳磁図と心磁図

興奮時に神経を伝搬するイオン電流により磁界が発生する．このイオン電流は時間的に変動しているため，イオン電流による磁界も時間的に変動する．磁界の変動により**渦電流**が生じるため，生体内では，磁気的変動が二次的に生じている．

脳波は，いろいろな部位での活動電位の発生に伴う脳内電流が頭皮部に作る電位差である．したがって，脳波に同期した磁気的変動が生じている．これが**脳磁図**で，脳波と異なり，活動電位の発生部位を特定しやすい利点があり，感覚部位の特定におおいに役立っている．

心磁図は心電図と同様，洞房結節から心筋の末梢まで伝搬していく興奮（イオン電流）による磁界である．

これらの磁気的現象は能動的磁気現象のように思われるが，外部磁界による現象ではないが能動的電気特性に付随して生じている磁気現象である．

参考文献

1) 真島英信：生理学（改訂第18版）．文光堂，2007．
2) 金井　寛：生体物性（2）─電気特性．医用電子と生体工学，13（5）：1975．
3) 神谷　瞭，井街　宏，上野照剛：医用生体工学．陪風館，2005．
4) 池田研二，嶋津秀昭：臨床工学ライブラリーシリーズ　生体物性/医用機械工学．秀潤社，2005．
5) 斉藤正男：医用工学の基礎．昭晃堂，1990．
6) 日本生体医工学会　ME技術教育委員会監修：MEの基礎知識と安全管理．南江堂，2008．
7) 小野哲章，峰島三千男，堀川宗之，渡辺　敏：臨床工学技士標準テキスト．金原出版，2003．
8) 鈴木泰三，星　猛：臨床生理学．南山堂，1976．

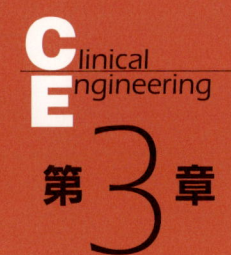

第3章 生体の機械的特性

Clinical Engineering

生体物性工学

　生体は外的にも内的にもつねに力学的環境にさらされ，生体の機能の多くは力学的環境と密接に関連している．たとえば，人間の筋肉は負荷を与えて鍛えれば太く成長し，重力のない宇宙では骨や筋肉が衰える．血圧は正常値の範囲で保たれていれば健康を維持できるが，高血圧になると血管は厚く硬く変化し，心臓にも負担がかかる．これらの現象を的確に理解するために力学の基本をマスターし，力学的パラメータをしっかり理解する必要がある．

1 力学的パラメータ

電気的パラメータとの関係：機械的な特性は，電気的特性（ともに受動的な特性）とおきかえて考えることができる．たとえばフックの法則とオームの法則を対比させると
　　$F = k \cdot x$
　　$V = R \cdot I$
となる．

　物体は，外力を受けるとその大きさに応じて変形する．物体を引っ張れば伸び，圧縮すれば縮む．バネに質量 m [kg] のおもりをぶら下げると，バネには m×9.8 [kg·m/s²あるいはN] の力がかかって伸びる．バネに負荷された力（F）を縦軸に，バネの伸び（m）を横軸にとると直線となり，その傾きはバネの硬さ，すなわちバネ定数を示す（**図3-1**）．式で表せば，$F = k \cdot x$ となり，これをフックの法則とよぶ．

図3-1　バネにおもりをぶらさげて荷重を負荷したときの荷重と伸びの関係

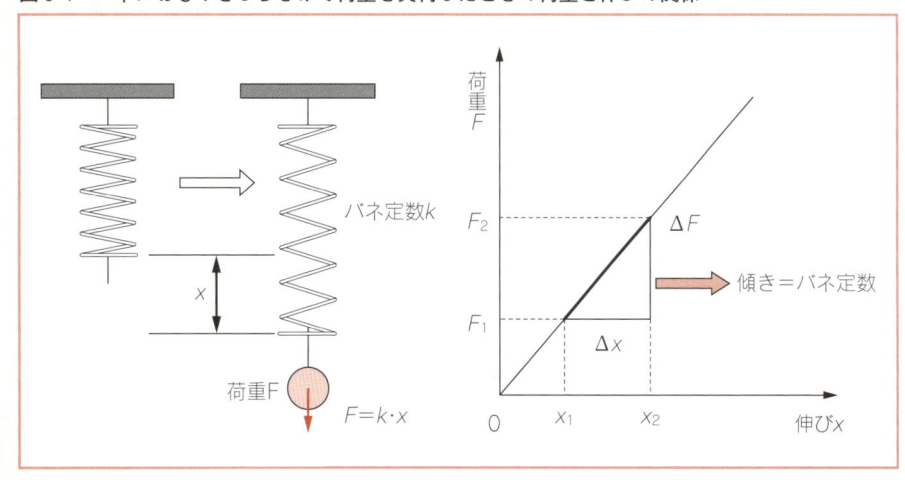

図 3-2　物体に対する外力負荷と変形

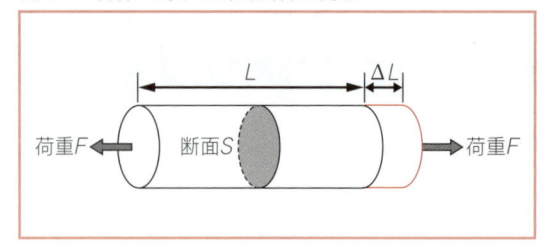

図 3-3　応力とひずみの関係

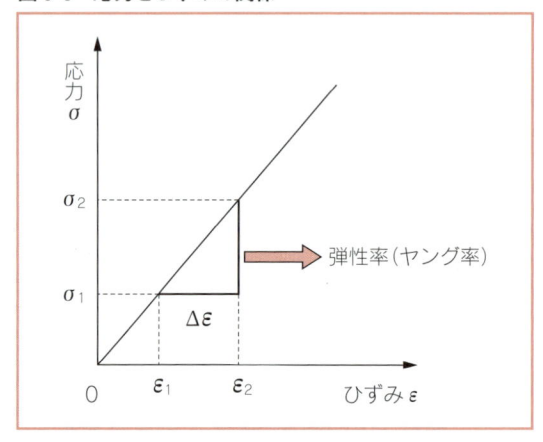

　バネを取り扱う場合には，力と伸びだけを考えればよいが，実際の物体にはさまざまな形や大きさがあるので，単に伸びだけで変形を考えることは現実的でなく，素材の変形や強度を評価することは不可能である．たとえば，アルミホイルは誰でも簡単に引き裂くことができるが，同じアルミニウムでできた厚さ2 cm の板は，引き裂くどころか曲げることすら不可能である．そこで，ひずみと応力というパラメータが重要となる．たとえば円柱状の試料を考えると（図3-2），ひずみは伸びた長さ（ΔL）を元の長さ（L）で除した値である．ひずみ（慣例として ε（イプシロン）を使う）は（長さ）÷（長さ）なので無次元であり，ひずみを使うことによって試料の長さの違いを考慮することができる．試料に負荷する力を断面積で除した値を応力（慣例として σ（シグマ）を使う）という．応力の単位は N/m^2 あるいは Pa で，圧力と同じである．

　物体に外力を負荷するとひずみが生じ，物体内部に応力が生ずる．ひずみが比較的小さいとき，応力とひずみには比例関係が成立し，外力を除くとひずみも消失して元の形に戻る．この性質を弾性という．弾性限界をこえて外力を負荷すると，外力を除去してもひずみが残って塑性変形を起こすが，弾

図 3-4　せん断弾性率

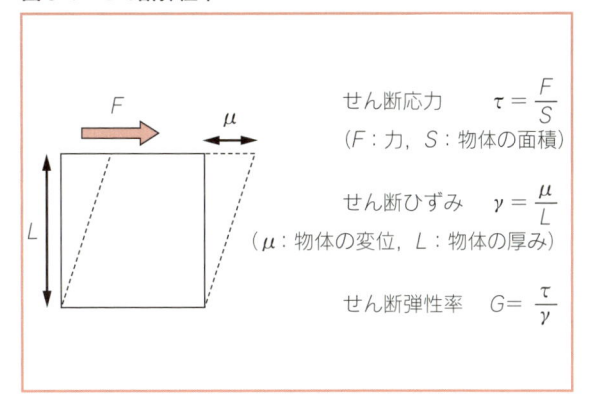

せん断応力　　$\tau = \dfrac{F}{S}$
（F：力，S：物体の面積）

せん断ひずみ　$\gamma = \dfrac{\mu}{L}$
（μ：物体の変位，L：物体の厚み）

せん断弾性率　$G = \dfrac{\tau}{\gamma}$

図 3-5　体積弾性率

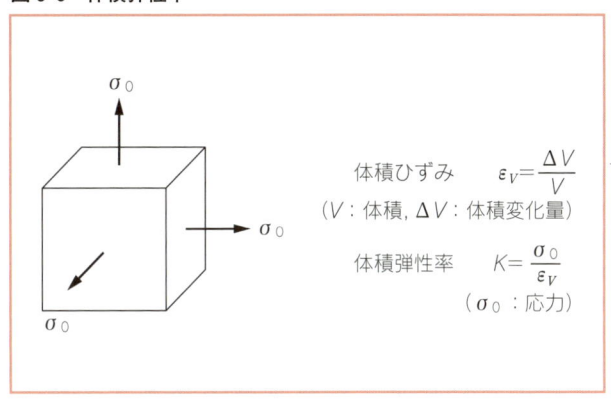

体積ひずみ　　$\varepsilon_V = \dfrac{\Delta V}{V}$
（V：体積，ΔV：体積変化量）

体積弾性率　　$K = \dfrac{\sigma_0}{\varepsilon_V}$
（σ_0：応力）

性変形の範囲内では応力とひずみには比例の関係が存在する．**図 3-3** に示すように，縦軸に応力，横軸にひずみをとってグラフにすると，その傾きが弾性率（あるいはヤング率，単位は Pa）である．弾性率が大きい物体は硬く変形しにくく，小さい物体は変形が容易である．

　その他の物体の硬さを表すパラメータは，外力が面に対して平行の"こする"向きに外力が働いて変形する際の硬さである，せん断弾性率（あるいはずり弾性率）（**図 3-4**），物体にすべての方向から等方的に外力がかかって体積が変化する場合の硬さである体積弾性率などがある（**図 3-5**）．

　一般には，物体に引っ張りの外力を加えた場合，外力の方向に伸びるとともに，それと垂直の向きに縮む（**図 3-6**）．引っ張った方向へのひずみを縦ひずみ（ε_L）といい，それと垂直な方向のひずみ（円形断面の場合は直径の変化率，すなわち（直径の縮んだ長さ）÷（元の直径））を横ひずみ（ε_D）といい，その比，$|(\varepsilon_D)/(\varepsilon_L)|$（あるいは，$-(\varepsilon_D)/(\varepsilon_L)$）をポアソン比（慣例的に ν（ニュー）を使う）という．外力を受けても体積が変化しない物体の場合，

図 3-6　物体に外力を負荷したときの変形

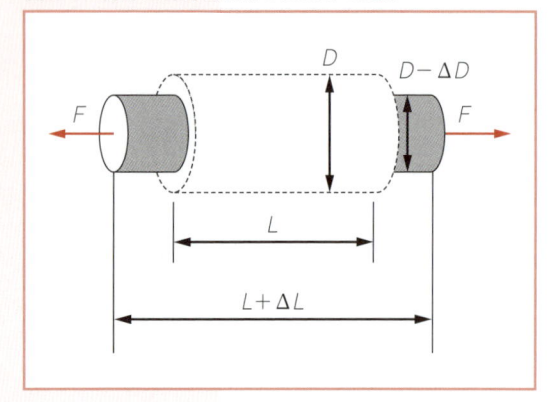

図 3-7　流体の粘性によるせん断応力

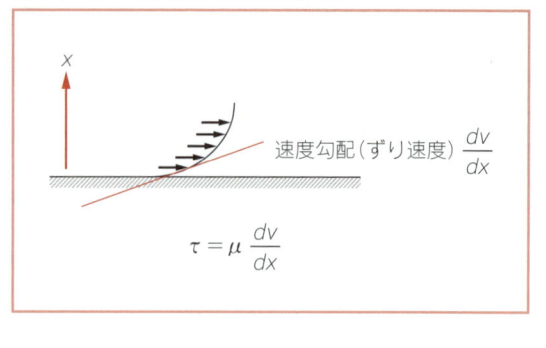

ポアソン比は 0.5 となる．これは，断面積は直角方向の寸法の 2 乗で変化するので，伸びの 1/2 で体積が一定となるからである．また，このような性質を非圧縮性という．代表的なものは水である．一般的な金属のポアソン比は 0.25〜0.35，ゴムなどは 0.4 程度，水分を多く含む生体組織は 0.5 程度となる．

　外力に応じたひずみが生じ，外力を除くとひずみも消失して元の形に戻る性質を弾性というが，外力を加えているあいだ中，ひずみが大きくなり，また外力を取り除いても元に戻らない性質を粘性，また粘性を示す物体を粘性体といい，水などの液体に代表される．水などの液体が流動する場合，固体との界面，すなわち円管内を流れる場合には液体と円管内面には擦る力が生ずる．これをせん断応力（あるいはずり応力，通常，τ（タウ）を用いる）といい，固体表面の速度勾配（dv/dx）とのあいだに，$\tau = \mu (dv/dx)$ という関係が成立する（**図 3-7**）．この関係をニュートンの粘性則といい，μ（ミュー）を粘性率（あるいは粘度，粘性係数．単位は Pa·s）といい，流体の粘っこさの度合である．

2　生体組織の力学特性

　生体組織の力学特性は，①変形挙動が非線形である，②力学的異方性が存在する，③弾性と粘性が共存する粘弾性体である，といった点に特徴付けられる．

　通常の金属などは，弾性限界内では応力とひずみの関係は比例関係，すなわち線形な関係にある．ところが，生体組織は外力を負荷されたときの変形

挙動は非線形的なものとなる（図3-8）．これは，生体組織は多種多様な細胞とタンパク質，線維成分などによって構成されていることが要因である．生体組織の力学的非線形のモデルとして，図3-9に示すものが考えられる．硬く変形しにくい線維と弾性に富む線維によって，図3-9に示すような組織が構成されているとき，ひずみの小さい領域では硬い線維は配向を変えるのみで，力学的には寄与していないものと考える．硬い線維の配向が変わり，かつ弾性に富む線維が十分に伸ばされると，今度は硬い線維が力学的に大きく寄与するものと考える．このときには，応力が増加しても変形は小さい．

生体組織が細胞以外にコラーゲン，エラスチンといった線維成分などによって構成される結果，細胞や線維成分の走行方向によって力学特性は大きく異なってくる．たとえば，筋組織は長軸方向には容易に伸び縮みするが，短軸方向にはみかけ上硬くなる（図3-10）．これは，筋線維の走行方向へは容易に伸縮するが，筋線維の走行方向と垂直の向きには変形しにくいことによる．

生体組織の応力-ひずみ関係には非線形性が存在することはすでに述べたが，応力-ひずみ関係をさらに詳細にみると，応力を負荷していく場合と除去

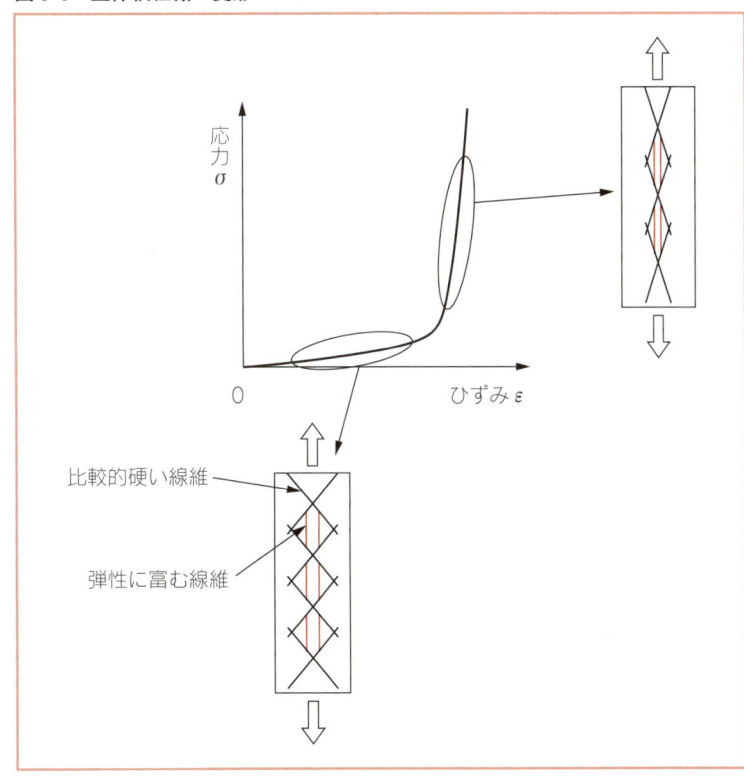

図 3-9　生体軟組織の変形のモデル

図 3-8　一般的な生体軟組織の応力-ひずみ関係

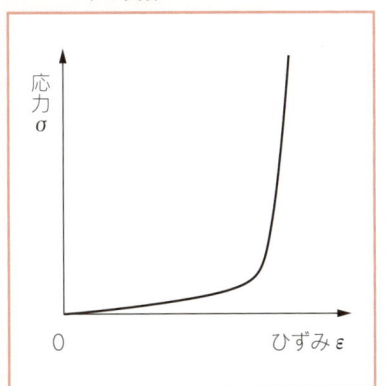

図 3-10 骨格筋の構造（力学的異方性）

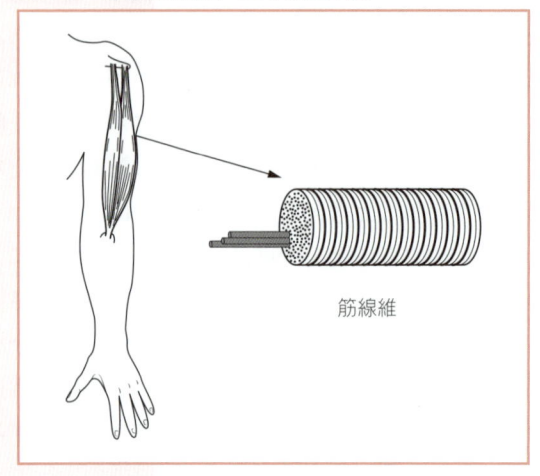

筋線維

図 3-11 生体組織への応力負荷・除去時のヒステリシスカーブ

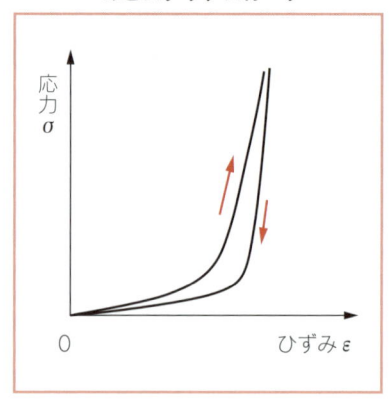

弾性要素と粘性要素：
粘弾性体をモデルで表す場合，弾性要素にバネ，粘性要素にダッシュポット（緩和装置）を用いる．

していく場合とで，その曲線は異なる（図 3-11）．これは，生体組織が単なる弾性体ではなく，粘性的な性質もあわせもつ粘弾性体であることが要因である．弾性体の場合は，外から加えられた力は各分子間の結合の歪みとなって物体内に蓄えられるのに対し，粘性体の場合は分子が移動するときに，隣接する分子との間に生じる摩擦熱として，与えられたエネルギーが散逸する．2つの曲線の差は，この散逸するエネルギーの大きさを示しており，ヒステリシスという．

　生体組織の粘弾性力学モデルとして，弾性要素と粘性要素を直列に接続したマックスウェルモデル（図 3-12 (a)），並列に接続したフォークトモデル（図 3-12 (b)）がある．マックスウェルモデルは流体的粘弾性を表し，フォークトモデルは固体的な粘弾性を表している．それぞれにステップ状の応力を負荷したときのひずみは図のようになる．このひずみ変化から分かるように，粘弾性体に一定の応力を負荷したとき，時間とともにひずみが増加していく現象がみられる．これをクリープ現象という．身近な例として，つきたての軟らかい餅におもりをぶら下げた状態を考えると理解が容易である．バネ（弾性体）におもりをぶら下げると，おもりの質量に応じた一定量の伸びが生ずるのみであるが，餅（粘弾性体）におもりをぶらさげると餅は伸び続けて細くなる．粘弾性体では応力負荷時に生ずるひずみに時間遅れが存在する．より生体組織に近い特徴を示すモデルとして，フォークトモデルに直列にバネを追加した3要素モデルも提唱されている（図 3-12 (c)）．基本的な特徴はフォークトモデルに近いが，応力負荷時の変形と応力除去時の変形特性がより生体組織の特徴に近いものとなっている．

図 3-12　粘弾性モデル

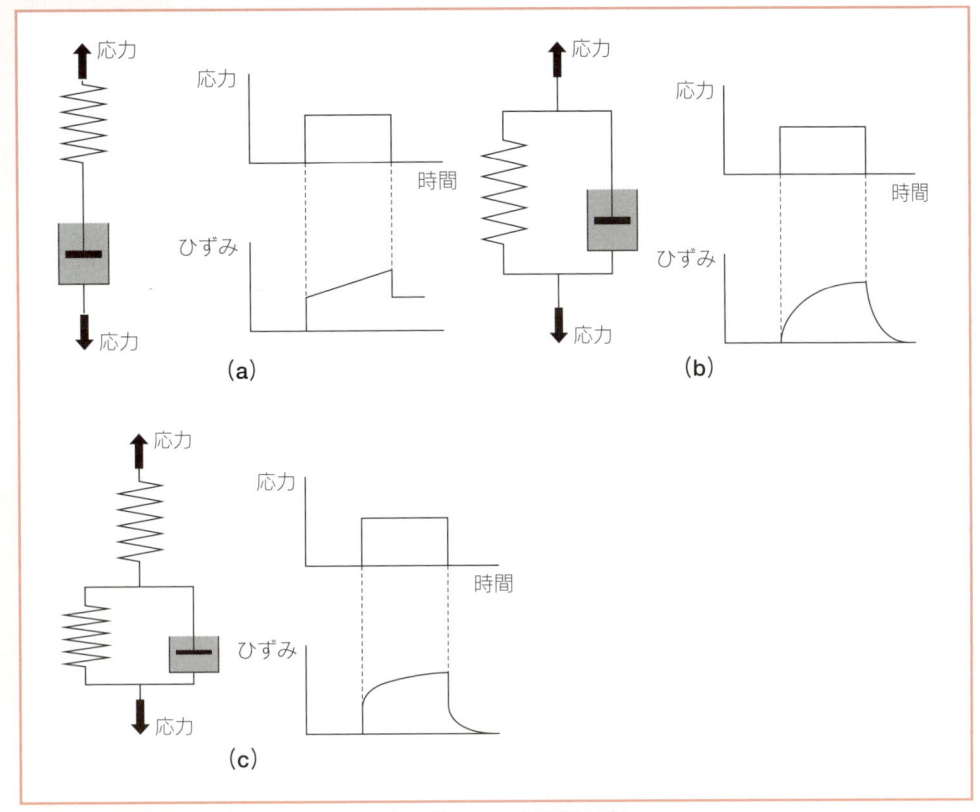

a：マックスウェルモデル．b：フォークトモデル．c：3要素モデル．

3 生体の音響特性

1 — 波動の基本

　　現在，画像診断や血流計測などのさまざまな生体計測の場面で超音波が使われている．超音波を利用することによって，非侵襲的に生体内の情報を得られるからである．その元になっているのは，振動・波動の原理と生体の音響特性である．まずは，基本となる振動，波動現象を理解する必要がある．

　　波の本質は，機械的振動が媒質中を伝搬していくことである．波の種類は，大きく横波と縦波に分けられる．横波は，波の進行方向に対して垂直方向に媒質が振動することで（図 3-13 (a)），弾性体のみを媒質とする．地面が水平方向に揺れる地震のS（secondary）波も横波である．縦波は波の進行方向と同じ方向に固体・液体・気体などの媒質が振動する，すなわち，時間の経

図3-13 横波(a)と縦波(b)の模式図

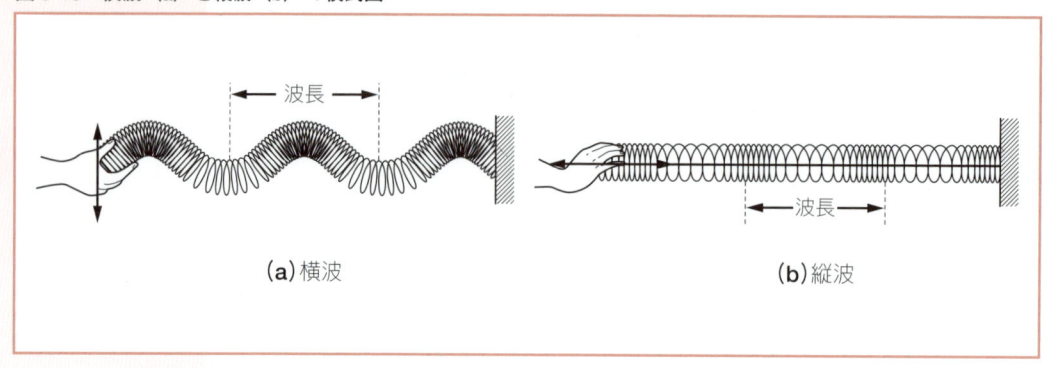

(a)横波　　(b)縦波

図3-14 波の伝搬

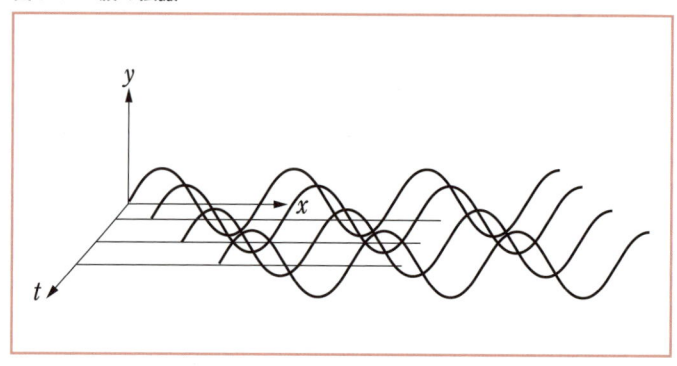

過とともに媒質の密な部分と粗の部分を繰り返しながら移動する粗密波(図3-13 (b))である．地震の震源近くで，はじめに地面が突き上げられるように揺れるP (primary) 波も縦波である．

基本的な波は正弦波で表すことができる．図3-14に示すように，波が伝わる方向に x 軸をとり，この向きに速度 v で伝わる波の時刻 t での座標 x における値 y は，

$$\begin{aligned}y(x,t) &= A \cdot \sin(\omega t - kx) \\ &= A \cdot \sin \frac{2\pi}{T}\left(t - \frac{x}{v}\right)\end{aligned} \quad (3\text{-}1)$$

と表すことができる．ここで ω は角速度，k は波数，T は周期である．縦波の場合，y の値は媒質の粗密の度合いであり，横波の場合は y の値は震動の振幅になる．

波に関する各パラメータには，以下の関係がある．

角速度：$\omega = 2\pi f$ [rad/s] \quad (3-2)

表3-1 生体組織の超音波伝搬速度と音響インピーダンス

物質	伝搬速度 v [m/s]	特性インピーダンス $\rho \cdot c$ [$\times 10^6$ kg/(m²·s)]
空気（0℃，1気圧）	331	0.0004
血液	1570	1.61
脳	1541	1.58
脂肪	1450	1.38
腎臓	1561	1.62
肝臓	1549	1.65
筋肉	1585	1.70
頭蓋骨	4080	7.80
水	1480	1.48

（嶋津秀昭：MEの基礎知識と安全管理改訂第4版．第3章Ⅷ超音波に対する特性．南江堂，2002より）

$$\text{周期}：T = \frac{1}{f} \ [\text{s}] \tag{3-3}$$

$$\text{速度}：v = \lambda f = \frac{\omega}{k} \ [\text{m/s}] \tag{3-4}$$

$$\text{波数}：k = \frac{2\pi}{\lambda} \ [\text{m}^{-1}] \tag{3-5}$$

一般に，同じ震動源から発せられた縦波と横波では，伝搬速度は縦波が速い．

2 ― 超音波

超音波とは，周波数が20 kHz以上の音波で，正常な聴力をもつ人には聞こえない音の領域である．超音波は指向性が高く，また，性質の異なる物体の界面で反射する特性があることから，医療用の画像診断装置に用いられている．

物体中を伝わる音速は体積弾性率 K と密度 ρ により，

$$c = \sqrt{\frac{K}{\rho}} \ [\text{m/s}] \tag{3-6}$$

で表される．音の伝わりにくさを表すパラメータである音響インピーダンス Z は，

$$Z = \rho \cdot c \tag{3-7}$$

で表される．生体組織の音速，音響インピーダンスを表3-1に示す．血液や生体軟組織は水に近い値を示し，骨組織の音速は速い．一方，肺には多量の空気が存在するため，他の軟組織とは異なった特性を示す．

超音波が生体組織内を進む時，組織間の音響インピーダンスの差が大きい

ほど超音波は強く反射され，逆に音響インピーダンスの差が小さいとあまり反射せずに透過する．2つの組織間（Z_1, Z_2）の反射係数 S は，

$$S = \frac{Z_1 - Z_2}{Z_1 + Z_2} \tag{3-8}$$

と表すことができる．

　超音波を射出した部位から組織の界面，すなわち超音波を反射する部位までの距離 d [m] は，音速 v と射出部に戻ってくる時間 t から，

$$d = \frac{v \cdot t}{2} \; [\mathrm{m}] \tag{3-9}$$

と求めることができる．骨と軟組織であれば反射係数は大きく，界面の抽出も容易だが，軟組織同士の音響インピーダンスの違いは数％程度であり，実際の計測では，周波数成分の解析なども含めて画像化している．

4 流体力学的特性

1 ― 血液と血球

　血液は，生体内で酸素や二酸化炭素，各種栄養分，代謝産物の輸送から，熱の移動，さらにはホルモンを介した情報の伝達にもかかわっている．血液の45％は赤血球，白血球などの血球成分で，残りの55％が血漿である．血漿のうち，91％が水分で，その他は NaCl などの無機質と血漿タンパクによって構成されている（表3-2）．血漿から線維素原と凝固因子を取り除いたものを血清という．

　血球成分は，大きく赤血球，白血球，血小板に分けられる．赤血球は，直径約 $8\,\mu\mathrm{m}$ の扁平な円盤状で，中央部が凹んでいる（図3-15）．細胞内にはヘモグロビンが存在して酸素や二酸化炭素を運搬する．血液中でもっとも多い細胞で，その特性は血液の流動全体に大きく影響する．赤血球の血液に対する体積割合（ヘマトクリット値）は男性で45％程度，女性で40％程度である．内容量に対して表面積が大きいことから変形しやすく，弾丸状に変形して狭い毛細血管（直径 $5\,\mu\mathrm{m}$）を通過することができる．ただし，疾患によっては赤血球の変形能が低下することが知られ，変形能が低下すると赤血球は壊れやすくなる（溶血）．

　白血球は赤血球と比べるとその体積割合はずっと少なく，正常血液 $1\,\mu l$ 当たり数千から1万個程度である．白血球は大きく顆粒球，リンパ球，単球に

表 3-2 血液の組成

血液			
血漿 55%	水 91%		
	無機塩類（Na$^+$, K$^+$, Ca^{2+}, Mg^{2+}, Cl$^-$, HCO$_3^-$） 0.9%		
	有機物	蛋白質 7%	アルブミン グロブリン（α, β, γ） フィブリノーゲン
		糖質 0.1%	
		脂質 1%	
		老廃物（尿素，尿酸，クレアチニン）	
血球 45%	赤血球	男性 500万個/μl 女性 450万個/μl	
	白血球	5,000〜10,000 個/μl	
	血小板	20万〜50万個/μl	

（大地陸男：生理学テキスト第2版．13章血液．文光堂，1997より）

図 3-15　赤血球の形状

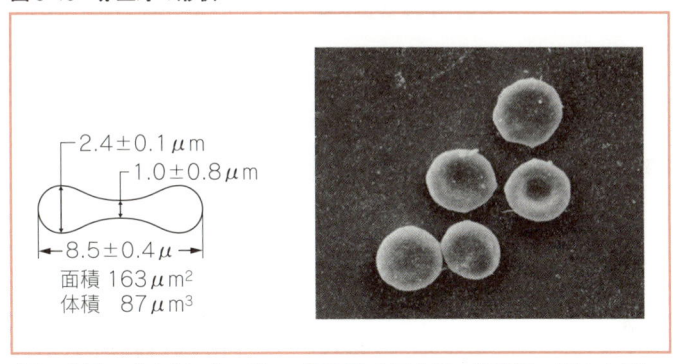

（岡　小天：バイオレオロジー．第3章 §15 血液．裳華房，1984より）

分けられ，大きさは6〜22μm である．白血球の機能は免疫であり，異物を除去したり抗体を産生することによって生体防御に寄与している．ウイルスや細菌に感染するとその数は増える．

血小板は血管が損傷したときにその傷口をふさぎ，出血を止める作用をもつ．大きさは一般の細胞よりはずっと小さく，1〜4μm である．通常の血液中には，1μl 当たり10万〜40万個程度含まれている．血小板は，止血という重要な作用をもっている反面，初期の小出血を止めるための血栓形成機能を有するため，何らかの外的要因で活性化すると正常な血流を阻害することになる．

図 3-16 動脈における血流・血圧波形

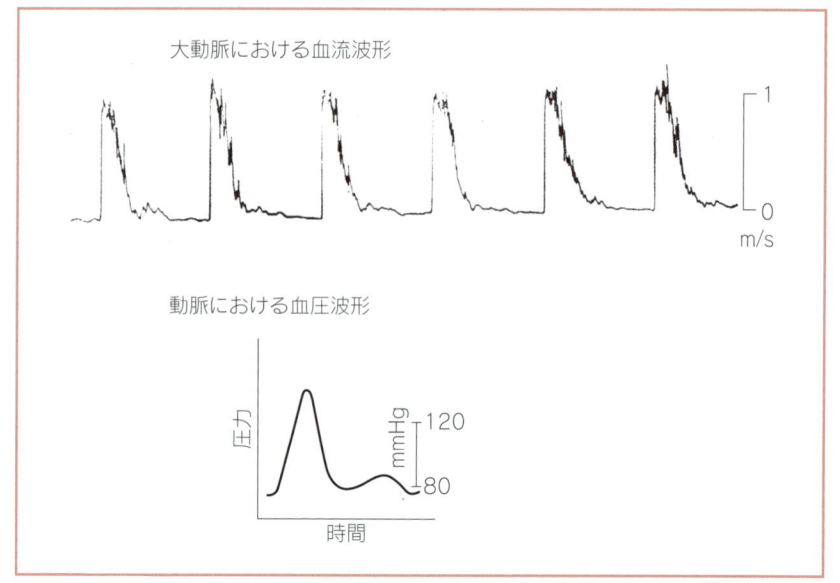

大動脈における血流波形

動脈における血圧波形

(山口隆美, 吉川哲夫, 吉川　昭, 菅原基晃：イヌ上行大動脈中心軸付近の乱流強度. 計測自動制御学会論文集, 16(5)：754～760, 1980 より)

2 ── 血管と血流

レイノルズ数：流体力学において流れの状態を調べるために用いられ, 慣性力（式 3-10 の分子）と粘性力（式 3-10 の分母）の比で表される無次元数.

　流れの状態を特徴付けるパラメータとして, レイノルズ数（Re）が用いられる. これは次式で定義される.

$$Re = \frac{D \cdot \rho \cdot \nu}{\mu} \tag{3-10}$$

　ここで, D は代表長さ（円管内流れの場合は直径）, ρ は流体の密度, ν は流速, μ は粘度である. 物理的には, 慣性力（分子）と粘性力（分母）の比を表している. 通常, レイノルズ数が 2,100 以下であれば, 攪乱があっても流れは層流を維持するが, 2,100 を越えた流れでは, 流路の極端な形状変化や外部からの振動など, 流れを乱す因子が存在すると乱流となる. レイノルズ数は流れの相似性を表すパラメータでもある.

　血流の特徴の 1 つは, 図 3-16 に示すように, 時間的に流量と圧力が変化する非定常性である. 非定常性を表すパラメータとしてウォマースリー数（α）が用いられる. これは次式で定義される.

$$\alpha = r\sqrt{\frac{\omega}{\nu}} \tag{3-11}$$

　ここで, r は管半径, ω は角速度, ν は動粘度（μ/ρ）である. 物理的には, 1 周期中の慣性力と粘性力の相対比を表している. また, 振動する流れでの速度境界層の発達度合いを示している（十分に発達した流れでは, 速度境界

表 3-3　イヌの代表的な循環パラメータ

血管	直径 (cm)	全断面積 (cm²)	平均速度 (cm/s)	最大レイノルズ数	ウォマースリー数
上行大動脈	1.5	2.0	20	4500	13.2
下行大動脈	1.3	2.0	20	3400	11.5
大腿動脈	0.4	3.0	10	1000	3.5
細動脈	0.005	125	0.75	0.09	0.04
毛細血管	0.0006	600	0.07	0.001	0.005
細静脈	0.004	570	0.35	0.035	0.035
大静脈	1.0	3.0	25	700	8.8

(Caro, C. G., Pedley, T. J., Schroter, R. C., Seed, W. A. : The Mechanics of the Circulation. Oxford University Press, 1978 より)

層の厚みは管半径と等しい)．α が 1 よりも小さいとき，流れは擬似的に定常流とみなせる．すなわち，α が 1 よりも大きいときには，1 振動周期中に速度境界層は十分に発達できないが，α が 1 よりも小さいときには，1 振動周期中に速度境界層は管半径と等しい厚さに発達するので，擬似的に定常流とみなせる，というわけである．

　表 3-3 に，イヌの代表的な循環パラメータを示す．大動脈では，レイノルズ数の最大値は 2,100 をこえるが，1 心拍周期中では一瞬のことであり，かならずしも乱流が生ずるわけではない．基本的に動脈では非定常性は無視できないが ($\alpha>1$)，細動脈から毛細血管，細静脈に至る微小循環系では，擬似的に定常とみなせる流れである．ただし，このサイズの血管では血球の大きさが無視できなくなる．

3 ― 血圧

　圧力は流れを生じさせる主要因であり，血流も例外ではない．生体では心臓がポンプとして働き，血圧を生じさせる．心臓は左右の心房と心室の 4 つの部屋からなり (図 3-17)，それぞれの出口に弁をもち，逆流を防いでいる．右心室は肺への血液の拍出 (肺循環) に寄与し，左心室は大動脈から全身に血液を拍出する (体循環)．心臓の収縮期の血圧が最高血圧となり，拡張期の血圧が最低血圧となる．図 3-18 に，左心室から末梢血管までの血圧変動の様子を示す．左心室内の圧力は，健常人の安静時に最高で 120 mmHg，最低で 0 mmHg，大動脈でも最高血圧は 120 mmHg 程度であるが，最低血圧は 0 mmHg ではなく 70 mmHg 程度である．太い動脈では，末梢にいくにしたがい最高血圧は 130 mmHg 程度に上昇して圧力波形は急峻 (steep) になる

図 3-17　心臓の基本構造

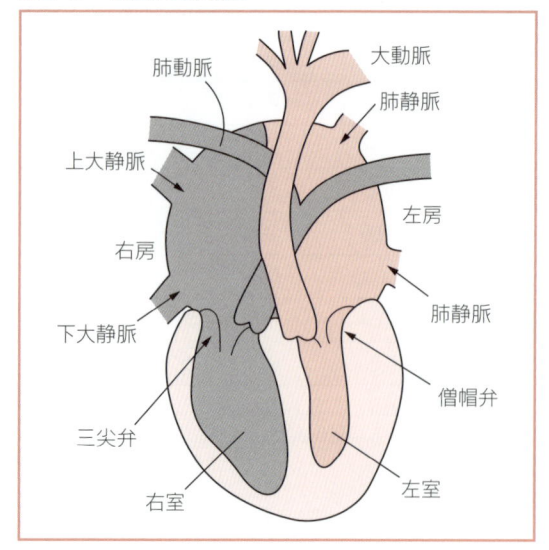

図 3-18　循環器系の血圧分布

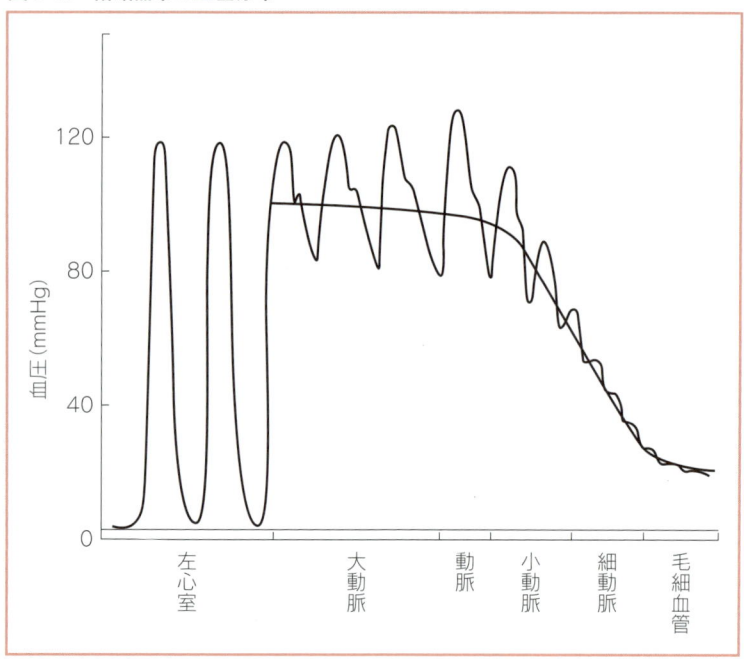

(Caro, C. G., Pedley, T. J., Schroter, R. C., Seed, W. A.：The Mechanics of the Circulation. Oxford University Press, 1978 より)

とともに，時間遅れが生ずる．一方，分岐を繰り返して細い動脈になると，徐々に血圧は低下し，毛細血管では 30 mmHg 程度まで低下する．これは，動脈は末梢にいくにしたがって徐々に細くなり，また分岐を繰り返すことによって管断面積が増えるからである．上行大動脈と毛細血管床を比較すると，全断面積は 300 倍ほどに増える．

図 3-19　ウィンドケッセル（Windkessel）モデル

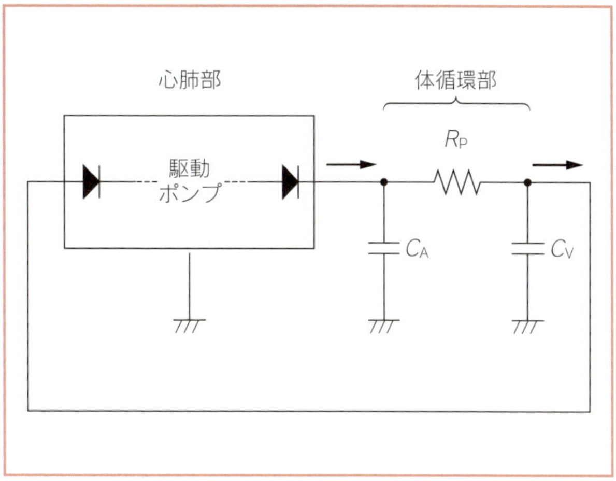

　血圧を考えるうえで，血管の構造と特性は重要な要素である．
　太い動脈系は，弾性線維が発達して弾性に富み，心臓によって間欠的に拍出された血液が動脈内に蓄えられる．この部分の血管を弾性血管とよび，その作用はポンプの空気溜め（Windkessel）に例えられる．
　小動脈は中膜の筋線維が発達し，血管内径を変化させることによって血流調節を行っており，抵抗血管とよばれている．
　静脈は血管内容積が大きく，大量の血液を蓄えることができるので容量血管とよばれる．静脈は動脈に比べて血管壁が薄く，弾性に乏しいので潰れやすい．
　心臓から拍出された血液は，すぐにそのまま末梢の毛細血管に流れ込むのではなく，いったん弾性に富む動脈に蓄えられ，すぐには末梢に流れない．ここで，末梢血管抵抗を R_p，動脈のコンプライアンス（弾性の逆数）を C_A，毛細血管および静脈のコンプライアンスを C_V とすると，**図3-19** のような等価回路を想定することができる．心臓には弁があり，血流は一方向にしか流れないから整流された形となる．この等価回路は，血液循環を単純化したものでウィンドケッセル（Windkessel）モデルという．ウィンドケッセルモデルは，心臓を空気溜めに見立て，大動脈の弾性を表すコンプライアンスと毛細血管の粘性を表す末梢血管抵抗の2つの定数で心臓負荷を巨視的に表したものである．
　きわめて単純化すると，心臓の一回拍出量 ΔV がいったんすべて C_A に溜まり，すぐには末梢に流れないとすることができる．電気回路において，C_A は電荷を電圧で割ったものであり，電荷は電流の積分値であるから，ハーゲン・ポワズイユの定理に当てはめて考えると，流量の積分値に相当する．す

図 3-20 血液と血漿のせん断（ずり）速度による粘性率変化

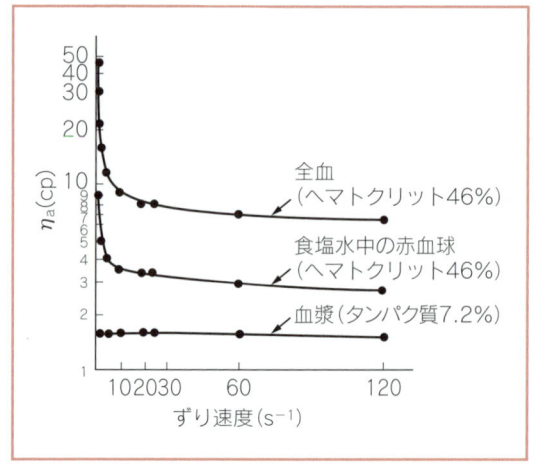

(岡 小天：バイオレオロジー．第 4 章血液の粘度．裳華房，1984 より)

なわち，心臓から駆出される血流の一回拍出量 ΔV とおくことができる．電圧に相当するものは圧較差 ΔP，すなわち最大血圧と最低血圧の差である．したがって，

$$C_A = \frac{\Delta V}{\Delta P} \tag{3-12}$$

となる．

4 ― 血液の粘性

　血液は体積の約半分を血球成分が占めるために，非ニュートン流体としての特性を示す．血漿にはフィブリノーゲンやグロブリン，アルブミンなどのタンパクが存在するため，厳密には血漿も非ニュートン流体であるが，全血に比べて非ニュートン性は非常に小さく，ニュートン流体として扱っても差し支えない．血液の粘性率は，ヘマトクリット値に大きく依存して変化する．血漿の粘性率は 1.5 mPa·s と，水の 2 倍程度の値である．血球成分が加わった全血では，静止状態では 50 mPa·s と非常に大きな粘性率を示し，せん断速度（ずり速度）の増加とともに粘性率は小さくなり，太い動脈での平均せん断速度で 4～5 mPa·s になる（図 3-20）．せん断応力とせん断速度の関係は図 3-21 に示すようになる．このグラフにおける傾きが粘性率であることからも，せん断応力とせん断速度の関係が理解できる．せん断速度の増加によって見かけ上の血液の粘性率が下がるのは，①静止した血液中の赤血球は

図 3-21 血液のせん断（ずり）速度とせん断（ずり）応力の関係

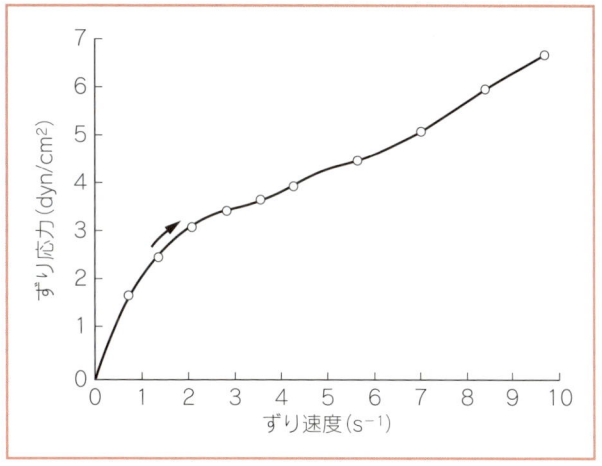

図 3-22 静止血液中の赤血球のルーロー形成

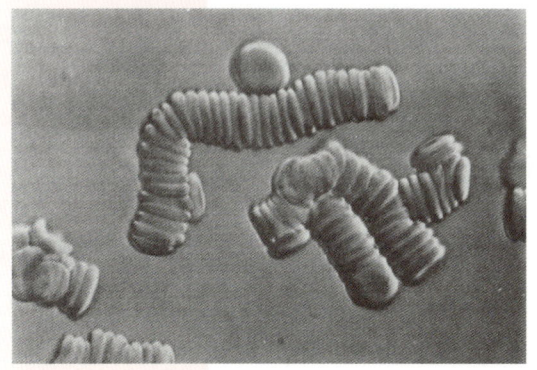

（Caro, C. G., Pedley, T. J., Schroter, R. C., Seed, W. A. : The Mechanics of the Circulation. Oxford University Press, 1978 より）

（岡　小天：バイオレオロジー．第 4 章血液の粘度．裳華房，1984 より）

図 3-23 赤血球の集軸効果

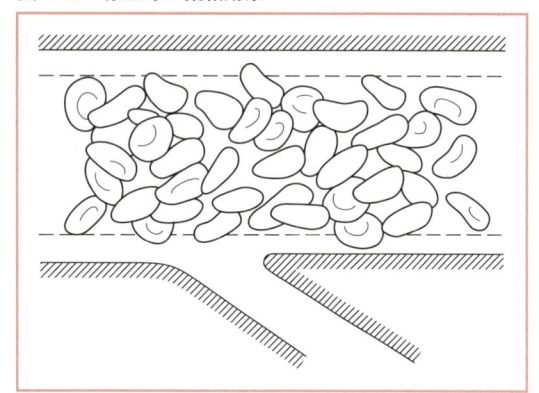

ルーロー（連銭）を形成する（図 3-22），②赤血球の集軸効果（図 3-23），などによるものである．

　通常，赤血球は電気的にマイナスの電荷をもち，赤血球同士は反発しあう．ところが，静止状態にある赤血球はフィブリノーゲンやグロブリンの働きでコインを積み重ねた集合体を形成する．正常な血液では，流動によって連銭は崩壊するが，流速が遅い場合，すなわちせん断速度が小さい場合は連銭の崩壊過程にあり，流動抵抗が大きい．病気によってフィブリノーゲンやグロブリンが多いと連銭が壊れにくく，見かけ上，粘性率が大きくなる．

　動脈内の流れ分布は放物線状になるため，管中央で流速が速く，管壁で遅

4 流体力学的特性

図 3-24 血液粘性率のファーレウス・リンドクイスト効果

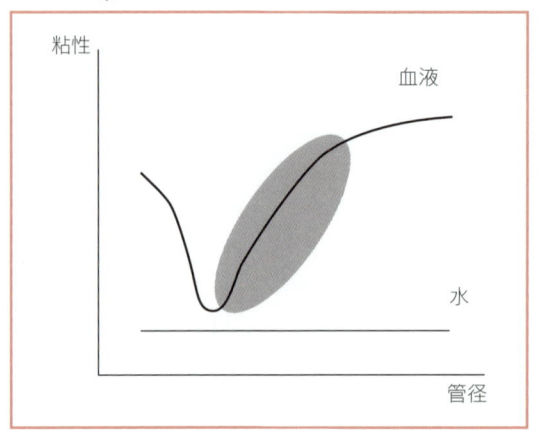

い．その結果，血流中の赤血球には管中央向きに揚力が働き，血管中央に集まってくる．これを集軸効果という．管壁付近には血漿層ができ，見かけ上粘性が低くなる．

集軸効果によって管壁付近には血漿層が豊富になることから，動脈の分岐を繰り返すと，見かけ上ヘマトクリット値が小さくなる．その結果，血管径に依存して血液の粘性率が下がる．これをファーレウス・リンドクイスト効果という（図 3-24）．この現象の要因は集軸効果であるため，水ではこのような現象は起きない．もっとも血管が細くなる毛細血管では，赤血球が変形してようやく通過できるレベルなため，見かけ上の粘性率はその前部位よりも高くなる．

その他，血液の大きな体積割合を占める赤血球の変形能も粘性率に影響を及ぼす要因である．病気によっては，赤血球の変形能が落ちる，すなわち硬くなることが知られており，このような場合には血液の粘性率が大きくなる．たとえば，糖尿病や，日本ではほとんど存在しないが鎌形赤血球などがこれにあたる．

血液の非ニュートン性を定量化する方法として，つぎのキャッソンの式が適用される．

$$\sqrt{\tau} = k_0 + k_1 \sqrt{\dot{\gamma}} \tag{3-13}$$

ここで τ（Pa）はせん断応力，$\dot{\gamma}$（1/s）はせん断速度，k_0 と k_1 は定数である．これを次式のように書き換えると，

$$\sqrt{\dot{\gamma}} = \frac{1}{\sqrt{\eta_c}}(\sqrt{\tau} - \sqrt{f_c}) \tag{3-14}$$

f_c は応力（Pa）の，η_c は粘性率（Pa·s）の単位をもち，それぞれキャッソン

図 3-25　キャッソンプロット

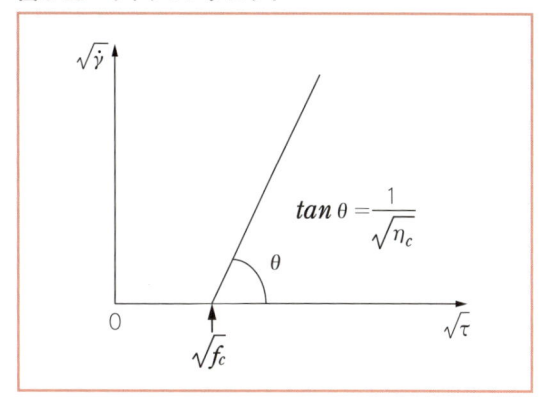

図 3-26　健康な心臓の流量特性 (a) と不全心の流量特性 (b)

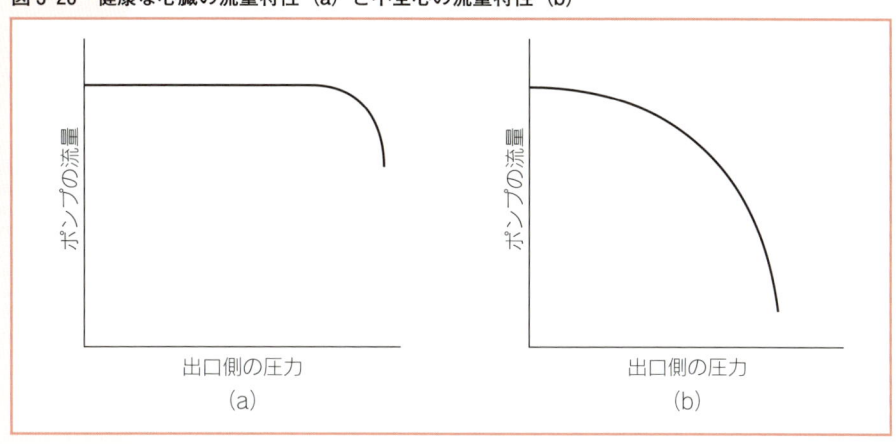

降伏値とキャッソン粘度という．これらの値は，せん断応力とせん断速度の非線形な関係とともに，血液が流動する際に，f_0という降伏値が存在し，せん断応力がこの値をこえないと流動は起こらないことを示している（図 3-25）．

5 ― 心臓のポンプ機能

　心臓は左室，左房，右室，右房と，4つのコンパートメントをもち，左室は毎分 60～70 回（心拍数），1 回につき 60 ml 程度の血液を休みなく全身に送り出すポンプである．心臓のポンプ機能，すなわちどれだけの血液を送り出せるかは，心臓がどれだけ収縮できるかによる．その収縮力は，直前の拡張期の容積が大きいほど強くなることが知られている．つまり，心筋は弛緩期に伸展していればいるほど強い収縮力を発生する．心臓の1回の拍出量は駆出抵抗，すなわち大動脈血圧には関係なく，心室への血液の流入量が多けれ

スターリングの心臓の法則： イギリスの生理学者である Ernest Henry Starling（1866〜1927）が心臓収縮について見出した「心筋の収縮エネルギー（仕事）は心筋線維の初期長に比例する」

ば多いほど収縮力が増すわけである．これをスターリングの心臓の法則という．

　心臓のポンプ機能を機械的なポンプと比較した場合，健康な心臓は出口側の負荷圧力によらず，ある程度までは一定流量が得られる定流量ポンプ（ローラーポンプやピストン型拍動ポンプ）（図 3-26 (a)）に近い特性をもつ．これは前述のスターリングの心臓の法則にもよる特性である．健康な心臓は血管抵抗が増しても心拍出量を一定に保てるが，血圧も増すことになる．これが長期にわたった場合には，末梢血管にも心臓にも障害が生ずる．一方，拡張型心筋症や不全心では，出口圧の上昇にともなって流量が低下してしまう，遠心ポンプのような特性をもつ（図 3-26 (b)）．したがって，心臓に何らかの障害が生じている場合には，スターリングの心臓の法則も成り立たない場合がある．

Clinical Engineering

第4章 生体物性工学

生体の熱的特性

1 周囲の温度変化と生体の反応

　私たちは四季を通じて美しい自然の姿を感じ，楽しみながら生活している．しかし同時に，四季による厳しい自然環境の変化に対応しなければならない面を持ち合わせている．もし外気の気温に左右されて体温が変動する体質だったらどうだろうか．とても四季の変化を楽しんではいられず，生きることだけで精一杯になることだろう．

　日本で記録されている最高気温は41.1℃で，埼玉県熊谷市（2018年7月）と静岡県浜松市（2020年8月）でそれぞれ記録されている．一方，最低気温は北海道旭川市の−41.0℃（1902年1月）である．日本国内だけみても1年間の気温変動の幅は非常に大きく，さらに地球規模でみると100℃を超えることもある．

　爬虫類は環境の変化に伴い身体の温度が変化する動物で，変温動物あるいは外温動物と呼ばれるのに対し，哺乳類や鳥類は外界温度の変化に関係なく，ある一定の範囲で体温を保つことができる恒温動物あるいは内温動物と呼ばれる．正常状態における一般成人の1日の体温変動は，1℃程度以内と優れた体温調節機能をもっている．この機能のおかげで厳しい自然環境の変化にも対応でき，活動的でいられるのである．このことは"生きていること"に直結しており，生活するうえで本当にありがたい大切なメカニズムの1つである．

　ホメオスタシス（homeostasis）という言葉を聞いたことがあるだろう．これは体内の環境を常に快適で安定した状態に維持しようとする性質を表す言葉で，恒常性とも呼ばれる．その範囲は血圧や体液の浸透圧をはじめ，創傷の修復，免疫反応などにいたるまで生体機能全般に及んでいる．本章ではそのなかでも体温（熱）に着目し，体温調節のメカニズムを中心に，外界温度による生体の反応や熱治療機器について一緒に考えたい．

図4-1 体温の分類

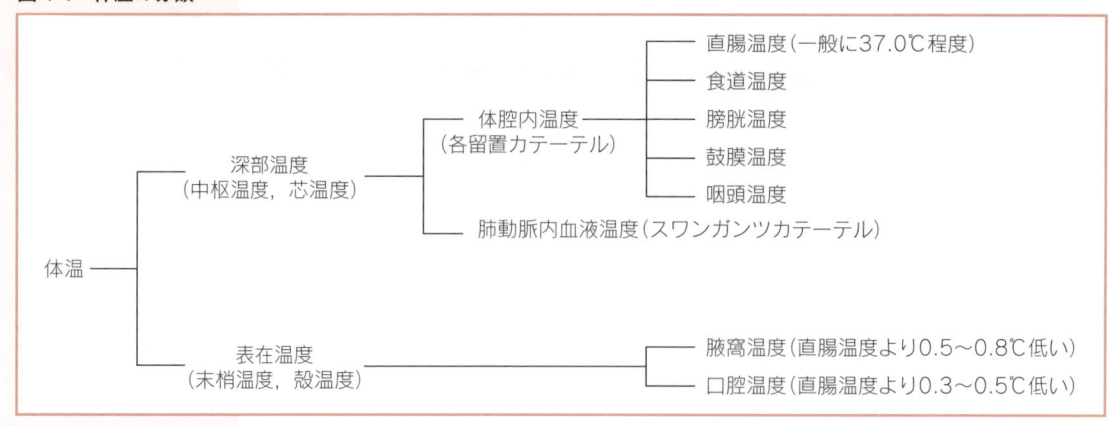

```
体温 ─┬─ 深部温度 ─┬─ 体腔内温度 ─┬─ 直腸温度(一般に37.0℃程度)
     │ (中枢温度, 芯温度) │ (各留置カテーテル) ├─ 食道温度
     │             │              ├─ 膀胱温度
     │             │              ├─ 鼓膜温度
     │             │              └─ 咽頭温度
     │             └─ 肺動脈内血液温度(スワンガンツカテーテル)
     └─ 表在温度 ─┬─ 腋窩温度(直腸温度より0.5〜0.8℃低い)
       (末梢温度, 殻温度) └─ 口腔温度(直腸温度より0.3〜0.5℃低い)
```

1 ─ 体温

「体温」とは身体内部の温度のことを指す．特に筋肉組織や腹部臓器などは代謝が活発で，さかんに熱を産生している．この身体内部でつくられた熱は深部温度（中枢温度あるいは芯温度）と呼ばれ，代表的なものに直腸温度（深部温度にもっとも近い）がある．これに対し皮膚組織などの体表面の熱は，表在温度（末梢温度あるいは殻温度）と呼ばれ，腋窩温度が代表的である．表在温度は外気の温度や湿度，着衣や皮膚血流などの影響を受けやすく変動が大きい．この変動は，体温調節に欠かせない重要な役割を果たしている（図4-1）．

体温測定：臨床工学講座 生体計測装置学 第3章第4節参照．

日々一般的に測定することができる表在温度に対し，外部環境の影響を受けにくい深部温度の測定は，新生児の体温測定をはじめ，手術時やICU等で体温管理のモニタリングを必要とする臨床の場以外では一般的に家庭では用いられない．

なお，簡易的かつ短時間で測れる体温計として，耳用赤外線体温計（鼓膜周辺の表面温度）や非接触型体温計（額の皮膚温度）が多用されてきている．これらは体表から放射される赤外線量を熱型赤外線センサー（サーモパイル）で受け，出力をA/D変換し数値として表示するしくみとなっている．

2 ─ 外界温度の影響

私たちの体温は外界温度によってとても繊細に変化している．体温の1日の変化は，外界温度の1日のリズムからの影響が大きいのである．

図4-2は外界温度が変化したときの体内の温度分布の大要を示している．

図 4-2　体内温度分布

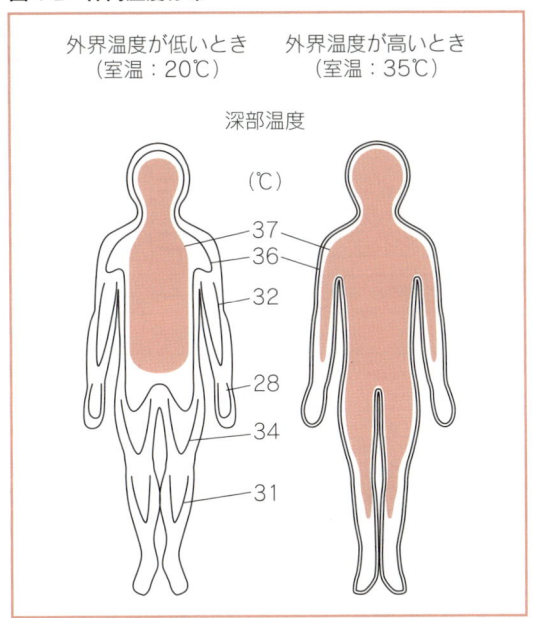

　外界温度が高いときは四肢の温度も比較的高く，外界温度が低いときには四肢の温度，とくに末梢部位の温度が低くなっている．着目すべき点は，どちらの場合も深部体温が 37℃ 前後に保たれていることである．深部体温を 37℃ 前後に保たなければならない意義はまだ研究段階であるが，生化学変化や代謝との密接な関係があることは知られている．

　私たちの身体を構成しているタンパク質は，一般に 42℃ 以上になるとなんらかの変性を起こし始めるため，変性を起こさない温度内に保たなければならない．さらに生命活動に欠かせない代謝を行うためには，酵素と呼ばれるタンパク質由来成分の働きがもっとも重要になる．深部体温の 37℃ はその酵素がより活発に効率よく働くことができる至適温度である．お腹が冷え過ぎると下痢や消化不良になりやすくなるのは，腸内の温度低下によって消化酵素の働きが鈍り，消化作用が阻害されたために起こる症状といえる．また，生体内におけるエネルギー維持に欠かすことのできないアデノシン三リン酸（ATP）を合成・生成する過程の1つである TCA サイクル（トリカルボン酸サイクル）においても，酵素の働きが大きいので低体温状態の場合にはその能力が低下すると考えられている．

　このように，深部体温を 37℃ 程度に保つことが生命を維持することにつながり，37℃ より高すぎても，また低すぎても生命活動に支障をきたしてしまうのである．

図 4-3　体温調節機構

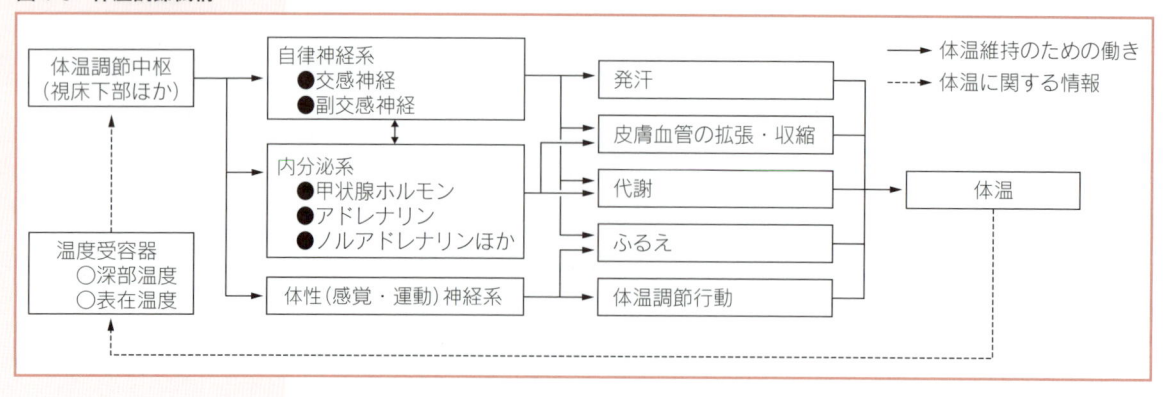

```
体温調節中枢 ──→ 自律神経系 ──┬──→ 発汗           ──→ ──→ 体温維持のための働き
(視床下部ほか)    ●交感神経      │                        ----> 体温に関する情報
     ↑           ●副交感神経    ├──→ 皮膚血管の拡張・収縮
     ┊                           │
     ┊          内分泌系          ├──→ 代謝            ──→ 体温
     ┊          ●甲状腺ホルモン  │
  温度受容器    ●アドレナリン    ├──→ ふるえ
  ○深部温度    ●ノルアドレナリンほか
  ○表在温度                      │
     ↑         体性(感覚・運動)神経系 ──→ 体温調節行動
     ┊
```

3 ― 体温調節機構

　視床下部，中脳，延髄，脊髄に深部温度の受容器が，皮膚には表在温度の受容器がそれぞれ存在することが知られている．皮膚の受容器には温覚（冷覚）に対応した温点（冷点）がそれぞれ存在し，その数は温点より冷点のほうが多く，顔面や指に密にあり，さらには下肢より上肢のほうに多く分布している．これら受容器が得た温度情報に基づき，体温を一定に保とうと調節しているのが温度調節中枢である．なかでも間脳にある視床下部がもっとも強力な監視ならびに司令塔の役割を担っており，自律神経系，内分泌系，体性神経系を介して，深部体温を一定の基準値（セットポイント）の37℃程度になるように調節している（**図 4-3**）．

2　体温調節のメカニズム（産熱，放熱，熱輸送）

1 ― 代謝（metabolism）

　私たちが日頃摂取している食事，その食物に含まれている栄養素のエネルギーの一部はATPに変換され，一時的に体内に蓄えられる．このATPを分解することで生命を維持するためのエネルギー源を取り出し，利用して，残りが熱エネルギー（体熱）となり体温の維持に利用されている．その際，燃えカスとして二酸化炭素や水も排出される．この過程をエネルギー代謝または単に代謝という．栄養素（糖質，タンパク質，脂質）を代謝によって1g

燃焼させると，糖質は4.1 kcal，タンパク質は4.2 kcal，脂質は9.3 kcalの熱量をそれぞれ産生する（アトウォーターの係数より）．代謝量は環境や生体の状態により容易に変化するため，基準となる基礎代謝量が一般に指標として用いられる．代謝には基礎代謝（70%）のほかに，生活活動代謝（20%）と食事誘導性熱代謝（10%）がある．

基礎代謝とは，生命活動を維持するために生体で自動的（生理的）に行われている活動と定義され，早朝空腹時に覚醒，安静，仰臥位など厳密な条件下で測定される．安静といっても心臓や脳，呼吸や体温維持などにエネルギーを消費しているため，生命の維持に必要な最低限のエネルギー量を表しているといえる．体格にも影響されるが，20歳の日本人1日当たりの平均基礎代謝量は，男子で1,500 kcal，女子で1,200 kcalとされる．これは体重1 kg当たり1時間に約1 kcalの熱量を産生することになり，1秒当たりに換算すると約70Wもの熱量を常につくっていることになる．基礎代謝量は成長するにつれて高くなり，16〜18歳前後をピークにその後は徐々に減り，個人差はあるものの一般に40歳を過ぎると急激な下降線をたどる．これは加齢に伴い筋肉が衰えるためと考えられる．ただし"体表面積当たりの基礎代謝量は小児で最高値となる"ことが知られている．

産生された熱，すなわち体温は時間，年齢，個人，行動などに影響される．1日のうちでも1℃程度の幅で変動し，午前2〜6時頃にもっとも低く，午後2〜6時頃にかけてピークになり，その後は睡眠時まで次第に低くなる．年齢でも差がみられ，新生児の頃は体温調節機構が未熟で環境に左右されやすく，10歳頃から体温調節中枢が確立し徐々に体温も安定してくる．また高齢者では低下する傾向にあることや，女性の月経周期に伴う体温変動はよく知られている．

2─熱の産生（産熱）

熱の産生には基礎代謝，筋肉運動，各種ホルモンによる作用，体温調節中枢の働き，食事誘導性熱代謝，褐色脂肪組織などの要素が関与している．

代謝によって熱が産生されるほかに，筋肉組織による産熱は非常に多く，なかでも骨格筋の働きが著明である．

安静時における代謝量の内訳は筋肉，肝臓，脳でそれぞれ約20%，心臓と腎臓でそれぞれ約10%，残りの組織などで約20%となる（表4-1）．活動（労作）に伴い代謝量は増加（たとえば，水泳なら5倍程度，登山では10倍程度増加する．活動内容にもよるが，さらに激しい運動では20倍近くまで増加するといわれている）し，その活動によって各臓器における代謝量にも変化

表 4-1 ヒトの臓器・組織における安静時代謝量

臓器・組織	重量 (kg)	エネルギー代謝量 (kcal/kg/day)	エネルギー代謝量 (kcal/day)	比率 (%)
全身	70.0	24	1700	100
骨格筋	28.0	13	370	22
肝臓	1.8	200	360	21
脳	1.4	240	340	20
心臓	0.3	440	145	9
腎臓	0.3	440	137	8
脂肪組織	15.0	4.5	70	4
その他	23.2	12	277	16

(糸川嘉則, 他編：栄養学総論改訂第3版. 南江堂, 2006より)

が起こる（たとえば心臓では増加, 消化器系では減少するなどの変化が起こる). しかし, これまでの研究報告によると, 主要内臓器官の活動時における代謝量の総合計は, 安静時と比べてさほど変わらないか, 増加しても2倍程度といわれている. このことから"活動時における代謝量の増加のほとんどが筋肉組織（おもに骨格筋）によるもの"ということがわかる. また, 臓器の容積が大きいほど, 筋肉量が多いほど, 代謝量が増加することから"代謝量（産熱量）は体容積に比例する"という関係もみえてくる.

代謝と甲状腺機能とは密接な関係にあり, 甲状腺機能が亢進し甲状腺ホルモンの分泌が高まると, 基礎代謝を亢進させ, 結果的に体温が上がる. また, ストレスや情緒, 精神状態などによって, カテコールアミンのアドレナリンやノルアドレナリンが分泌されると, 交感神経に作用したり代謝を亢進させ, 体温を上げる効果を生む.

寒冷刺激を受けた際には, 体温調節中枢と体性神経とが連動したシバリング（ふるえ産熱）と呼ばれる動きが起こる. これは体温低下を防ぐための不随意の骨格筋の収縮で, いわゆる寒いとガタガタ震えるという現象である. また, 免疫系が反応すると独自的に体温調節中枢に作用し, 体温を変化させる. 感染の際に体温が上がるのは, 温度が上がることで免疫細胞が活発化することと, 病原体が熱に弱いという双方の性質を利用した自己防御的な抵抗活動なのである.

食事摂取後は, 数時間にわたって代謝が亢進する. また, 褐色脂肪組織という産熱を専門に営む唯一の組織が新生児は発達しており, 非ふるえ産熱といって交感神経などに関連し積極的に熱をつくりだしている. また, 血流量の増加ももたらすことから, 熱の運搬にも深く関わっていると考えられる.

一般に褐色脂肪組織は新生児に多くみられ，1～2歳になるまでに退縮するのだが，たくさん食事を摂取する人のなかには，まれに成人でも存在が確認されている．

3 ─ 熱の放散（放熱）

　37℃以上に上昇した深部温度をセットポイントに戻すためには，体内から熱を放散（放熱）させる必要があり，その方法には蒸散ならびに熱移動の3原則（熱放射，熱伝導，熱対流）がある**（図4-4）**．室温22℃程度の環境下で安静時における放熱の割合を図4-5に示す．

　蒸散とは，皮膚表面などから水分が蒸発するときに熱が放散されることをいい，発汗と不感蒸泄がある．活動時の放熱においては，エクリン汗腺から分泌される汗がもっとも大きな役割を果たす．安静時でも外気温度が29℃以上になると発汗し始め，外気温度が体温よりも高くなったときには，発汗が放熱量を増加させる唯一の手段となる．日常私たちは意識することなく皮膚の汗腺から，または呼吸により絶えず水分が蒸発していて，放熱効果を生んでいる．これを不感蒸泄（排泄水分量：約700 m*l*/日）という．寒冷環境下においては，発汗や不感蒸泄を抑える目的で，汗腺や毛穴の出口を閉める立

図4-4　熱の放散

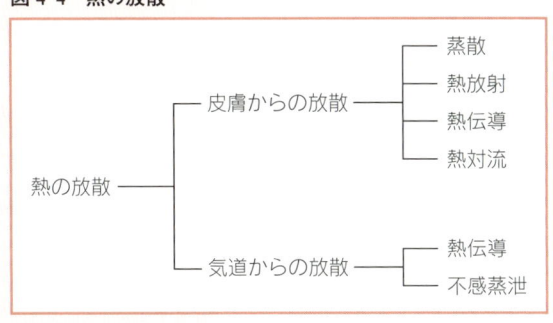

- 熱の放散
  - 皮膚からの放散
    - 蒸散
    - 熱放射
    - 熱伝導
    - 熱対流
  - 気道からの放散
    - 熱伝導
    - 不感蒸泄

図4-5　放熱の割合

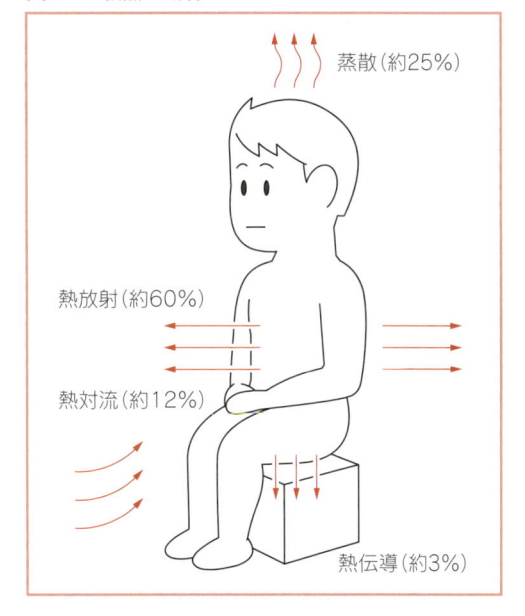

蒸散（約25％）
熱放射（約60％）
熱対流（約12％）
熱伝導（約3％）

毛筋の収縮反応が起きる．これが一般にいう鳥肌と呼ばれる現象で，体温調節中枢が機能して起こる反応である．また，汗腺をもたないイヌやブタなどは，パンティング（あえぎ呼吸）と呼ばれる，舌を出して「ハア，ハア」という行動で呼吸を増大させ放熱量を増やしている．

熱放射（熱輻射）とは，体表面から電磁波のかたちで熱を放散することをいい，体表面からは10 μm程度以下の遠赤外線が放射されている．この電磁波エネルギーは単位面積当たりの温度の4乗に比例する（ステファン・ボルツマンの法則）．すなわち"熱放射量は放射面積（体表面積）に比例する"ことを意味する．また，体が小さくなるほど体重当たりの体表面積は増えるため，"体重当たりの熱放射量は体が小さいほど増える"ことが知られている．体表から放射される赤外線を検出して皮膚温度を測り，炎症反応や血流の状態を把握するのに応用されているのが赤外線サーモグラフィである．

熱伝導とは，隣接する組織や物質が直接触れたことで高温側から低温側へ熱が伝わる（移動する）ことをいい，互いの温度差（温度勾配）と熱伝導率で決まる．熱流密度（単位時間に単位面積を通過する熱エネルギー）が温度勾配と熱伝導率の積で表される（フーリエの法則）ことから，同じ温度差ならその組織のもつ熱伝導率に比例し，熱伝導率が一定であれば温度勾配に比例するといえる．生体を大雑把にみると水分含有量の多い組織ほど熱伝導率が高く，筋組織は水に近い熱伝導率をもつといえ，脂肪層は熱伝導率が低く血流量も少ないことから，保温（断熱）効果の役割があることがわかる（**表4-2**）．アスリートたちは筋肉量が多く体脂肪が少ないので，競技直前まで，または競技直後すぐにベンチコートなどを着て体温低下を防ぎエネルギーの放出を防いでいる．

一般的に体表面の温度（34℃程度）のほうが外気温度より高いことで，体表面の暖かい空気は密度差に基づき上昇し，代わりに低温の気体が体表面に流入する．結果，循環というかたちで熱の移動が起こる．この一連の熱移動

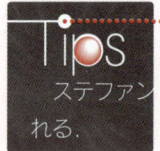

Tips

ステファン・ボルツマンの法則

ステファン・ボルツマンの法則は，以下の式で表される．

$$E = \sigma T^4$$

（E：単位面積当たりのエネルギー放射率 $\left[\dfrac{W}{m^2}\right]$，

σ：ステファン・ボルツマン定数 $\left[\dfrac{W}{m^2 K^4}\right]$，

T：絶対温度 [K]）

物体（厳密には黒体）は温度によって決まる電磁波エネルギーを放射しており，その熱エネルギーは物体の表面温度（絶対温度）の4乗に比例するというもの．

比例定数 σ は統計力学から計算される値で，

$$5.67 \times 10^{-8} \left[\dfrac{W}{m^2 K^4}\right]$$

熱輻射では理想的な輻射体・吸収体として黒体なるものを考える．黒体とは，光などの電磁波を完全に吸収する物体のことで，生体はほぼ黒体として扱うことができる．

表 4-2 水および生体組織の熱伝導率

物質・組織	熱伝導率（cal/cm・s・℃）
水（20℃）	1.43×10^{-3}
筋肉	1.3×10^{-3}
脂肪・骨	0.46×10^{-3}

（日本生体医工学会 ME 技術教育委員会監修：ME の基礎知識と安全管理．南江堂，2008，山田幸生他：からだと熱と流れの科学．オーム社，1998 より）

の流れを熱対流といい，このときの熱の伝達率は流体の速度や粘性，形状などにより決まる．流体の速度が大きくなると対流熱伝達率は大きくなるので，夏に扇風機やうちわを使用するのはこの効果をねらってのことである．流速が同じ場合，代表径が小さいほど対流熱伝達率が大きくなることが知られているので，体幹部より指部のほうが，成人より小児のほうが対流熱伝達率は大きくなる．

低出生体重児は外部環境の影響を受けやすいだけでなく，体重当たりの熱放射量や対流熱伝達率が多いので，保温や加湿の目的もあり，必要期間保育器に入らなければならないのである．また私たちは日頃，着衣の調節をすることで暑さ寒さ対策をしている．これは露出する体表面積を調節していることになり，すなわち発汗や不感蒸泄の調節だけでなく，熱放射量や対流熱伝達率による放熱の調節もしていることになる．

4―熱の移動（熱輸送）

産生された熱はその部位で蓄積されるか，熱伝導（前項参照）もしくは血液（血流）による熱輸送によって別の部位へ移される．

蓄熱量は部位の熱容量（密度，体積，比熱などに依存）とその温度で決まる．

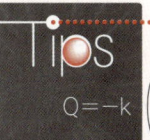

Tips　フーリエの法則

$$Q = -k \left(\frac{\partial T}{\partial x} \right)$$

（Q：熱流密度 $[W/m^2]$，k：熱伝導率 $\left[\dfrac{W}{m \cdot K}\right]$，$\dfrac{\partial T}{\partial x}$：温度勾配 $\left[\dfrac{K}{m}\right]$）

熱流密度 Q は熱の流れる方向（微小面の法線方向）に沿った温度勾配に比例するというもので，物質の形状，状態（固体，液体，気体）にかかわらず成り立つ．

比例定数 k（熱伝導率）は物質の種類とその状態（温度と圧力）によって決まる物性値である．温度勾配では温度が高くなる方向で正としているのに対し，熱は高い方から低い方へ移動するため，正負が逆転する．この方向の矛盾に合わせ，負号をつけている．

図 4-6 環境温度と生体反応のおおよその関係

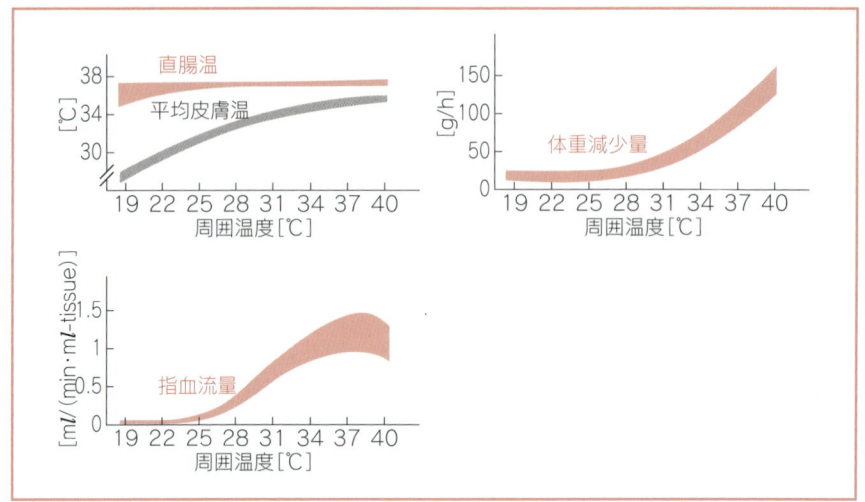

青年女子，裸体（水着着用）椅座．（池田研二，嶋津秀昭：生体物性／医用機械工学．秀潤社，2000 より）

図 4-7 産熱と放熱のバランス

　血液による熱輸送とは，動脈血のもつ熱量が血流によって移動することである．表在温度は，そこに供給される血流量と皮膚からの放熱量により決まり，血流量に影響の大きい因子として外界温度がある．温熱環境下では体温調節中枢の働き（主に交感神経に作用）により，皮膚血管が拡張して血流を増やし，より多くの熱を皮膚・体外へ出そうと働く．これは汗腺に水分を補給する意味を同時にもっている．図 4-6 に環境変化と生体反応のおおよその関係を示した．温度上昇により末梢血流が増え，それに伴い発汗が増加し体

重減少がみられるが，直腸温はほとんど一定に保たれていることがわかる．

先にも述べたように，激しい運動をしたときの産熱の増加は，最大で安静時の20倍近くにもなるが，血流量の増加には限界があるので，血流を増加しただけでは増大した熱量を放散できず，発汗作用に頼ることになるのである．真夏日に筋肉のけいれんが起きたり熱中症で倒れたりするのは，皮膚血管への血流が増え，筋肉や脳への血流が減ってしまったために起こると考えられる．逆に寒冷環境下では皮膚血管が収縮し，体内に熱を蓄積しようと体温調節中枢が働く．

このように，生体内部における熱の移動は主に熱輸送（血液循環）が支配的となり，その量は血液循環量に依存する．

産熱と放熱のバランスのおおまかなモデルを図 4-7 に示した．

3 生体物性と熱作用

外部から全身的あるいは局所的に加温または冷却され続け，体温の調節範囲を超えると，その恒常性は崩壊し何らかの障害につながる．

1 ─ 温熱環境下

図 4-8 は体温変化の原因と生体反応をまとめたものである．

全身的に温熱環境下におかれると，皮膚血流量の増加や発汗などの体温調節反応が始まる．体温上昇が続き恒常性が保てなくなると熱中症症状になる．さらに高温状態が進むことで組織呼吸不全や代謝不全を招きアシドーシス（酸性血症）になり，やがては脳機能障害，昏睡状態に陥る．一方，局所的に組織が加温されると，末梢血流が増加して蓄積した熱を運び出す反応が起きる．恒常性が保てない範囲にまで及ぶと体表組織（主に皮膚）に水疱などの損傷が起き，やがては熱傷（一般的には火傷）に至る（図 4-9）．

表 4-3 に加熱による生体組織の変化を示した．

筋肉や皮下組織などを適温で加温することは，肩こりや筋肉痛，神経痛などの軽減に効果がある．それらの目的で生体の一部または全身を加温する治療法を温熱療法という．温熱療法には温泉浴にはじまり，鎮痛作用や筋肉の緊張を和らげる目的のホットパックや赤外線を利用するものまで広範囲に及ぶ．さらに臨床においては，癌治療にも応用されている．これは癌組織が正常組織よりも熱に弱いことを利用した治療法で，ハイパーサーミア（hyper-

ハイパーサーミア：臨床工学講座医用治療機器学　第6章参照．

図 4-8 体温変化の原因と生体反応

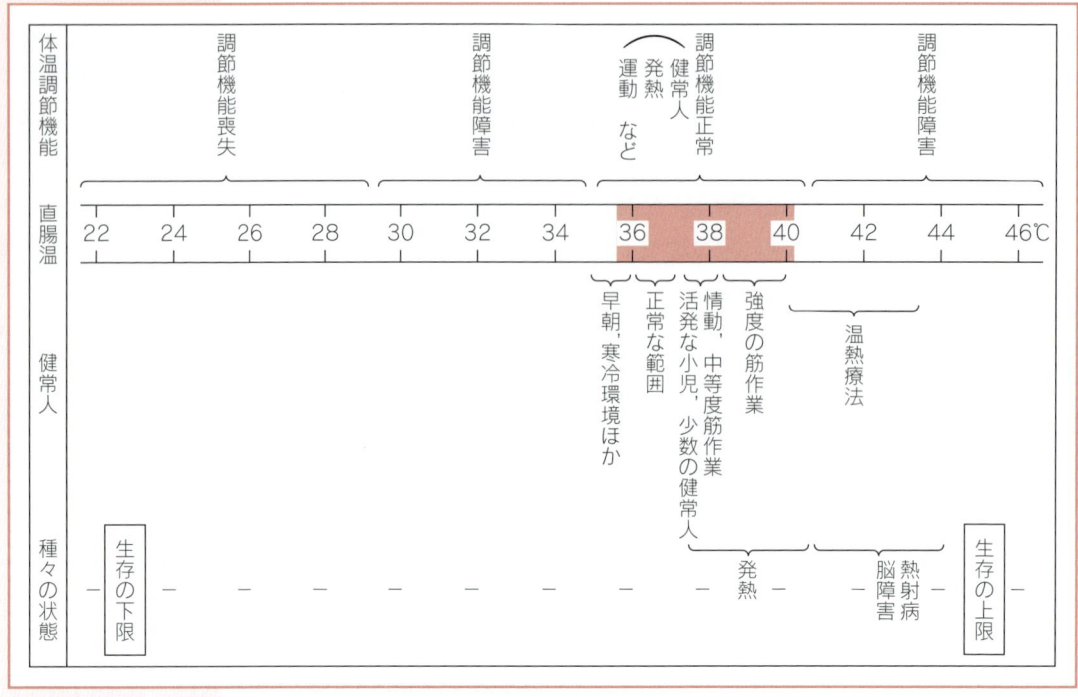

体温調節機能	調節機能喪失	調節機能障害		調節機能正常 健常人 発熱 運動 など	調節機能障害
直腸温	22 24 26 28	30 32 34	36	38 40	42 44 46℃
健常人			早朝，寒冷環境ほか / 正常な範囲	情動，中等度筋作業 活発な小児，少数の健常人 / 強度の筋作業	温熱療法
種々の状態	生存の下限			発熱	熱射病 / 脳障害 / 生存の上限

（山蔭道明監修：体温のバイオロジー 体温はなぜ37℃なのか．メディカル・サイエンス・インターナショナル，2005 より）

図 4-9 温熱環境下における生体反応

```
         温熱環境下
        ↙        ↘
    全身的          局所的
  脈拍と呼吸の増加    皮膚組織の発赤（炎症）
  発汗など（体温調節機能） 末梢血流の増加
  脱水症状
       ↓              ↓
  直腸温上昇，けいれん   水疱形成
  血液の酸素結合能力低下  壊死・炭化
                    （熱傷）
       ↓
  組織呼吸不全
  代謝不全
  （アシドーシス）
       ↓
  脳機能障害
  昏睡（意識障害）
  死亡
```

thermia）と呼ばれている．癌細胞に対し，一般に 42〜43℃ に加温する治療法で，RF 波やマイクロ波といった電磁波や超音波が使われる．癌治療において今後さらなる発展が期待できる治療法の1つである．

表 4-3　加熱による生体組織の変化

温度（目安）	生体組織の反応
40℃ 程度	白血球の活動亢進
50℃ 程度	原形質の強直，白血球の死滅，赤血球の変形
60℃ 程度	温溶血現象
60〜65℃ 程度	タンパク変性
70℃ 程度	血液凝固
90℃ 以上	乾燥
数 100℃	炭化 蒸発燃焼

図 4-10　寒冷環境下における生体反応

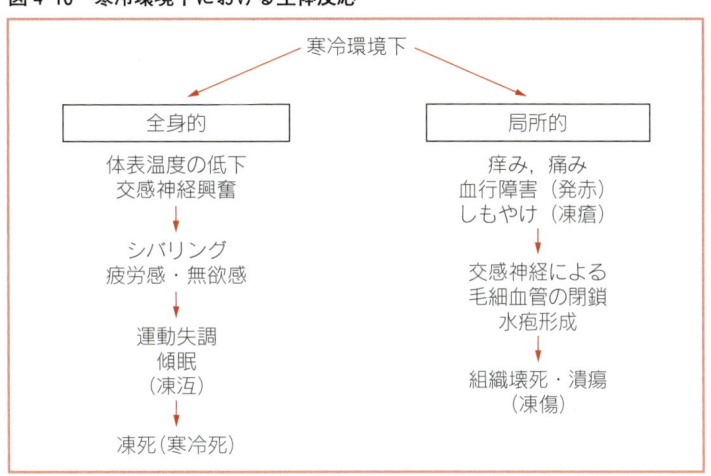

```
              寒冷環境下
           ↙         ↘
        全身的          局所的

     体表温度の低下      痒み，痛み
     交感神経興奮       血行障害（発赤）
         ↓            しもやけ（凍瘡）
      シバリング            ↓
     疲労感・無欲感      交感神経による
         ↓             毛細血管の閉鎖
       運動失調          水疱形成
        傾眠               ↓
       （凍冱）         組織壊死・潰瘍
         ↓              （凍傷）
     凍死（寒冷死）
```

2 — 寒冷環境下

　全身が寒冷下におかれると，恒常性を維持しようとシバリングやオートレギュレーション（血流を調節する脳の自己調節機能）が起きる．放熱量が産熱量を上回り，体温調節機能の限界を超えると，運動失調や傾眠といった全身の機能障害（凍冱）に陥り，やがては心肺機能停止を意味する凍死（寒冷死）となる．一方，局所的に冷却されると凍瘡（一般的にはしもやけ）になり，さらに冷却状態にさらされ続けると血管の傷害を伴う組織の壊死（凍傷）となる（図 4-10）．

　0℃以下の低温を臨床応用するものに，皮膚科や泌尿器科領域でおもに使用される冷凍手術器がある．これは組織を 0℃以下の低温にして，組織破壊を目的とする冷凍手術法（cryosurgery）と呼ばれる治療法である．気化熱の原理に基づいて液体窒素を用いる方法（低温常圧型）と，ジュール・トム

冷凍手術器：臨床工学講座医用治療機器学第 6 章参照．

ソン効果の原理に基づいて炭酸ガスや笑気（亜酸化窒素）などを用いる方法（常温高圧型）がある．

　医学大辞典などでは，「腋窩温における健常日本人の平均体温は 36.89℃ ± 0.34℃」と書かれている．しかし実際には平均体温が 36.9℃ の人は少ないのではないだろうか．エアコンに代表されるような空調機器の進歩による視床下部の機能低下や，運動する機会が減ったことによる筋肉量の低下などにより，代謝量の低下や低体温化が進んでいるといわれている．日頃の体温測定は身体のバロメーターとして非常に重要な計測の1つである．臨床工学技士を目指す皆さんも，バイタルサインの1つである「体温」について興味をもち，生体からの情報に着目していただきたい．"ヒトがあたたかい"ということは生きている証なのだから．

参考文献

1) 日本生体医工学会 ME 技術教育委員会監修：ME の基礎知識と安全管理（改訂第5版）．南江堂，2008．
2) 池田研二，嶋津秀昭：生体物性／医用機械工学．秀潤社，2000．
3) 小野哲章，峰島三千男，堀川宗之，渡辺　敏：臨床工学技士標準テキスト．金原出版，2008．
4) 山田幸生，棚橋一郎，谷下一夫，横山真太郎：からだと熱と流れの科学．オーム社，1998．
5) 當瀬規嗣：よくわかる生理学の基本としくみ．秀和システム，2006．
6) 坂田建雄，他：系統看護学講座専門基礎①解剖生理学．医学書院，2008．
7) 大森豊明監修：生体物理刺激と生体反応．フジ・テクノシステム，2004．
8) 篠原一彦編：臨床工学講座　医用治療機器学．医歯薬出版，2008．
9) 入來正躬：体温生理学テキスト～わかりやすい体温のはなし～．文光堂，2003．
10) 山蔭道明監修：体温のバイオロジー　体温はなぜ37℃なのか．メディカル・サイエンス・インターナショナル，2005．
11) 江口正信，柿沼良子，松永保子，森田敏子，他：根拠から学ぶ基礎看護技術．医学芸術社，2000．
12) 日野原重明監修，岡田　定責任編集：バイタルサインの見方・読み方．照林社，2005．
13) 津田道雄：よくわかる専門基礎講座　生化学．金原出版，2007．
14) 日本機械学会編：機械工学便覧　基礎編 a5 熱工学．日本機械学会，2006．
15) 糸川嘉則，他編：栄養学総論改訂第3版．南江堂，2006．
16) 川島美勝：高齢者の住宅熱環境．理工学社，1994．

第5章 生体と放射線

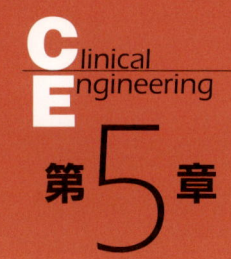

生体物性工学

　世界で唯一の原爆被爆国である日本は，放射線被曝に対して非常に敏感であるといえる．しかし，放射線はすべてが危険というわけではなく，医療の分野においても広く利用されており，放射線を用いた検査なしでは，診断もままならない．したがって，医療従事者は放射線の性質や線量と危険性の関係をしっかりと把握する必要がある．

　国際放射線防護委員会（ICRP）では，動物実験や原爆投下，被曝事故などをもとに放射線防護の基礎となる考え方，基準などが検討され，ICRP Publicationとして公刊されている．ICRPが勧告した放射線防護基準そのものは，放射線防護方策の基礎となる原則を提示したものにすぎず法的拘束力はないが，世界中で多くの国々が放射線防護基準として取り入れている．日本の放射線防護基準もICRPの勧告に基づいて放射線審議会などの審議を経て策定されている．ここでは，ICRPの勧告や国内の規制をもとに，各放射線の性質，評価法，生体への作用と生じる障害，医療への応用について解説する．

1 放射線の種類と性質

　広義の放射線とは空間や物質を通じてエネルギーを伝えるものの総称で，電磁波（電磁放射線），粒子線（粒子放射線）がある．ほかに超音波が含まれるという考え方もあるが，空間を通じてエネルギーを伝える超音波は真空中を伝わることができないので電磁波，粒子線とは根本的に異なるものであり，ここでは割愛する．放射線の分類には放射線固有の特性によるものと（表5-1），電離能力によるものがある（表5-2）．ここでは，放射線による生体への作用について論ずるので電離能力によって分類する．

　放射線のうち物質と作用して原子を電離する能力をもつものを電離放射線（ionizing radiation）と呼び，電離する能力をもたないものを非電離放射線（non-ionizing radiation）と呼ぶ．非電離放射線は生体への影響がないか，ほとんどないため，一般に放射線とは電離放射線のことをいう．原子力基本

表 5-1 放射線固有の特性による分類

分類		放射線
電磁放射線		ラジオ波（長波，中波，短波，超短波），マイクロ波，遠赤外線，赤外線，可視光，紫外線，X 線，γ 線など
粒子放射線	荷電粒子線	電子線，β 線，陽子線，π 中間子線，α 線，重粒子線など
	非荷電粒子線	中性子線など

表 5-2 電離能力による分類

分類		放射線
非電離放射線		ラジオ波（長波，中波，短波，超短波），マイクロ波，遠赤外線，赤外線，可視光，紫外線など
電離放射線	直接電離放射線	荷電粒子線（電子線，陽子線，α 線，β 線，重粒子線など）
	間接電離放射線	非荷電粒子線（中性子線，X 線，γ 線など）

法，労働安全衛生法，放射線障害防止法，電離放射線障害防止規則など，放射線を規制する法律などが多数存在するが，対象としているのはすべて電離放射線である．

電離放射線は衝突による電離の起こり方から，直接電離放射線と間接電離放射線に分類される．直接電離放射線は電荷をもった荷電粒子で，物質中を通過する際，その飛跡のまわりの原子に直接作用し，電離や励起を起こす．間接電離放射線は電荷をもたない非荷電粒子で，原子の束縛電子や原子核と相互作用して荷電粒子を発生させ，二次的に発生した荷電粒子が物質に作用する．以下，電離放射線の分類（表 5-2）に基づいて各々の放射線の特徴を示す．

1 ― 直接電離放射線（荷電粒子線）

(1) 電子線

加速器によって加速された，高いエネルギーをもった電子の流れである．透過力が強いが，ある一定の深さで急激に減弱するという特徴がある．

(2) 陽子線

加速器によって加速された，水素の原子核である．プラスの電荷により周りの電子と相互作用し，エネルギーを失って減速する．停止する直前に大きくエネルギーを失う．

(3) α 線

α 崩壊によって光の速度の約 5～7％の速度で放出される陽子数 2，中性子数 2 のヘリウム原子核であり，プラスの電荷をもっている．粒子が大きく重

いため，物質中で急速にエネルギーを失い停止する．空気中でも数 cm しか飛ばず，紙でも遮蔽可能である．遮蔽は容易であるが透過力が低いため，一度体内に入るとエネルギーのすべてを生体が吸収してしまうため障害が大きい．

(4) β 線

β 崩壊によって発生する電子の流れである．β 崩壊には原子核の中性子を陽子に変換して電子（陰電子）を放出する β^- 崩壊と，原子核の陽子を中性子に変換してプラスの電荷をもった陽電子を放出する β^+ 崩壊がある．一般に β 線は陰電子を示すことが多い．また，軌道電子捕獲を β 崩壊に含めることもある．透過力は弱く，アルミ箔などの薄い金属で遮蔽可能である．

(5) 重粒子線

加速器によって加速された重い粒子である．かつては陽子，中性子なども含まれていたが，現在では炭素，ネオン，シリコン，アルゴンなどを指す．陽子線と同様に停止する直前に大きくエネルギーを失う．

2 ― 間接電離放射線（非荷電粒子線）

(1) 中性子線

中性子は原子核反応によって発生し，電荷をもたないため物質との相互作用はほとんどなく，透過力が大きい．

(2) X 線，γ 線

エネルギーの高い光子で透過力が大きい．原子核のエネルギー状態の遷移や素粒子の消滅などによって発生するものを γ 線，軌道電子の遷移や荷電粒子の制動などによって発生するものを X 線と区別する．単に波長の違いだけで区別する分類法もある．主に原子核の周りの電子と相互作用して減弱するため，原子番号が大きくなるほど透過力が低下する．

2 放射線に関する諸量

1 ― 照射線量 (exposure dose)

X 線，γ 線の照射されている量を表すもので，電磁波のみに用いられる．照射線量は X 線，γ 線によって生じた全電子が空気中で完全に止まるまでに生じた電気量である．

$$X=\frac{dQ}{dm} \;[\mathrm{C/kg}] \tag{5-1}$$

dQ は放射線によって生じた電荷，dm は空気の質量である．かつてはレントゲン［R］が用いられたが，1989 年に国際単位系への切り替えにより使われなくなった．

2 — 吸収線量（absorbed dose）

生体における放射線を考えるうえで，どれだけ浴びたかよりどれだけ吸収したかが重要である．吸収線量は単位質量当たりに吸収された放射線のエネルギーで，グレイ［Gy］で表される．

$$D=\frac{dE}{dm} \;[\mathrm{Gy}] \tag{5-2}$$

D は吸収線量，dE はエネルギー，dm は吸収物質の質量である．この単位はあらゆる物質，放射線に適用される．かつてはラド［rad］が用いられたが，1989 年に国際単位系への切り替えにより使われなくなった．

3 — 線エネルギー付与（LET：linear energy transfer）

放射線の種類により，同じ吸収線量であっても障害は異なる．LET は放射線の線質を表すもので，放射線が物質中で単位飛跡当たり物質に付与するエネルギーで表される．

$$\mathrm{LET}=\frac{dE}{dl} \;[\mathrm{keV}/\mu\mathrm{m}] \tag{5-3}$$

dE は放射線のエネルギー，dl は放射線がエネルギーを付与して停止するまでの距離である．

Tips　放射線による生物効果の修飾因子

放射線の種類により，同じ線量であっても影響の大きさは異なる．放射線の線質を表す指標が LET である．X 線，γ 線，β 線は低 LET 放射線，中性子線，α 線，陽子線，重粒子線は高 LET 放射線である．また，同じ線量を照射しても，短時間に照射したほうが影響は大きくなる．これを線量率効果という．特に低 LET 放射線では顕著であるが，高 LET 放射線では線量率効果は低い．逆に分割照射をすると分割回数が多いほど影響は小さくなる．これは細胞の回復現象によるものである．癌の放射線治療はこの現象を利用している．

細胞内に酸素が豊富にあるほうが少ないより放射線感受性が高い．酸素量の違いによる感受性を示す指標が OER である．低 LET 放射線では OER が 2〜3 と高くなるが，高 LET 放射線では OER は 1 と低い．

表 5-3 放射線荷重係数（ICRP 60 勧告より）

放射線の種類とエネルギーの範囲	放射線荷重係数 [W_R]
光子，すべてのエネルギー	1
電子およびミュー粒子，すべてのエネルギー	1
中性子，エネルギーが 10 keV 未満のもの	5
中性子，エネルギーが 10 keV 以上 100 keV まで	10
中性子，エネルギーが 100 keV を超え 2 MeV まで	20
中性子，エネルギーが 2 MeV を超え 20 MeV まで	10
中性子，エネルギーが 20 MeV を超えるもの	5
反跳陽子以外の陽子，エネルギーが 2 MeV を超えるもの	5
アルファ粒子，核分裂片，重原子核	20

4 ―（相対的）生物学的効果比（RBE：relative biological effectiveness）

LET の違いによる放射線影響の違いを表すもので，

$$\text{RBE} = \frac{\text{ある生物学的効果を起こす標準放射線の吸収線量}}{\text{同一の効果を起こす比較放射線の吸収線量}} \quad (5\text{-}4)$$

で表される．標準放射線とは管電圧 200 kV の X 線である．したがって X, γ 線の RBE は 1 と考える．

5 ―酸素効果比（OER：oxgen enhancement ratio）

酸素分圧の違いによる放射線影響の違いを表すもので，

$$\text{OER} = \frac{\text{無酸素状態である生物学的効果を起こす線量}}{\text{酸素存在下で同一の効果を起こす線量}} \quad (5\text{-}5)$$

で表される．一般に酸素分圧の高い状態では放射線感受性は高い．

6 ―等価線量（equivalent dose）

ヒトが放射線によって受ける影響は，放射線の種類，時間，空間的分布によって出現する障害の程度が異なる．そこで放射線の種類，被曝部位を考慮したものを等価線量（H_T）とし，シーベルト［Sv］で表される．

表 5-4　組織荷重係数（ICRP 60 勧告より）

組織・臓器	組織荷重係数 [W_T]
生殖腺	0.20
骨髄（赤色）	0.12
結腸	0.12
肺	0.12
胃	0.12
膀胱	0.05
乳房	0.05
肝臓	0.05
食道	0.05
甲状腺	0.05
皮膚	0.01
骨表面	0.01
残りの組織，臓器	0.05

$$H_T = \sum W_R \times D_T \ [\mathrm{Sv}] \tag{5-6}$$

W_Rは放射線荷重係数（**表 5-3**），D_Tは組織の平均吸収線量である．

放射線荷重係数は各放射線やそのエネルギーに固有のものである（**表 5-3**）．かつては線量当量［Sv］（旧単位 rem）が用いられたが，1990 年に ICRP60 勧告により改正された．

7 ― 線量当量（dose equivalent）

線量当量も，放射線の種類による人体への影響を考慮するため吸収線量（D）に線質係数（X，γ 線は 1，その他の放射線は 10）をかけたものであるが，より厳密に計算するため，前述のように等価線量に改正された．現在では防護量としては用いられなくなり，実効線量を求めるのに必要な 1 cm，3 mm，70 μm 線量当量などの測定量として用いられているのみである．

8 ― 実効線量（effective dose）

実効線量（E）は，等価線量に対し，全身が均等被曝したときの影響を見積もるために用い，等価線量と同様にシーベルト［Sv］で表される．

$$E = \sum W_T \times H_T \quad [S_v] \tag{5-7}$$

W_T は組織荷重係数（**表 5-4**），H_T は組織，臓器の等価線量である．かつては実効線量当量［Sv］（旧単位 rem）が用いられたが，1990 年に ICRP60 勧告により改正された．

9 ― 放射能（radioactivity）

放射能とは，放射線を出す能力のことである．テレビ，新聞などでは放射性物質のことを放射能と報道されることが多いが誤りである．放射能の強さは，放射性核種が 1 秒間に放射性壊変を起こして放射線を出す原子核の個数で表され，ベクレル［Bq］という単位を用いる．かつてはキューリー［Ci］が用いられたが，1989 年に国際単位系への切り替えにより使われなくなった．

3 生体組織における放射線の作用と障害

生体が放射線に被曝すると，その線量などに応じて障害が発生する．被曝してから生物学的作用を生じるまでの過程を以下に記す．

(1) 物理学的過程

放射線被曝後 10^{-17} から 10^{-13} 秒の間に起こる過程で，エネルギーが生体に吸収され原子，分子が電離，励起を起こす．

(2) 物理化学的過程

放射線被曝後 10^{-13} から 10^{-8} 秒の間に起こる過程で，イオン化された原子や励起された原子，分子は非常に不安定なため，分子などと作用し，二次生成物やラジカルがつくられる．

(3) 化学的過程

放射線被曝後 10^{-8} から 10^{-3} 秒の間に起こる過程で，二次生成物やラジカルは，互いに作用し，まわりの物質と反応する．体内の 70％を有する水は水ラジカルを生成し，有機生体分子と反応する．

(4) 生化学的過程

放射線被曝後，数秒から数時間の間に起こる過程で，DNA やタンパク質

図 5-1 直接作用と間接作用

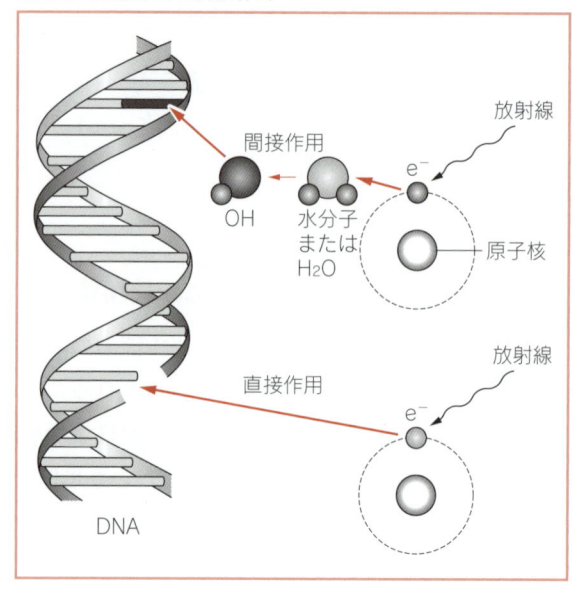

の生物構造に変化をもたらし，生体機能の変調が現れる．

(5) **生物学的過程**

　放射線被曝後，数時間から数十年の間に起こる過程で，個体の機能や構造に影響が現れる．

　このように，被曝してからの生体への作用は，原子から個体へと時間を追って変化していく．次に，原子から個体に至るまでの放射線の作用について解説する．

1 ― 原子レベルでの放射線の作用

　人体が放射線により被曝すると，人体を構成する原子が電離や励起される．

2 ― 分子レベルでの放射線の作用

　人体が放射線により被曝すると，DNA やタンパク質が損傷を受ける．特に DNA は細胞に生物作用を引き起こすので重要である．DNA の損傷の起こり方には次の 2 通りがある（図 5-1）．
　直接作用：放射線のエネルギーが DNA に直接与えられ，電離，励起を起こして障害を受ける．
　間接作用：体内に大量に存在する水分子が放射線により電離，励起された

表 5-5 主な細胞の放射線感受性

放射線感受性の程度	細胞
高感受性	リンパ球，赤芽球，精原細胞，骨髄細胞，腸腺窩細胞，卵母細胞，胃腺細胞，破骨細胞，精子細胞
中感受性	骨細胞，胃腸粘膜上皮細胞，大血管内皮細胞，赤血球
低感受性	線維細胞，軟骨細胞，筋肉細胞，神経細胞

図 5-2 細胞周期と放射線感受性

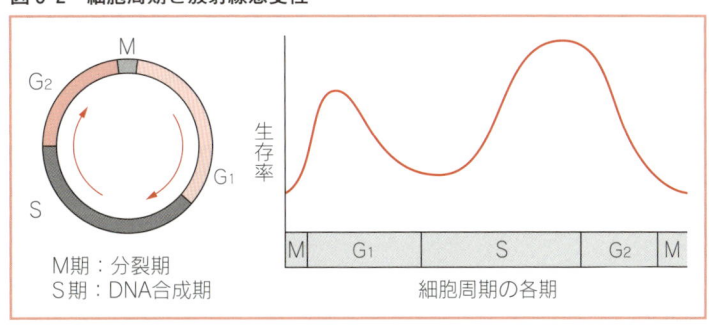

M期：分裂期
S期：DNA合成期

低LET放射線：X線，γ線，β線など．
高LET放射線：α線，重イオン線，速中性子線など．

結果，ラジカルが形成され，これが二次的にDNAに作用して障害を起こす．

低LET放射線では，DNA損傷の多くは間接作用によって起こる．DNAの損傷には1本鎖切断，2本鎖切断，塩基損傷，塩基遊離，架橋形成などがある．2本鎖切断は1本鎖切断より起こりにくく，1本鎖切断の1/6〜1/5程度である．放射線によって損傷を受けたDNAは，その大部分が短時間に修復される．1本鎖切断は損傷のない反対側の塩基情報から修復は容易であるが，2本鎖切断は修復されにくい．

3 ─ 細胞レベルでの放射線の作用

DNA損傷により修復されなかったり，誤って修復された細胞は細胞死に至ることがある．細胞死は被曝線量が多くなるほど確率が高くなる．数十Gyの被曝では，被曝後一度も細胞分裂することなく死に至り，これを間期死という．分裂しないか，あまり分裂しない神経，肝，腎，筋肉などの細胞でみられる．数Gyの被曝では，複数回の分裂後，死に至る分裂死を起こす．分裂の活発な骨髄，精原細胞やリンパ腺の細胞などでみられる．また，線量によっては死に至らない分裂遅延が起こる．哺乳類の細胞ではX線1Gy当たり1〜2時間の遅延が起こるとされている．

細胞の放射線感受性は，種別，生命活動の状態，被曝条件などにより異なる．一般的な感受性をまとめたものにベルゴニー・トリボンドーの法則がある．

図 5-3 確率的影響と確定的影響（ICRP 60 より）

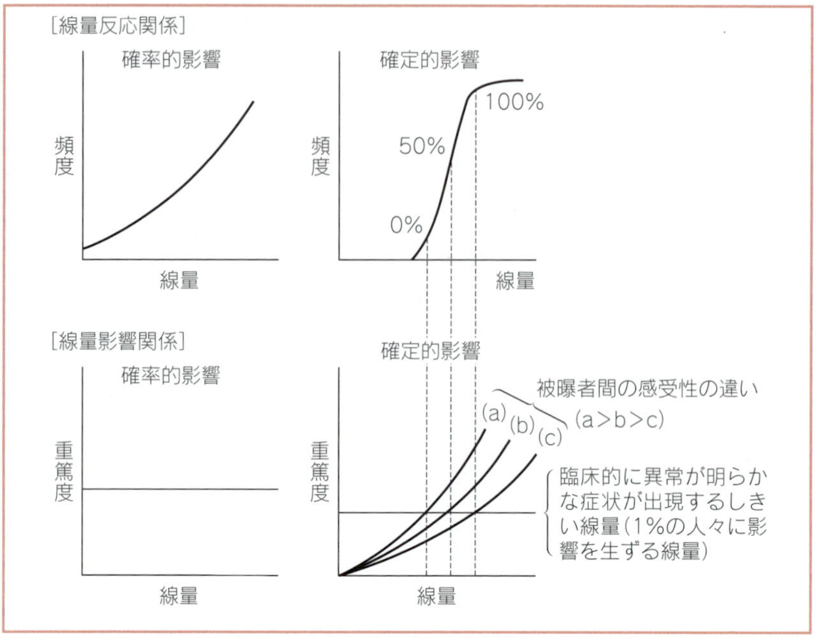

[線量反応関係]
確率的影響／確定的影響
頻度／線量

[線量影響関係]
確率的影響／確定的影響
重篤度／線量
(a) (b) (c) （a＞b＞c）被曝者間の感受性の違い
臨床的に異常が明らかな症状が出現するしきい線量（1％の人々に影響を生ずる線量）

＜ベルゴニー・トリボンドーの法則＞
①分裂頻度の高いものほど感受性が高い．
②形態，機能が未分化なものほど感受性が高い．
③将来行う分裂回数の多いものほど感受性が高い．

各細胞の放射線感受性は表 5-5 のとおりである．
また，放射線感受性は細胞の分裂周期のどこで被曝するかによっても異なる．G_2 から M 期の終わりが最も高く，G_1 は最も低い（図 5-2）．

4 ─ 組織，臓器レベルでの放射線の作用

放射線被曝による障害には，被曝線量が微量であっても発症する確率的影響と，被曝線量がある一定の量を超えると発症する確定的影響がある．確率的影響は線量の増加に伴って発生率が高まるが，重篤度は変わらないという特徴がある（図 5-3）．確定的影響は閾値があり，それを超えると発症するだけでなく線量の増加によって重篤度が増大する（図 5-3）．障害の多くは確定的影響である．

細胞には当てはまるベルゴニー・トリボンドーの法則も，組織，臓器には例外が多い．組織，臓器は，1 種類の細胞で構成されているのではなく，高感受性の細胞と低感受性の細胞が混在するためである．ここでは各組織，臓器の放射線の作用と障害について解説する．

図 5-4 小腸の絨毛

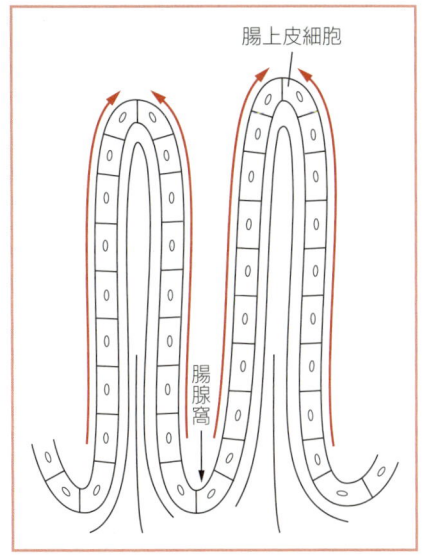

腸上皮細胞

腸腺窩

（作図：鈴木咲希）

▶ 1) 白血球

(1) リンパ球

感受性が非常に高く，被曝により末梢血中のリンパ球は細胞死を起こす．0.25 Gy 以上の被曝で 24 時間以内，1 Gy 以上では被曝直後からリンパ球は減少する．リンパ球の回復は他の血球に比べ遅い．

(2) 顆粒球

顆粒球は，2～3 Gy の被曝ではリンパ球より遅い 3～4 日後に減少し，1 カ月後には元どおりに回復する．

(3) 単球

白血球の減少により免疫機能が低下し，感染症への抵抗力が低下する．

▶ 2) 血小板

数日後から減少し始め，2 週間後にピークを迎え，以後遅いが回復する．血小板の減少により出血傾向がみられる．

▶ 3) 赤血球

最も変化が遅く，2～3 週間後に減少のピークを迎え，その後徐々に回復する．

▶ 4) 骨髄

骨髄は放射線感受性が最も高い器官の部類に入る．骨髄は血液細胞をつく

表 5-6 主な組織，臓器の放射線感受性

放射線感受性の程度	組織・臓器
高感受性	造血組織，リンパ組織，生殖腺，小腸
高中感受性	口腔粘膜，唾液腺，毛嚢，汗腺，脂腺，皮膚，水晶体
中感受性	脳，肺，腎，副腎，肝，血管
中低感受性	甲状腺，膵，骨，軟骨
低感受性	脂肪，神経

る器官で，0.5 Gy の被曝で造血機能が低下し血液の生産が停止する．

▶ 5）小腸

小腸の絨毛は腸腺窩での細胞分裂がさかんで，成熟した細胞が順次絨毛先端に移動して 2 日ほどで脱落する（図 5-4）．最も細胞の入れ替わりのさかんな部位であり，感受性は非常に高い．10 Gy の被曝で腸腺窩の細胞分裂が停止し，粘膜上皮が剝離し，栄養分や水分吸収ができなくなり，下痢を引き起こす．また，腸内細菌による感染症を起こし死に至る．

▶ 6）皮膚

表皮の基底細胞層は細胞分裂がさかんで放射線感受性が高い．基底細胞層は皮膚表面から 30〜100 μm の深さにあり，平均 70 μm とされている．法令で個人被曝線量測定が義務付けられている 70 μm 等価線量限度は，この値に基づいている．真皮内にある毛嚢も毛をつくっていて細胞分裂がさかんであり，感受性が高い．3 Gy で脱毛が始まり，7 Gy では永久脱毛となる．皮膚は 3 Gy の被曝で毛細血管の拡張による紅斑が現れる．5〜10 Gy で紅斑，腫脹，潰瘍，水疱がみられる．20 Gy 以上で難治性の潰瘍から癌に移行する．500 Gy で壊死を起こす．

▶ 7）口腔粘膜

皮膚に近いが皮膚より感受性が高い．5〜10 Gy で充血，浮腫，味覚減退が現れる．30 Gy で唾液の粘性が高くなり，口渇がみられる．

▶ 8）生殖腺

(1) 精巣

精子細胞は分化過程が 3〜4 週間，成熟過程が 7〜8 週間で感受性が高い．0.15 Gy で一時的不妊，3.5〜6 Gy で永久不妊となる．

(2) 卵巣

卵細胞は分裂しないが感受性は高い．0.65〜1.5 Gy で一時的不妊，2.5〜6 Gy で永久不妊となる．

▶ 9) 水晶体

水晶体上皮は感受性が高く，被曝により水晶体が混濁し，白内障に進行する．0.5〜2 Gy で混濁，5 Gy で白内障となる．白内障の潜伏期は半年〜35 年と開きがあるが，多くは数年で発症する．

▶ 10) 甲状腺

放射線感受性は低いが，小児は高い．40 Gy 以上の被曝で癌が発生することが多くなる．潜伏期は 10 年以上である．甲状腺はヨウ素を蓄積する機能を有するため，^{131}I などの放射性ヨウ素の摂取により体内で被曝することがある．チェルノブイリ原発事故では，^{131}I が多量に放出され，多数の子供が甲状腺癌を発症している．また，予防のため非放射性ヨードの投与が行われた．

▶ 11) 骨，心臓，脳神経

いずれも感受性は低く，数十 Gy まで耐えられるとされている．JCO の臨界事故で被曝死した 2 人の方も，心臓と脳神経は健常者と変わらなかったとされる．

主な組織，臓器の感受性を**表 5-6** に示す．

5 ― 個体レベルでの放射線の作用

生体が被曝したとき，局所被曝か全身被曝かで障害が異なる．局所被曝では，被曝した領域に存在する組織，臓器のみが前項で述べたような障害を起こす．全身被曝では，感受性の異なる組織，臓器がすべて影響を受けるので，障害を起こす組織，臓器がそれぞれに影響し合い，障害は複雑で被害は深刻である．障害には，被曝直後から 6 カ月以内に発症する急性障害と，6 カ月から数十年という長い潜伏期をもつ晩発障害がある．

▶ 1) 急性障害

(1) 中枢神経死

15 Gy 以上の全身被曝で起こる急性障害で，1,000 Gy 以上で即死，100 Gy

チェルノブイリ原発事故：1986 年 4 月 26 日，ソビエト連邦（現ウクライナ）のチェルノブイリ原子力発電所で，テスト中に原子炉を制御できなくなり炉心を溶解して爆発が起きた．これにより ^{131}I，^{137}Cs などの放射性物質が大量に飛散し，史上最大の原発事故となった．

JCO 臨界事故：1999 年 9 月 30 日，茨城県東海村の㈱JCO の核燃料加工施設で不正な核燃料の加工を行ったため，施設内で核分裂が起きた．これにより大量の中性子線に被曝した 2 名が死亡し，日本初の原子力関連死亡事故となった．

では48時間以内に死亡する．平衡感覚，意識消失，異常反射，嘔吐，けいれんを伴う．

(2) 胃腸死

5〜15 Gyの全身被曝で腸の機能が停止するとともに，感染症により10〜20日で死亡する．

(3) 骨髄死

3〜5 Gyの全身被曝で骨髄細胞が死に白血球が激減し，感染症にかかりやすくなる．また，血小板の減少により出血傾向となり，赤血球も減少し，30〜60日で死亡する．

▶ 2) 晩発障害

急性障害が起こっても，死に至らなければ回復し，一見元どおりに戻る．しかし，数年から数十年経ってから再び発生する障害を晩発障害という．晩発障害には発癌，寿命短縮，白内障，再生不良性貧血などがある．

(1) 癌

癌は発生率が線量に比例する確率的影響である．若ければ若いほど発生率は高まる．癌の症状には放射線による特異性はなく，症状だけで一般の癌と区別することは困難である．消化器，肺，骨髄，乳腺は発症率が高い．

(2) 寿命短縮

放射線により急性死や癌による死を起こさなくても，本来の寿命より早く死亡することで，加齢の促進と考えられている．

▶ 3) 胎児の被曝

胎児の放射線感受性は非常に高く，その障害は被曝を受けた発達段階によって異なる．

(1) 着床前期

受精から10日間までの間に0.1 Gy以上被曝すると流産する．一方，生存した場合は正常に成長し生まれてくる．ただし，晩発障害は起こりうる．

Tips

遺伝的影響

1927年にショウジョウバエにX線を照射すると突然変異が起き，その変異が子孫に遺伝することが発見された．放射線被曝によりDNAの切断が起こり，再結合や修復のときに塩基の欠落や配列の変異が起きて，遺伝情報が誤って伝えられる突然変異となる．切断の99％は元どおり修復される．遺伝子に生じた異常が子孫に遺伝されるのは大きな問題である．動物実験から，被曝による遺伝的影響は確率的影響であることが確認されている．また，放射線の線質に依存し，同線量では高LET放射線の誘発率が高くなる．原爆などの被曝者のデータからは，まだ遺伝的影響は確認されていない．しかし，ICRP勧告ではリスク係数が示されている．

(2) 器官形成期

受精から2～8週間くらいの間で感受性は高い．0.15 Gyの被曝を器官形成期前半に受けると胎児は死亡する．後半の被曝では奇形が発生し，新生児死亡が多い．奇形は神経系，骨格系，眼，小頭症が多い．

(3) 胎児期

9週から出生までの期間で感受性はやや下がるものの依然高い．9～25週の間 0.2～0.4 Gy の被曝で精神的発達遅滞が起こる．胎児期全体での 0.5～1 Gy の被曝では，外見上は何の異常もみられないが形態的発育遅延が起こる．

▶ 4）体内被曝

放射性物質が体内に入ると体内汚染となり，汚染が解消しないかぎり被曝し続けることになるので問題である．特に飛程の短い α 線や β 線は被害が深刻である．放射性物質の摂取経路には吸入，経口，経皮の3種類がある．

(1) 吸入摂取

呼吸によりガス状または粒子状の放射性物質が肺から吸収される．チェルノブイリ原発事故では ^{131}I による吸入摂取が問題となった．

(2) 経口摂取

放射性物質で汚染された食物を食べることで起こる．吸収されなければ排便される．

(3) 経皮摂取

皮膚の傷から放射性物質が侵入することで起こる．傷がなければほとんど心配はない．

体内に摂取された放射性物質は種々の臓器，組織に集積し，排泄される．排泄機構により放射性物質が 1/2 になるまでの時間を生物学的半減期という．被曝量の減少は放射性物質の崩壊による物理的半減期だけでなく，生物学的半減期もかかわる．この2つを考慮したものを有効半減期という．生物学的半減期を T_b，物理学的半減期を T_p とすると，有効半減期 T_{eff} は次のように表される．

$$T_{eff} = \frac{T_b \cdot T_p}{(T_b + T_p)} \tag{5-8}$$

4 放射線の医療応用

1―X線撮影

X線撮影装置は，ターゲットと呼ばれるものに電子を衝突させることによってX線を発生させることができる．ターゲット内の原子を通過する電子は原子核のクーロン場によって曲げられ，制動エネルギーがX線となって放出される（**図5-5**）．これを制動X線という．X線は物質を透過する性質をもつとともに，光子であるためフィルムを感光させることができる．これを利用したのがX線撮影で，医療での放射線利用としては最もよく使われている．X線は，物質を透過する際に原子核の周りを回る電子と相互作用をする（吸収される）ため，原子番号の大きい物質ほどX線吸収率が高くなる．したがって，軟部組織はX線透過量が多いが，骨組織はX線透過量が少なくなる．この透過X線量の違いをコントラストとして画像を構成している．健康診断などの胸部撮影や，骨折の際の骨撮影など，現在の医療では欠かすことのできない検査法である．X線吸収の大きい物質でつくられた造影剤を投与し，コントラストをつける検査法もある．健康診断で行われる胃の検査ではバリウム造影剤が用いられる．血管内に投与する造影剤はヨードを用いたものが多い．最近では，フィルムの代わりにIP（imaging plate）やFPD（flat panel detector）といったディジタル画像システムが急速に普及している．

> IPは輝尽蛍光体でできた板状のものである．X線照射後，IPにHe-Neレーザを照射すると，照射されたX線量に応じて発光する．この光を電気信号に変換し画像をつくる．IPは撮影後，読み取りという作業が必要であるが，FPDはフォトダイオードやアモルファスセレンを用いたパネルによってX線を直接電気信号に変換することができる．これによりリアルタイムに画像が得られ，動画も可能である．

図5-5 制動X線

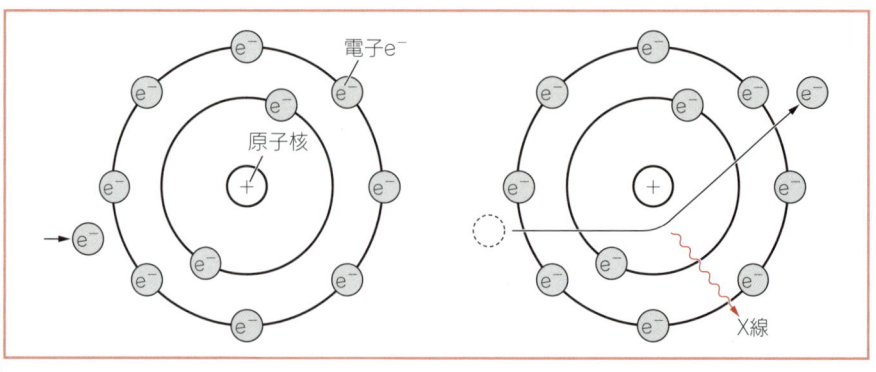

図 5-6　*in vivo* 検査の原理

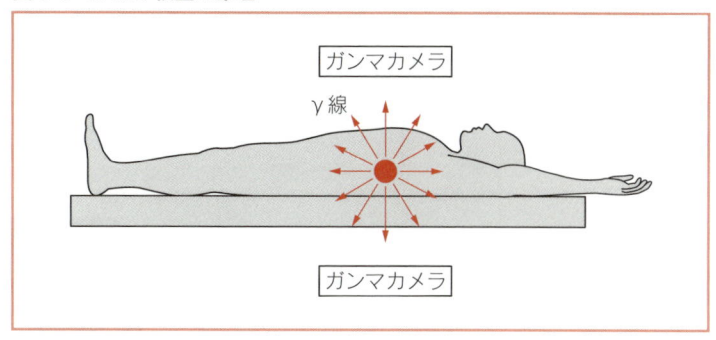

2 ─ X 線 CT

　体の周り 1 周分の X 線透過データを収集し，計算によって断面画像をつくる撮影法である．X 線撮影と同様に造影剤を投与して検査することもある．最近では撮影の短時間化が進むとともに，X 線検出器を複数列配置し，多断面を同時に撮影する装置が増えている．

3 ─ RI 検査

　放射性物質を体内に投与して，体外に放出される放射線を計測，画像化するもの（*in vivo*）と，採取した血液や尿などの目的試料と放射性物質を反応させて定量測定を行うもの（*in vitro*）がある．

▶ 1）*in vivo* 検査

　患者に放射性物質を静注，経口，吸入投与し，体内から放出される放射線（γ線）をガンマカメラで検出する（図 5-6）．同位体の 1 つ 1 つを区別するときに核種という．放射性核種は放射性崩壊によって放射線が放出される．α 崩壊により α 線（^{4}He の原子核），β 崩壊により β 線（陰電子，陽電子），核異性体転移により γ 線，内部転換により電子を放出する．RI で検出するのは基本的に γ 線のみである．半減期が短い（およそ 6 時間），γ 線のみ放出するという扱いやすいテクネシウムが最も多く用いられている．実際には複合的に崩壊が起こることが多い．放射性医薬品はそれぞれの性状にしたがって目的部位に到達し放射線を放出する．例えば，骨シンチで用いる放射性薬品は主に骨に分布するようになっていて，骨腫瘍などがあると特に集積する（図 5-7 (a)）．

図 5-7　RI 画像　骨シンチグラフィ (a) と SPECT 画像　脳血流シンチグラフィ (b)

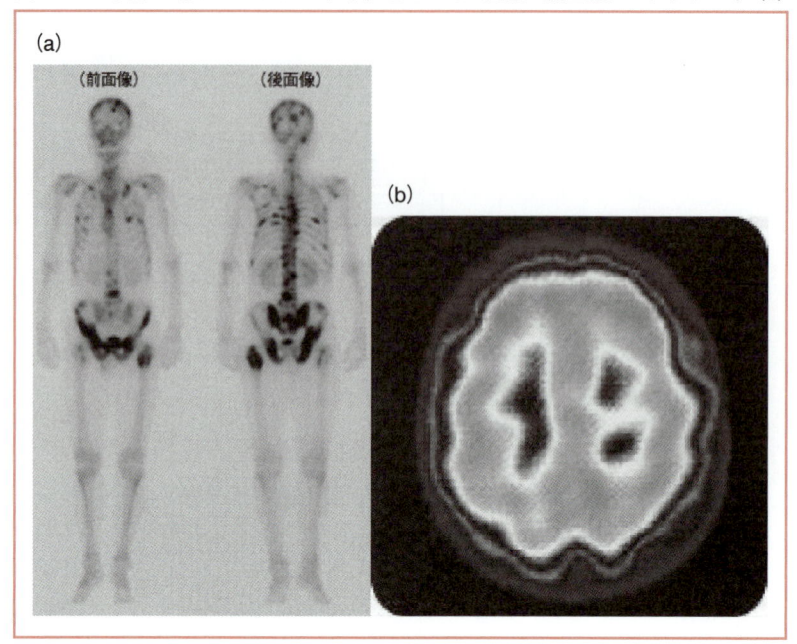

（日本メジフィジックス(株)ホームページより）

4 ― SPECT (single photon emission computed tomography)

　SPECT は RI の CT で，検出器が体の周りを回って 360° 分のデータを収集し，断面画像を構成する（図 5-7 (b)）．

5 ― PET (positron emission tomography)

　PET はポジトロン核種を注射して行う RI の CT である．ポジトロン核種とは，β 崩壊を起こすもののなかで陽電子を放出する核種で，半減期が非常に短く（数分～110 分），天然には存在しないのでサイクロトロンという大がかりな装置でつくる（原子核に陽子をぶつけ陽子過剰核種をつくる．原子核は陽子を中性子に変換して安定核種になろうとする．このときに陽電子を放出する）．陽電子は数 mm 進むと近傍の陰電子と衝突し消滅してしまうので，そのときに放出される消滅放射線（γ 線）を検出する（図 5-8）．現在よく行われているのは，ブドウ糖を ^{18}F で標識した薬品を投与し，腫瘍を見つける検査である．癌細胞は正常な細胞の 3～8 倍のブドウ糖を取り込む性質を利用している．

図 5-8　消滅放射線

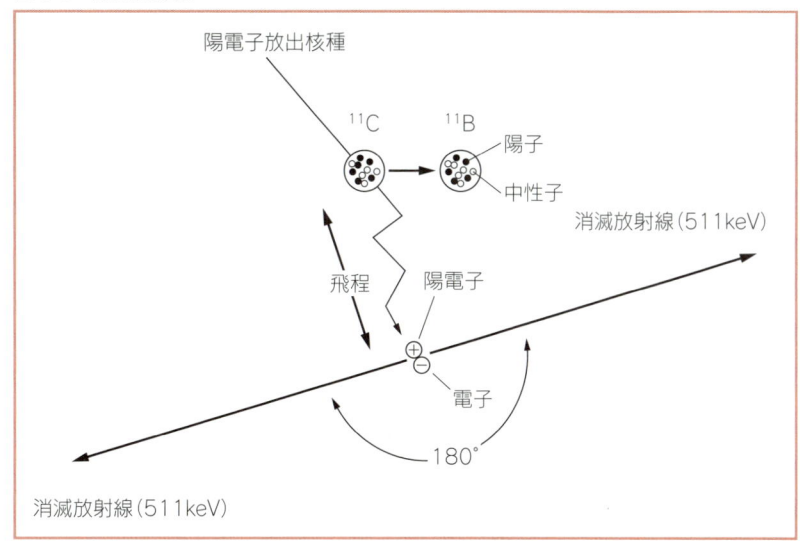

6 ─ 放射線治療

　放射線による人体への生物作用により病的細胞を障害し，治癒させる方法である．放射線治療の歴史は古く，1895 年の X 線発見から間もない 1899 年に皮膚癌の治療が行われている．かつては結核，白癬，胃潰瘍などさまざまな疾患に用いられたが，現在では主に悪性腫瘍に用いられる．治療には 3 つの方法がある．

▶ 1）外部照射法
　体外の線源から放射線を腫瘍部位に向けて照射する方法で，最もよく行われる治療法である．

▶ 2）密封小線源療法
　管，針，ワイヤー，粒状などの容器に密封した放射性物質を直接，腫瘍表面または内部に挿入し放射線を照射するもので，目的とする腫瘍の周辺の狭い範囲のみに大線量を与えることができる．^{222}Rn，^{60}Co，^{125}I，^{137}Cs，^{192}Ir などが γ 線源として，^{226}Ra，^{90}Sr などが β 線源として，^{252}Cf が中性子線源として使われる．口腔癌，舌癌，乳癌，前立腺癌では直接患部に放射線源を穿刺する．線源を後で除去する方法と，そのままにしておく方法がある．食道癌，子宮頸部癌，肺癌などでは，あらかじめチューブを装着しておいて，必要に応じて線源を挿入する．

▶ 3）非密封放射性同位元素療法

　非密封の放射性物質を投与し，腫瘍親和性を利用して腫瘍部位に集積させ放射線治療を行う方法である．甲状腺癌に^{131}Iなどが使われるが，線量の計算や調整が難しく，放射能汚染を伴うため，あまり普及していない．

7 ─ 放射線治療の指標と放射線の種類

　放射線治療は生体内にある腫瘍に照射して障害させることを目的としているが，同時に正常組織にも障害作用がある．したがって，いかに正常組織に影響を与えないように照射できるかが鍵となる．照射線量を増やせば腫瘍の死滅率は上昇するが，増やしすぎると正常組織も死滅し効果は下がる．これを表す指標として治療可能比がある．

$$治療可能比 = \frac{正常組織の耐用線量}{腫瘍の致死線量}$$

　治療可能比が1より小さい場合は放射線治療は行わない．治療可能比の高いものとしては頭頸部，骨盤内の扁平上皮癌，口腔癌，上顎癌，喉頭癌，悪性リンパ腫などがある．治療可能比にかかわる腫瘍の因子としては，放射線感受性，腫瘍の発育形式，進展度がある．感受性の低い腫瘍は放射線治療の対象とはなりにくい．周囲組織に深く浸潤するように発育する腫瘍は治療後に再発することが多く，予後は良くない．また，全身に広く転移していると，照射範囲が広くなりすぎ，耐用線量を超えるので治療は困難である．

　一方，正常組織の感受性が高い部位では放射線治療は困難である．また，一度治療を行った部位や治療を中断した部位は，放射線耐性細胞が出現し，治療効果が低下する．

　体表面に存在する腫瘍は治療効果が高いが，体深部に存在する腫瘍は正常組織の被曝が多くなるため治療には工夫が必要である．そこで治療部位に適した放射線やエネルギーを選択する必要がある．外部照射法による放射線治療には主に次の3つの放射線が使われる．

▶ 1）高エネルギーX線

　1MeVを超えるような高エネルギーのX，γ線は，最大線量が皮膚表面ではなく，深部に移動するという性質をもっている（図5-9）．この性質を利用し深部の腫瘍を効果的に治療することができる．また，Ca，Pなどの高原子番号の吸収が少なく，骨壊死などの障害が起こりにくくなる．エネルギーが高いほど最大線量の位置は深くなる．

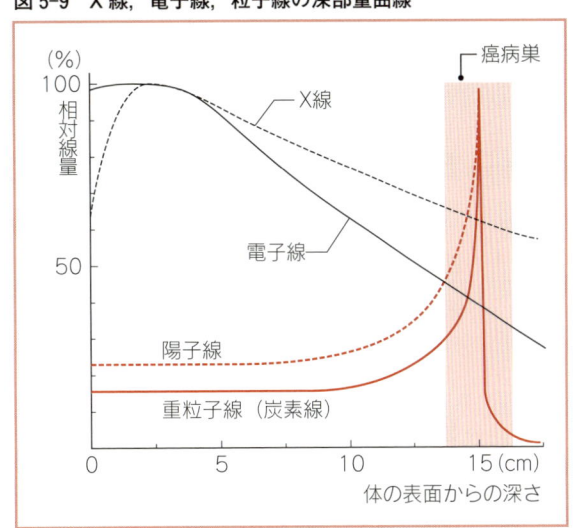

図5-9 X線，電子線，粒子線の深部量曲線

▶ 2）高エネルギー電子線

　加速器によってエネルギーを高めた電子線で，表面からエネルギーによって決まるある深さまで均等に線量を与えるという性質をもつ**（図5-9）**．表面から深部にわたって広がる腫瘍に適し，それより深部は急激に線量が減少するので，腫瘍の後側の障害を少なくすることができる．

▶ 3）粒子線

　陽子線，重粒子線などは質量が大きいため，エネルギーによって決まるある一定の深さに線量のピークができるという特徴がある**（図5-9）**．これにより，深部に存在する腫瘍のみに放射線を照射することが可能で，すべての腫瘍に効果があるわけではないが，おおむね他の放射線治療法より治療成績はよく，副作用は少ない．しかし，設備が大掛かりで建設には多額の費用がかかるため，国内には陽子線発生装置が18施設，重粒子線発生装置が6施設の合計23施設（重複施設を含む）しかない（2020年8月現在）．また，治療費も300万円前後と高額であるという問題もある（2016年4月より，一部の疾患が薬事承認を受けた施設に限り健康保険が適用され，前立腺は160万円，その他の部位は237.5万円となった）．

　前述したように，大線量を一度に照射すると，腫瘍だけでなく周辺の正常組織も死滅する．また，低LET放射線では被曝後に回復がみられるため，総線量が同じであっても時間的にどのように分配するかで効果は異なる．そこで，腫瘍により20〜60 Gyの線量を1日1回1〜2 Gy程度の小線量に分割

して照射することにより，正常組織の回復を促し，治療の副作用を軽減させる分割照射法が最もよく用いられている．

8 ― 骨髄移植の全身照射

白血病や悪性リンパ腫などの造血器腫瘍の治療法として骨髄移植がある．移植をする前に 10 Gy 程度の放射線を全身に照射することによって，骨髄の細胞を根絶し，その後正常な骨髄細胞を点滴して移植を行う．

9 ― 血液照射

GVHD：graft versus host disease. 輸血の他，造血幹細胞移植や臓器移植の際も起こることがある．

輸血用血液に含まれるリンパ球が，輸血した患者の体組織を攻撃して傷害を起こす場合があり，これを輸血後移植片対宿主病（GVHD）という．輸血用血液を 15〜50 Gy の線量で照射することにより，GVHD の発生を予防することができる．

第6章 生体の光特性

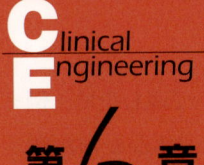

1 光の性質

「光マップ」は，文部科学省が科学技術理解増進政策の一環として製作し，配布しているものである（図6-1）．臨床工学技士を目指す皆さんには，現場で取り扱う機器と社会や生活との接点をもって，専門的な知識を蓄えて理解を深めていただきたい．したがって，本章ではまずはじめに光の概観をイメージできるように「光マップ」を引用した．「光マップ」の概要冒頭には，「光は，自然界にいつも存在していて，あらゆる植物や生物，人類の生命と営みを支えています．太陽からの光は，地球上に温度をもたらし，植物の光合成のエネルギーとなります．蛍光灯やランプは私たちの生活を明るく照らします．レーザーは材料を加工したり，手術や治療をします．ラジオやテレビや携帯電話の信号を送る電波，電子レンジで使われるマイクロ波，電気ごたつや電熱線で加熱に用いる赤外線，日焼けや殺菌作用がある紫外線，レントゲン写真に用いるX線や，原子崩壊のときに発生するγ線などすべて，光のなかまです．この光マップは，光が自然界や私たちの生活の中でどのように創られ，どのように使われているかをまとめたものです．」と記されている．

つまり，本章で取り扱う光が，一般的に興味がもてる大変身近なツールであることと，光マップのノーベル賞のリストからわかるように光に関連しているものが多く，しかも近年に受賞が多いことから今が「光の時代」であることを実感しながら学習していただきたいと考えている．

1―光の性質

ここでは，生体の光特性を考えるうえで重要な光の性質について考える．

電磁波である光は，均一な媒質では直進するが，異なる媒質に進入するときは屈折し進行方向を変えて曲がる．これをスネルの法則（屈折の法則）という（図6-2）．光は眼球内だけでなく，空気から水，空気からガラスに入っても曲がる．虹や蜃気楼も，光の屈折による自然現象である．この屈折は，異なる媒質中における光の速度cが異なることによりおきる現象である．屈折率の高い物質（水，ガラスなど）では，速度が遅くなる．なお，光は真空

中で1秒間に地球を7周半（約30万キロメートル）の速さで進むため，例えば約38万km離れた月までは1.3秒かかる．光の速さで1年かかる距離を1光年という．

　光（電磁波）は，真空中の光の速度c[m/s]を周波数f[Hz]で割り算した値である波長λ[m]が特徴的なパラメータである．図6-1の光マップでは光の波長を軸として記載されている．波長λ[m]とは，波の隣り合う山と山（あるいは谷と谷）の間の長さに相当する．光は波長の長い順に，電波，赤外光，可視光，紫外光，軟X線，X線，γ線と区分けできる（**図6-3**）．光の境界（例えば電波と遠赤外光の境）がはっきり存在するわけではないが，医学では，

図6-1　光マップ

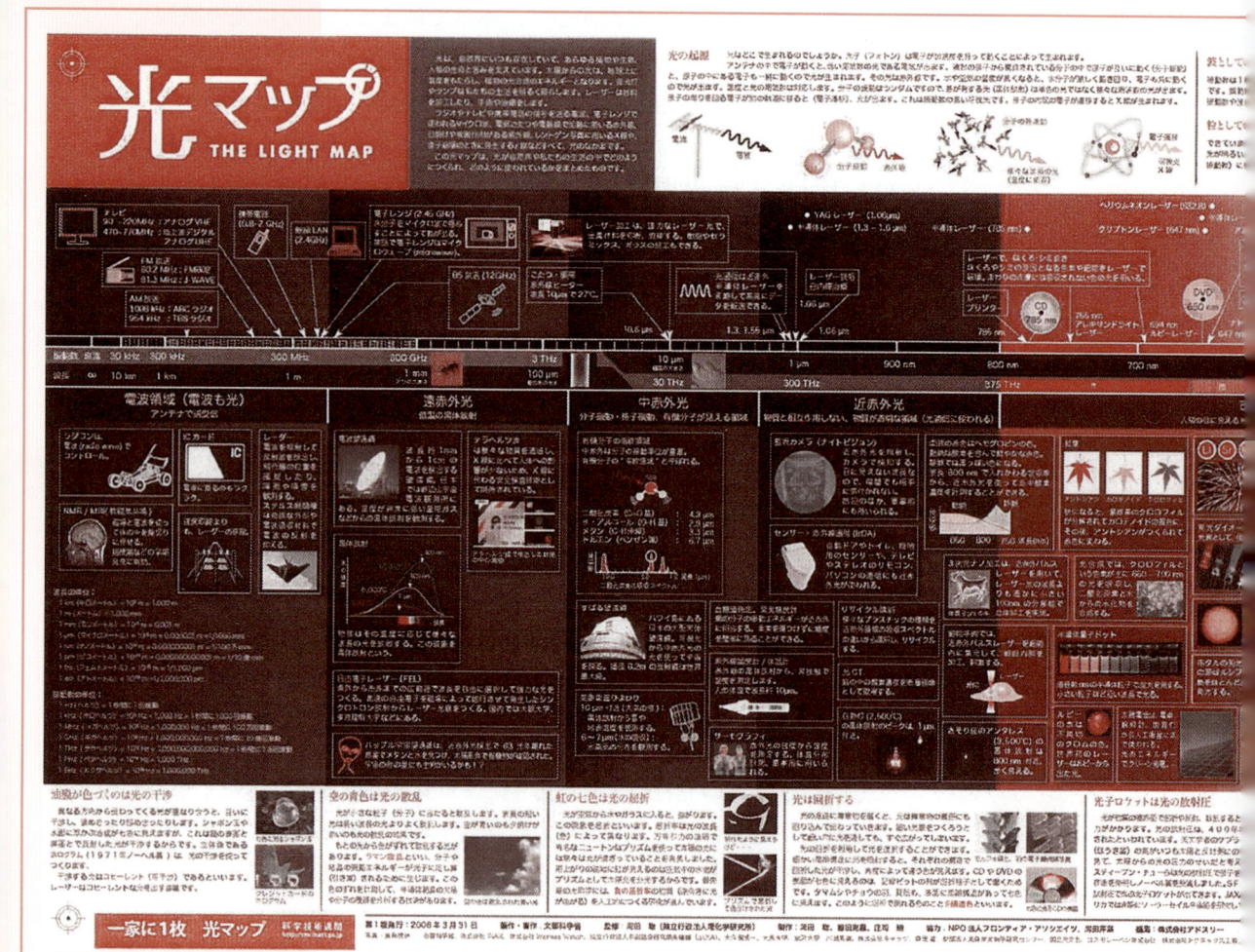

文部科学省が科学技術理解増進施策の一環として，製作した「一家に1枚光マップ」
（監修：河田　聡（独立行政法人理化学研究所）/制作：河田　聡，藤田克昌，庄司　暁）
URL　http://www.mext.go.jp/b_menu/houbou/20/04/08040301.htm.

94　第6章　生体の光特性

国際照明委員会の波長分類が頻繁に用いられる（**図6-4**）．人間は，600万〜1,000万色を識別できるとされているが，網膜の錐状体細胞の3種類がそれぞれ異なった赤，緑，青の3色に反応する．網膜中心部全域にわたって散在するこれら3種の錐状体細胞により色を認識することができる．血液が赤いのは，血液内の赤血球中のヘモグロビンがあるからである．太陽が白く見えるのはさまざまな色の光が混ざっているからである．太陽光をプリズムに通すとさまざまな色からなる光が見えるのと同じことである．虹が七色に見えるのは，空気中の水滴がプリズムの役目を果たして太陽光を分光するからである（**図6-5**）．

太陽光（白色光）：イギリスの科学者アイザック・ニュートンが発見した．

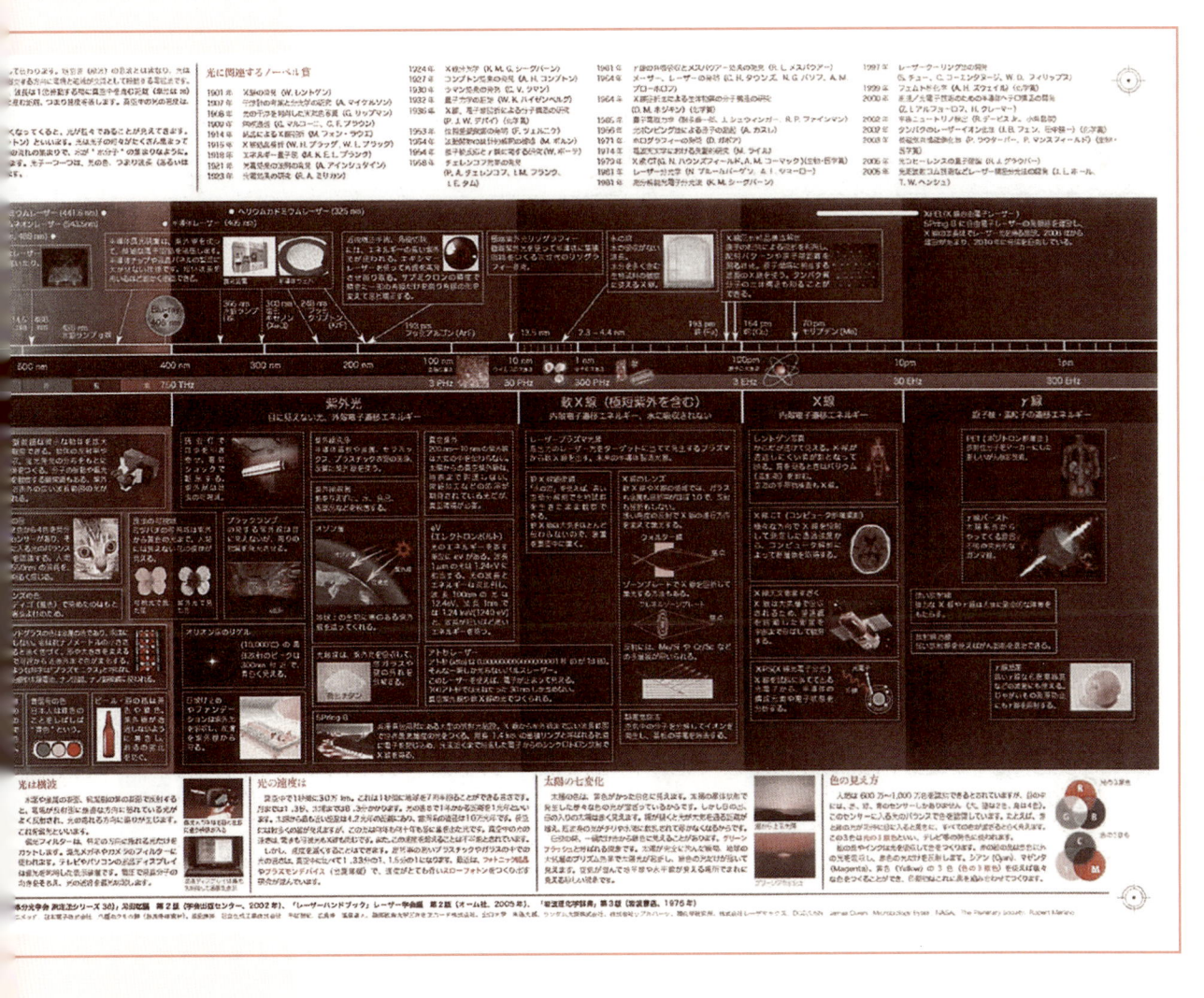

図 6-2　スネルの法則（屈折の法則）

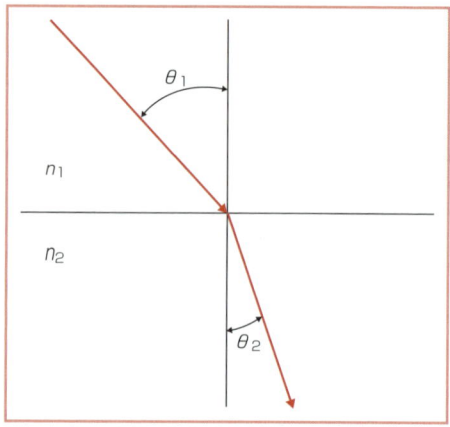

屈折率（n_1）の媒質から屈折率（n_2）の媒質に光が入射されるとき，以下の式が成り立つ．
$n_1 \cdot \sin\theta_1 = n_2 \cdot \sin\theta_2$

図 6-3　光の波長による分類

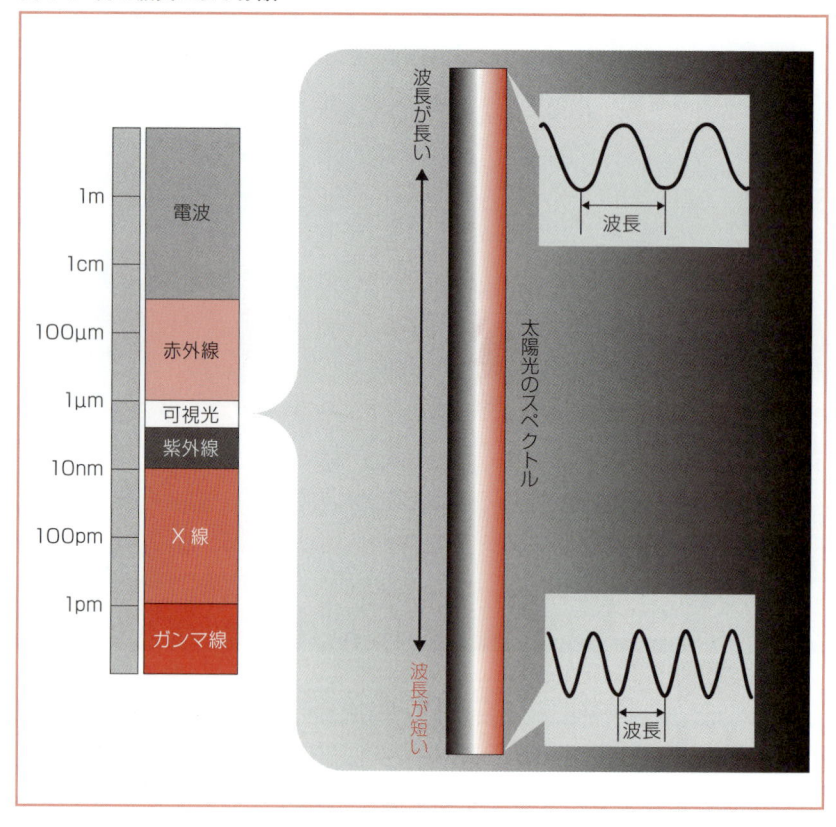

図 6-4 国際照明委員会（CIE）による波長の分類

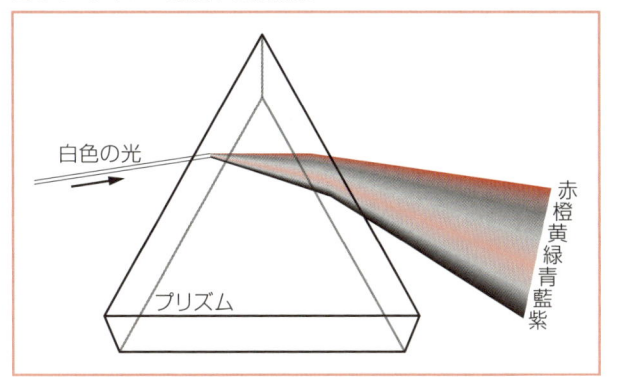

図 6-5 プリズムを通った太陽光

❀ 2 ─ レーザの性質

　1960年にメイマンによりレーザ（Light Amplification by Stimulated Emission of Radiation：LASER）が発明された．レーザは，太陽光，電球，蛍光灯や水銀灯と異なり，単色性（波長が決まっている），指向性（遠くまで拡がらずに届く），高エネルギー性，可干渉性（レーザ光どうしを重ね合わせると山どうし，谷どうしが強め合う）などの特徴がある．レーザ光と光の代表的な特徴をまとめた（**図 6-6**）．レーザは発明と同時に医療・医学の世界でもおおいに着目されて，発明後数年のうちにあざ治療，網膜凝固治療などの

1 光の性質　97

図 6-6 レーザ光と光の特徴比較

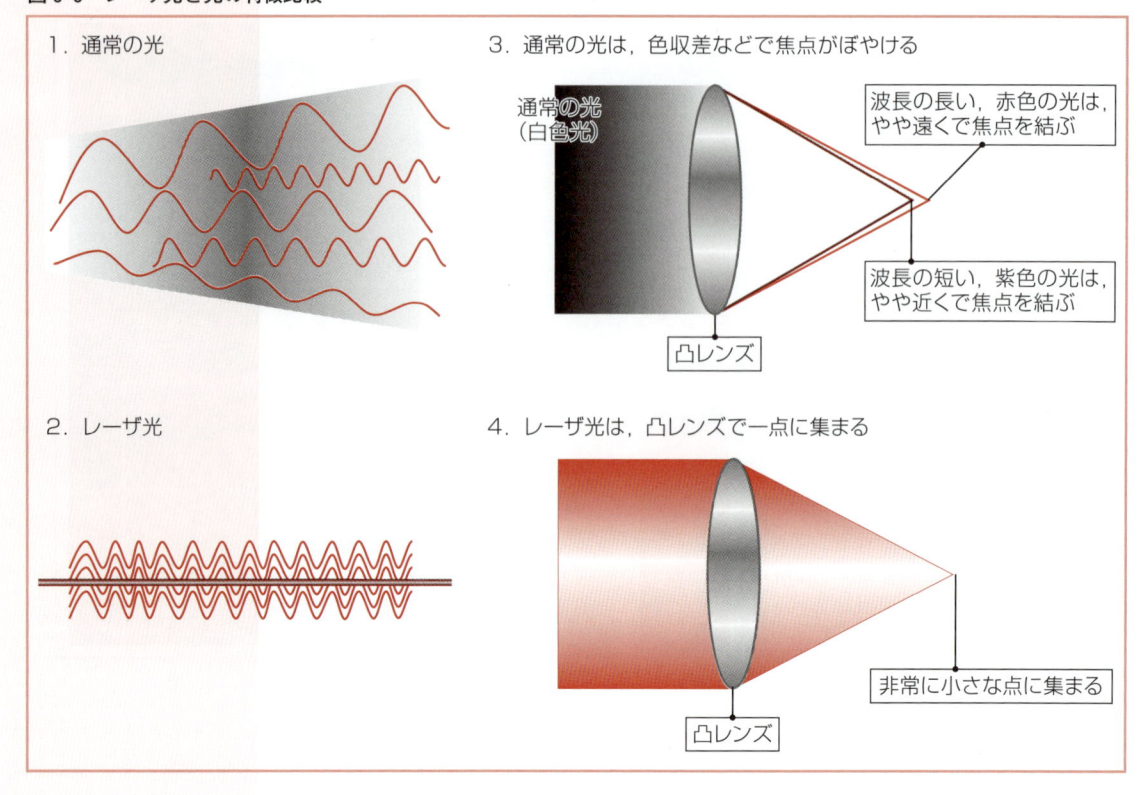

1. 通常の光
2. レーザ光
3. 通常の光は，色収差などで焦点がぼやける
   - 波長の長い，赤色の光は，やや遠くで焦点を結ぶ
   - 波長の短い，紫色の光は，やや近くで焦点を結ぶ
   - 通常の光（白色光）
   - 凸レンズ
4. レーザ光は，凸レンズで一点に集まる
   - 非常に小さな点に集まる
   - 凸レンズ

　臨床応用が始められた．ここで，どのようなレーザが医療や医学に用いられているのか，レーザの分類に従って紹介していく．

　レーザを分類する際に必要となる知識として，まず，レーザ発振のために必要な3要素がある．その3要素とは，レーザ媒質（レーザ発振のもとになる媒質），励起源（レーザの媒質にエネルギーを与える仕組み），共振器（鏡とレーザミラーから構成される）である（図6-7）．レーザはレーザ媒質として使用されている物質の名称で呼ばれることが多く，またレーザ媒質でレーザを分類することがある．レーザ媒質の種類としては，気体，液体，固体，半導体があり，それぞれをガス［気体］レーザ，液体レーザ，固体レーザ，半導体レーザと呼ぶ．

　ガスレーザとは，気体の原子や分子，イオンなどを単独または混合してレーザ媒質として使用したレーザである．ガスレーザの励起方法の主流は，一般的には放電法であるが，その他に熱，電子ビーム，光，化学反応が少数ではあるが利用されている．代表的なガスレーザには，レーザメスとして使用されている炭酸ガスレーザ（CO_2レーザ），眼科の矯正手術に利用されているArFエキシマレーザ，その他He-Neレーザ，アルゴンイオン（Ar）レーザ

図 6-7　レーザ光発振の仕組み

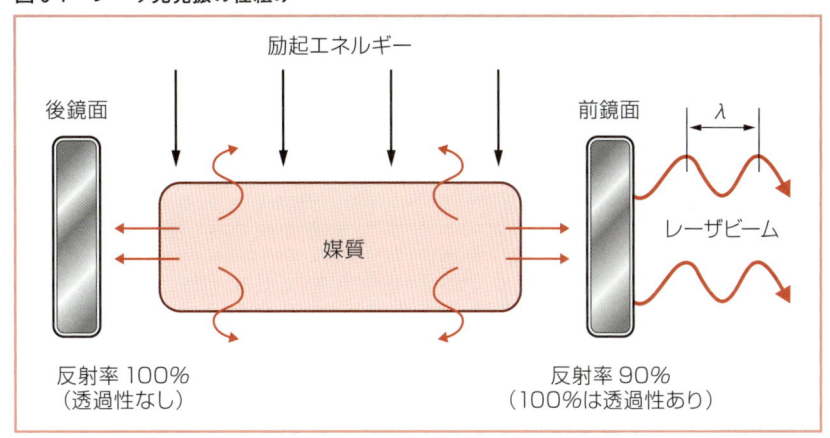

後鏡面　励起エネルギー　前鏡面　λ

媒質　レーザビーム

反射率 100%（透過性なし）　反射率 90%（100%は透過性あり）

などがあげられる．

　液体レーザとして現在実用化されているのは色素レーザのみである．色素レーザは有機色素溶液をレーザ媒質とし，光を用いた励起法が多い．現在レーザ発振が確認されている色素は 500 種類ほどで，色素によって発振波長は異なり，300〜1,200 nm と広い範囲で発振する．色素レーザは早期肺癌などを対象にした光線力学的療法（Photodynamic therapy：PDT，後述）に用いられている．

　固体レーザには，レーザメスとして凝固止血，小切開に使用されているNd：YAG レーザ，泌尿器科などを中心として使用されている Ho：YAG レーザ，メイマンによって発明され形成外科で主に使用されているルビーレーザなどがある．

　半導体レーザは，固体レーザとは区別して分類され，疼痛・除痛治療（低出力）や内視鏡的癌治療（高出力）などに用いられている．

　また，レーザはその媒質だけではなく，発振方式で分類し，連続（continuous wave：CW）レーザ，パルスレーザと区別する．

　レーザの発振波長については，多くのレーザ媒質は媒質のエネルギーレベルに対応した波長でしか発振できないので，レーザ媒質によって波長は固定となり，紫外光レーザ，可視光レーザ，赤外光レーザと分類される．例外として，人為的に波長を変えられるレーザ（コヒーレント光源）である波長可変レーザがある．波長可変レーザの波長領域は真空紫外領域（〜60 nm）からミリ波領域（〜8 mm）にわたっているが，医療で使用されている代表的な波長可変レーザには，網膜凝固用の緑色（532 nm），黄色（561 nm），赤色（659 nm）の 3 色を発振するマルチカラーレーザがある．これら医療に使用されている主なレーザ装置の特徴を表 6-1 にまとめた．

1　光の性質

表6-1 主なレーザ装置

レーザ種類	分類	波長[nm]	発振方式	励起方法	平均出力or単発エネルギー	パルス幅[S]	繰り返し[Hz]	照射形態と雰囲気	ファイバ伝送可否	おもな適用
ArFエキシマ	気体	193	パルス	PD	200 mJ	10n	50	非接触	×ミラー導光	角膜切除術，角膜形成術
Ar	気体	514.5	連続	D	1 W	—	—	非接触	○	網膜凝固手術
Nd:YAG高調波	固体	532 561 569	連続	LD SHG	0.6〜2 W	—	—	非接触	○	眼科（網膜剥離，虹彩切除術，繊維柱帯形成術）
Dye	色素	>630	パルス	XeCl	8 mJ	10n	40	非接触（拡散）	○	PDT（光線力学的療法）癌治療
Ruby	固体	694.3	Qスイッチパルス	FL	2 J	30n	0.8	非接触	○	黒あざ治療
Ga-Al-As	半導体	810	連続	C	25〜60 W	—	—	非接触（穿刺）	○	凝固止血，内視鏡的癌治療，前立腺肥大治療
					1 W	20m	5	接触	○	疼痛治療（筋肉・関節炎）
Nd:YAG	固体	1,064	連続	AL	50〜100 W	—	—	非接触・接触	○	凝固止血，小切開（接触），内視鏡的癌治療 前立腺肥大治療，歯科治療
Ho:YAG	固体	2,100	パルス	FL	1 J	200μ	20	穿刺・非接触	○	硬組織切開，関節鏡下手術，副鼻腔手術 泌尿器科（尿路結石破砕，膀胱腫瘍，前立腺肥大治療）
Er:YAG	固体	2,940	パルス	FL	0.5 J	200μ	20	非接触・接触	△中空導経路	歯科治療（う蝕除去，色素沈着除去，歯肉切開・切除，歯石除去）
CO$_2$	気体	10,600	連続	PD	10〜100 W	—	—	非接触	×多関節マニピュレータ	切開，腫瘍蒸散，皮膚疾患，鼓膜切開，歯科治療

[励起方法（略記号）] PD：パルス放電励起，FL：フラッシュランプ励起，XeCl：XeClエキシマ励起，C：電流励起，AL：アークランプ励起，D：連続放電励起，LD：半導体励起，SHG：非線形光学結晶により高調波発生．
((社) 日本生体医工学会ME技術教育委員会監修：第1種ME技術実力検定試験講習テキスト．302, ME技術教育委員会, 2006 より)

その他のレーザとして，レーザ媒質が固体でも液体でも気体でもないレーザには自由電子レーザがある．また近年開発が進んでいる発光ダイオード（LED）は，単色性は比較的あるが指向性はなく，光共振器をもっていないのでレーザではない．

レーザの出力はパワー[W]（ワット；放射出力）で表示されることが多い．

図6-8 レーザ光の生体組織への作用：放射強度による比較

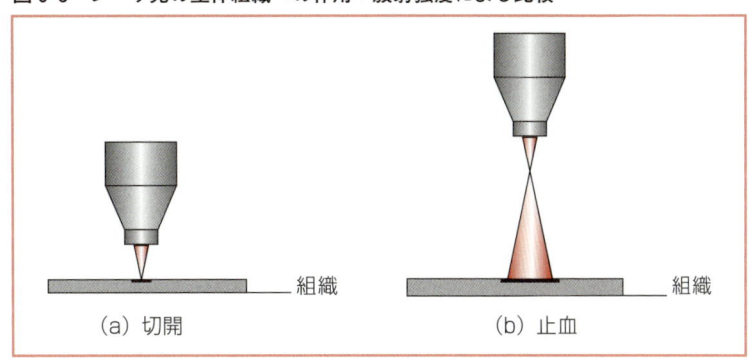

(a) 切開
(b) 止血

(a) 切開：エネルギー密度が高い：放射強度［W/cm²］が大きい
(b) 止血：照射面積が大きいので，エネルギー密度が低い：放射強度［W/cm²］が小さい

図6-9 パルスレーザにおけるパルス波形のパラメータ

（渥見和彦：皮膚科・形成外科医のためのレーザー治療. p12, メジカルビュー，2000 より）

　連続レーザの場合，放射出力以外に生体への作用で重要な要素は，放射している時間［s］と面積［cm²；平方センチメートル］で，特に放射強度［W/cm²］は重要な単位となる．同じレーザで同じ放射出力でも，レーザを照射する面積が小さい場合は，放射強度が大きくなり切開機能を有する．レーザを照射する面積が大きい場合は，放射強度が小さくなるので止血機能となる（図6-8）．

　パルスレーザは，パルス波形を示すために，ピーク出力［W］と，パルス幅としてピーク出力の半値の全幅（FWHM；半値全幅）［s］，パルスの周期（繰り返し周波数［Hz］）が重要な要素に加わる（図6-9）．1パルス当たりのエネルギー［W/s＝J］は，ピーク出力［W］とパルス幅［s］から算出できる．単位面積に1パルスでどの程度のエネルギーを照射したかを示す照射フルエ

ンス［J/cm²］は，パルスレーザの場合に重要な単位になる．また，パルスエネルギーに繰り返し周波数を乗じた値である平均出力（パワー）は，生体に作用したエネルギーの総量を見積もる際に用いる．

　なお，レーザ機器使用の際に，機器のモニタ画面に表示されている出力と実際の出力が一致するとは限らないので，注意しなくてはいけない．また，医療用（治療用）のレーザ装置の特徴として，ガイド光がある．レーザ光の波長，つまりレーザ光が可視か不可視であるにかかわらず，照射部位を確認するために可視光のガイド光が出るようになっている．

2　生体の光学特性

1──生体の特異的な吸収・散乱特性

　本項以降，生体と光との関連を考えていくため，光を赤外光，可視光，紫外線に限定する．

　生体へ光を入射させると反射，屈折，吸収，散乱などが生じる（**図6-10**）．これらは光の生体作用を理解するうえで重要である．

　生体組織表面では反射や屈折が生じる．反射はフレネルの法則，屈折はスネルの法則が成り立つ．生体組織内を伝搬する光は吸収や多重散乱などで強度や向きを変えながら進み，後述するように生体組織の種類や組織に含まれ

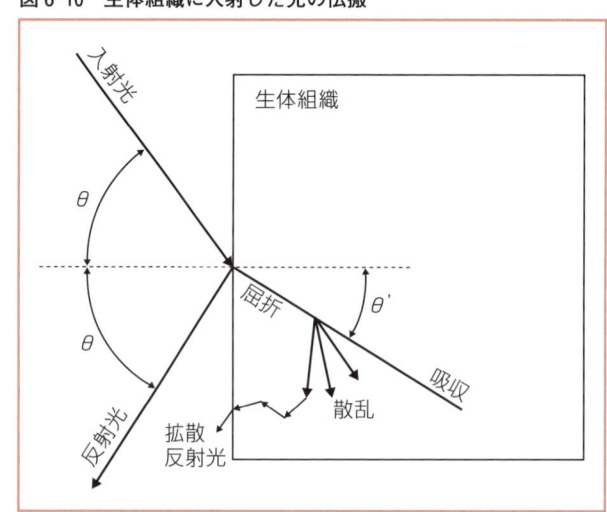

図6-10　生体組織に入射した光の伝搬

（バイオメディカルフォトニクス．p 16，電気学会，2009より）

図 6-11　ランベルト・ベールの法則

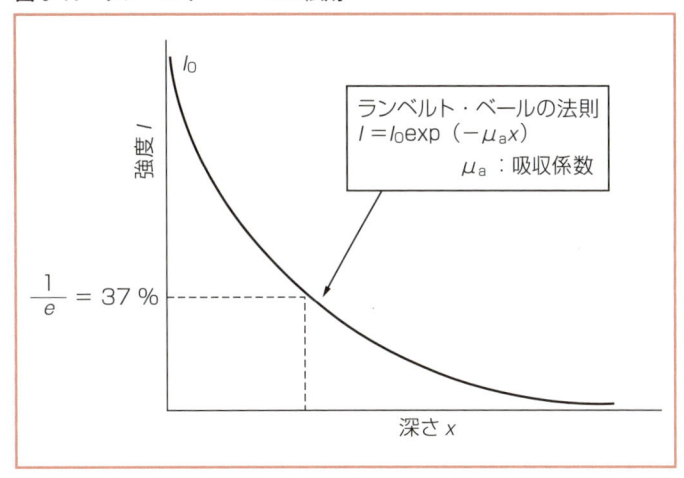

I：ある深さ x での光の強度, I_0：試料表面での入射する光の強度, x：強度 I が観測される深さ, μ_a：吸収係数.

る成分などで決まる光学特性値で特徴づけられる.

　すなわち，生体の生理学的，生化学的，および形態学的情報が生体組織の光学特性値（吸収係数，散乱係数）に反映するため，診断や治療などに利用される.

　生体を散乱が小さく均一な光の吸収体とみなせば，光強度は指数関数的に減衰する．これをランベルト・ベール（Lambert-Beer）の法則という（**図 6-11**）．光が強度 I_0 で入射した際に入射光は吸収によって減衰し，深さ（厚み）が x における光の強度 I には以下の式が成立する.

$$I = I_0 \exp(-\mu_a x) \tag{6-1}$$

ここで μ_a は吸収係数 [cm^{-1}] である．例えば，吸収係数が 1 cm^{-1} で深さ 1 cm においては，光の強度は $1/e = 0.37$ に減衰する．光が到達する深さを光侵達長（δ [cm]）といい，光の強度が $1/e = 0.37$ に減衰する深さとして定義されている．したがって，以下の式が成立する.

$$\delta = 1/\mu_a \tag{6-2}$$

　実際の生体は，光に対して強い散乱体であるため，散乱が無視できない場合として，ランベルト・ベールの法則を次の式のように改めて考える必要がある.

$$I = I_0 \exp(-\mu_t x) \tag{6-3}$$
$$\mu_t = \mu_a + \mu_s \tag{6-4}$$

図 6-12　生体組織におけるレーザ光の吸収散乱状態

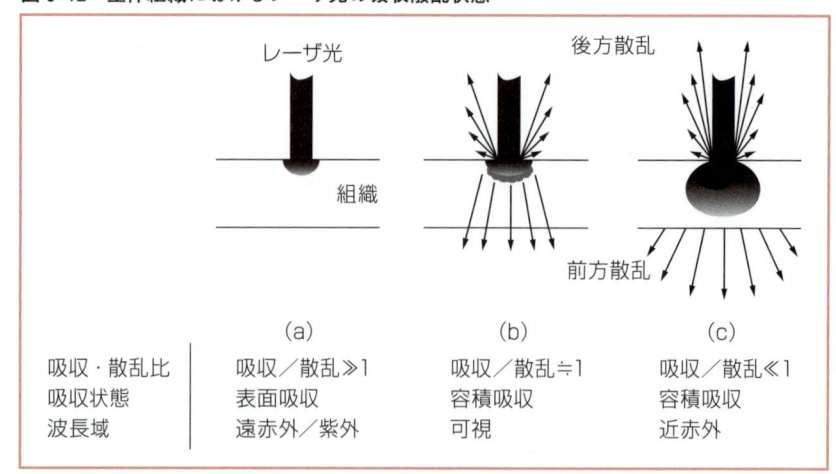

	(a)	(b)	(c)
吸収・散乱比	吸収／散乱≫1	吸収／散乱≃1	吸収／散乱≪1
吸収状態	表面吸収	容積吸収	容積吸収
波長域	遠赤外／紫外	可視	近赤外

レーザ光が生体組織で反射した光を後方散乱，同じ方向は前方散乱という．
（レーザ安全ガイドブック（第3版）．p143，新技術コミュニケーションズ，2006より）

　ここで，μ_t は減衰係数，μ_s は散乱係数である（図 6-12）．
　赤外光，可視光，紫外光の場合，波長が通常の細胞と同等あるいは短いので，微視的にも不均一な物体として扱う必要がある．なお，電波においては，通常の細胞よりもその波長が長いので生体を等価的に均一な物体として扱ってもかまわない領域である．実際に生体は大小さまざまな組織，器官よりなる不均一な多成分系からなり，生体組織の光学特性は生体組織を構成する分子などに由来する．生体組織は，その主成分が水で，その他にタンパク質，脂質，無機質などからなる．皮膚，筋肉，内臓などの軟組織においては，水分が約70%に達する．脂質は，リン脂質，トリグリセリド，コレステロールなどで，紫外域〜可視域には大きな吸収はなく，赤外域の吸収も少ない．また，細胞内小器官では散乱が大きい．生体における光の吸収体でとても重要なのが，生体の主成分である水と色素（赤血球のヘモグロビン，皮膚のメラニン）である．以下，生体が光を認識する要の眼球の光特性，そして吸収体である血液（ヘモグロビン），皮膚（メラニン）の光特性について述べる．
　水は赤外域に強い吸収があり，赤血球中のヘモグロビンは可視域に強い吸収がある．また，血液中の赤血球は強い散乱を示す．DNAとタンパク質は紫外域で大きな吸収がある．これら生体の光吸収特性を図 6-13にまとめた．その他，メラニンやカロチンも生体内の光吸収体であるので，組織の種類が異なると，吸収係数，光侵達長の波長依存性が変化する．骨や歯などの硬組織においては，青緑色の波長域で光侵達長が大きくなることが知られている．骨や歯の主成分はリン酸カルシウムで，多くはヒドロキシアパタイトの形で存在するので赤外域である 10 μm 付近に大きな吸収がある．また，ヒドロキ

図 6-13 生体組織の光吸収特性

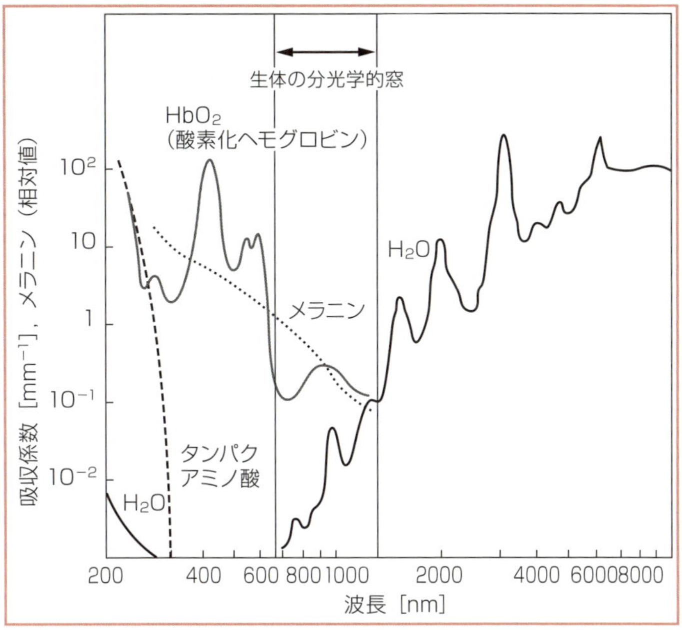

（小原 實：レーザ応用光学．p189, 共立出版, 1998 より）

シアパタイトに結合した OH イオン基による吸収のピークが，波長 3μm 付近に存在する．このことからも，組織により組成が異なると光学特性が異なることが理解できる．

2 ― 眼球の光特性

　光の刺激によって，いわゆる五感の1つである視覚が生じる．光は瞳孔を通って目に入り，角膜，眼房水，水晶体，硝子体液を通過して網膜上に像を結ぶ過程で屈折する．

　目の光受容細胞と呼ばれる網膜の最下層にある杆状体細胞，錐状体細胞は，光刺激に応じて神経インパルスを生み出す．神経インパルスは，双極細胞に中継し，視神経を通って後頭葉の視覚野に到達し，「画像」として読みだされる．眼球を出た視神経は脳に入り，後頭葉の視角野に到達する（図6-14, 15, 16）．

図6-14　左眼球の水平断面（上方から見た図）

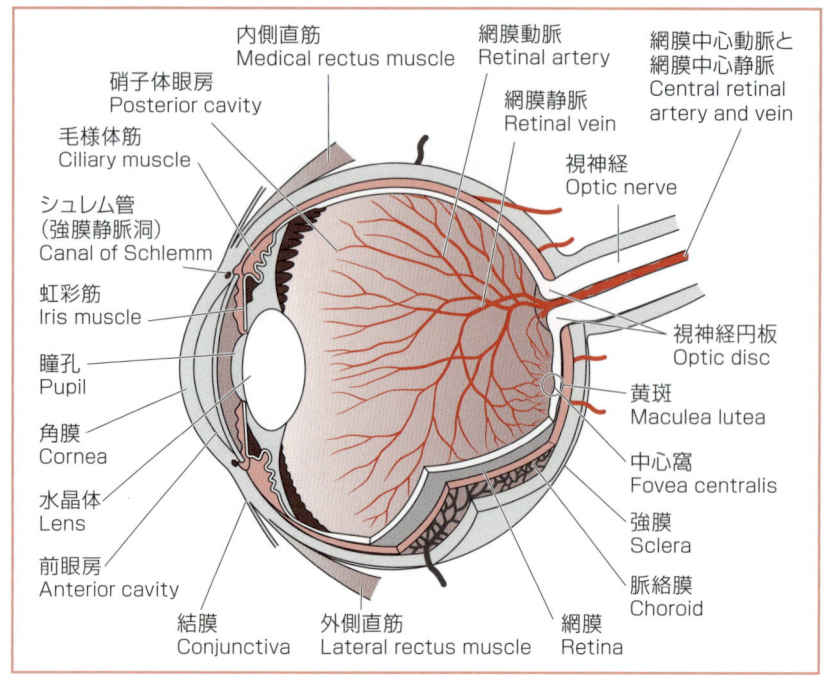

（ゲーリー・A. ティボドー，他：カラーで学ぶ解剖生理学．p 179, 医学書院, 1999 より）

図6-15　光の波長と眼球透過率および眼底吸収率

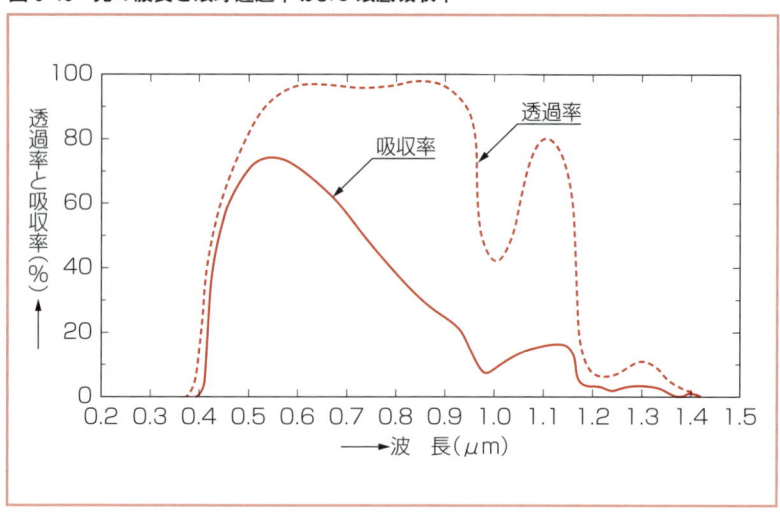

図 6-16 網膜の細胞

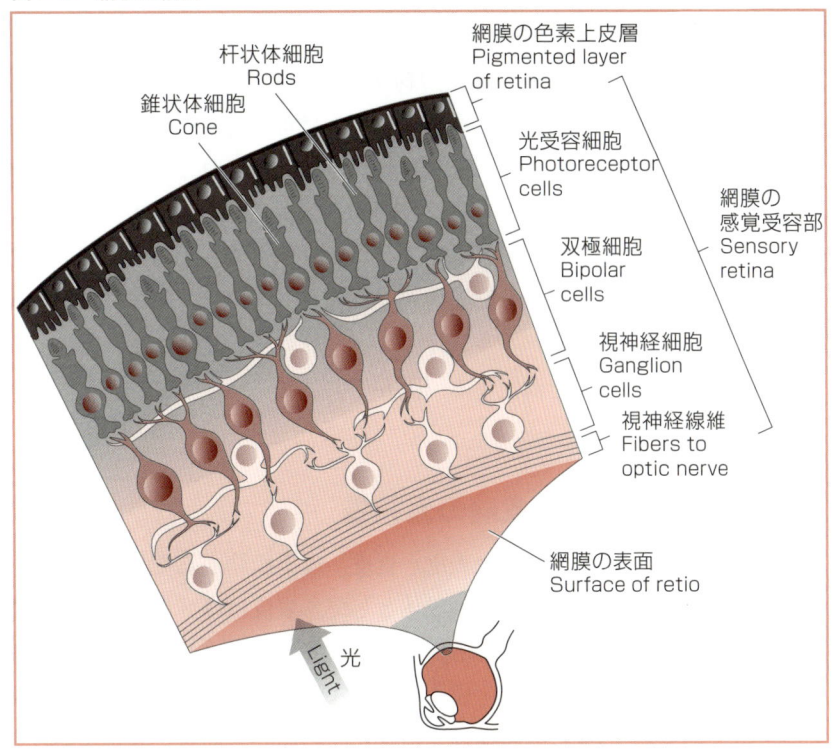

網膜の色素上皮層 Pigmented layer of retina
杆状体細胞 Rods
錐状体細胞 Cone
光受容細胞 Photoreceptor cells
双極細胞 Bipolar cells
視神経細胞 Ganglion cells
視神経線維 Fibers to optic nerve
網膜の感覚受容部 Sensory retina
網膜の表面 Surface of retio
光 Light

(ゲーリー・A. ティボドー, 他：カラーで学ぶ解剖生理学. p180, 医学書院, 1999 より)

図 6-17 ヘモグロビンの吸収スペクトル

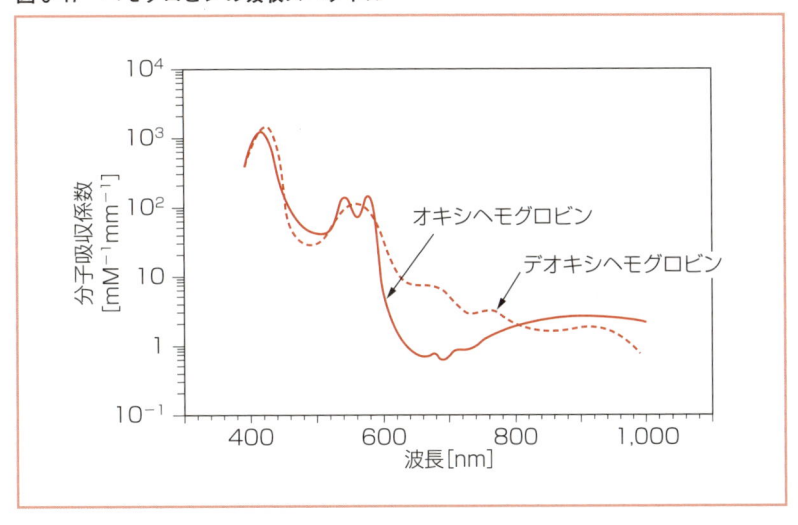

オキシヘモグロビン
デオキシヘモグロビン

縦軸：分子吸収係数 [mM^{-1}·mm^{-1}]
横軸：波長 [nm]

2 生体の光学特性

3 ─ 血液の光特性

　血液の体積の約45%を占める赤血球は，直径5〜7 μm の円板状で強い散乱を示す．ヘモグロビンは可視光に対して強い吸収を示し，その吸収スペクトルは，ヘモグロビンが酸化されている状態（酸素化ヘモグロビン：オキシヘモグロビン，HbO_2）と，脱酸素化されている状態（脱酸素化ヘモグロビン：デオキシヘモグロビン）とで異なる．この特性の違いにより，酸素を豊富に含む動脈血が鮮紅色であるのに対して，酸素の少ない静脈血が暗赤色である．パルスオキシメータは，2波長の吸収特性の違いを利用して酸素飽和度を測定する（図6-17）．

4 ─ 皮膚の光特性

　皮膚は，表皮，真皮，皮下脂肪からなる層構造をしている．皮膚組織中の代表的な光吸収体として，表皮にはメラニン色素，真皮には血液（ヘモグロビン）がある．メラニンは，メラノサイトと呼ばれるメラニン生成細胞内の小器官で生成される．これらの光吸収体の分布で皮膚の色調が決まる．皮膚など軟組織は，細胞とその周囲の間質，線維組織などから構成された不均質な組織であるので，強散乱体である．

3 光（レーザ）の生体作用

　光と生体組織は多種多様な相互作用をすることが特徴である．ただし，人間が光の中で生活しているのを考えればわかるように，特定の条件を除いて光は生体に対して害がない．これはX線との対比を考えれば理解できることである．光の生体作用を考えた場合，積極的にレーザを生体組織に作用させる治療が前提となるため，本節ではレーザによる生体作用について以下に述べる．

　レーザの生体組織への作用は，前述したレーザの各種パラメータ，生体組織の種々の特性によって決まり，大きく分けると光熱的作用，光音響的・光機械的作用，電子励起に伴う直接的光解離作用，癌治療に用いられる光化学的作用に分けられる（図6-18）．

図 6-18　レーザ光の生体組織へのさまざまな作用

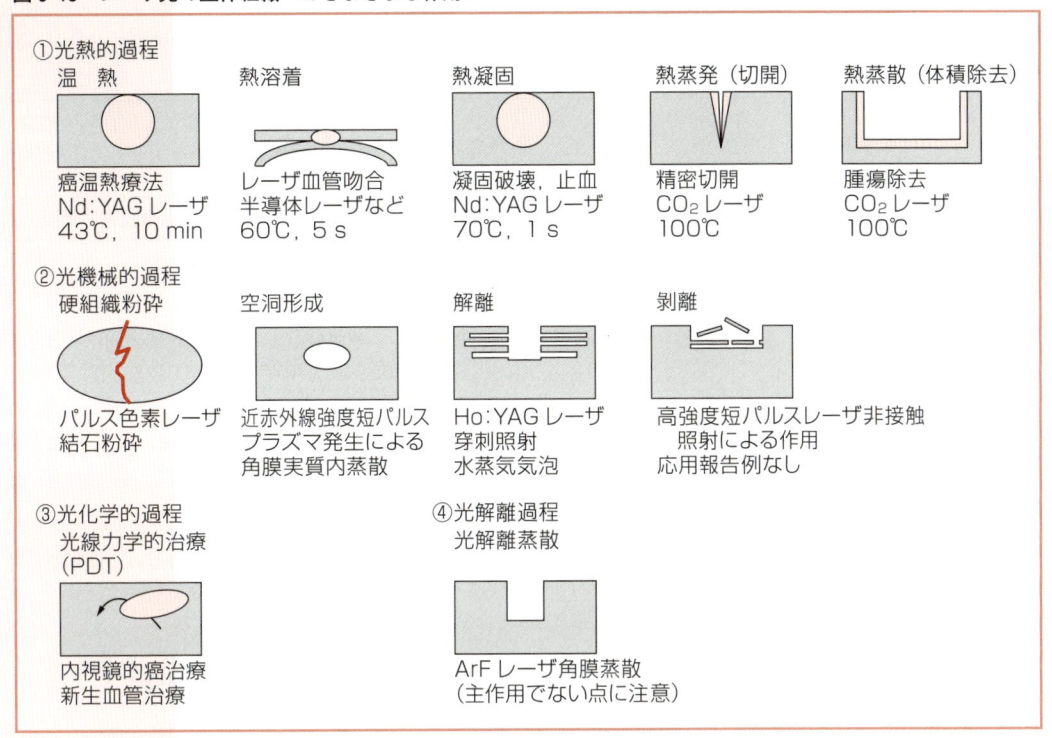

① 光熱的過程

- 温熱：癌温熱療法　Nd:YAG レーザ　43℃, 10 min
- 熱溶着：レーザ血管吻合　半導体レーザなど　60℃, 5 s
- 熱凝固：凝固破壊, 止血　Nd:YAG レーザ　70℃, 1 s
- 熱蒸発（切開）：精密切開　CO_2 レーザ　100℃
- 熱蒸散（体積除去）：腫瘍除去　CO_2 レーザ　100℃

② 光機械的過程

- 硬組織粉砕：パルス色素レーザ　結石粉砕
- 空洞形成：近赤外線強度短パルスプラズマ発生による角膜実質内蒸散
- 解離：Ho:YAG レーザ穿刺照射　水蒸気気泡
- 剥離：高強度短パルスレーザ非接触照射による作用　応用報告例なし

③ 光化学的過程

- 光線力学的治療（PDT）：内視鏡的癌治療　新生血管治療

④ 光解離過程

- 光解離蒸散：ArF レーザ角膜蒸散（主作用でない点に注意）

（ME の基礎知識と安全管理（改訂第 5 版）．p 363，南江堂，2008 より）

1 ― 光熱的作用

　生体組織にレーザ光が吸収されると熱が発生する．これを光熱的作用といい，レーザ光が生体に与える主作用で，レーザ光のエネルギーが生体組織に吸収されて熱エネルギーになり，組織の温度を上昇させる作用のことである．光熱的作用には，照射するレーザ光のエネルギー，波長，パワー密度，パルス幅，繰り返し周波数，照射スポット径，さらに照射対象である生体組織の光学特性である吸収係数と散乱係数や，熱容量，熱伝導率などが関与するが，レーザ光のエネルギーが生体組織に吸収されることにより上昇する温度 ΔT を以下の式で表すことができる．

$$\Delta T = \frac{\mu_a F_0 e^{-0Z}}{\rho c} \tag{6-5}$$

　ここで，μ_a は吸収係数，F_0 は組織表面での照射フルエンス（単位面積当たりのエネルギー），ρ は生体組織の密度，c は比熱である．一般的に，生体組織の密度や比熱は水を仮定して見積もる．この式は，照射するレーザ光のフルエンスが大きいほど温度は上昇する，照射するレーザ光の波長に対する生体組織の吸収係数が大きいほど温度は上昇することを示している．生体組織

表 6-2 レーザー光照射による組織温度上昇に伴い発生する生体作用

相	Ⅰ-a	Ⅰ-b	Ⅱ	Ⅲ	Ⅳ	Ⅴ
組織温度（℃）	37-42	42-60	60-65	90-100	100 以上	
生体作用	・生体内物質の活性化 ・受容器の刺激	・加熱	・タンパク質の変化 ・凝固開始	・水分蒸発	・炭化	・燃焼，気化，蒸発
組織構造	変化なし		不可逆的崩壊	乾燥，収縮	分子構造崩壊	組織の消失

（レーザ安全ガイドブック（第3版）．p143，新技術コミュニケーションズ，2006 より）

図 6-19 レーザ光の生体組織への作用（レーザ照射による蒸散過程模式図）

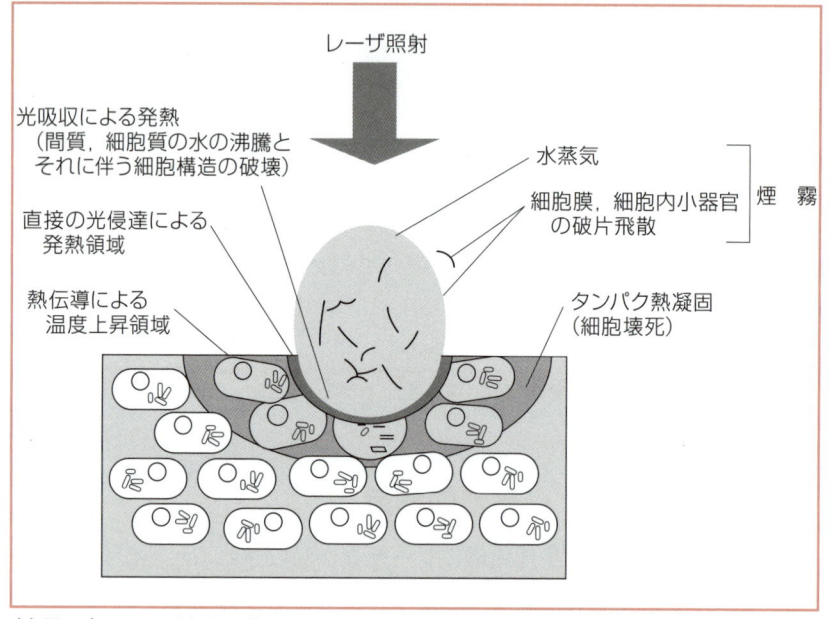

（小原 實：レーザ応用工学．p180，コロナ社，1998 より）

には発生した温度によって異なる現象が引き起こされるので，これを**表 6-2**に示した．

表 6-2 の相Ⅰ-a では，組織構造の変化のない作用で，いまだ作用メカニズムが未解明であるが，この作用を利用して痛みの治療への応用が期待されている．相Ⅰ-b に相当するレーザによる 40～45℃の加熱は，温熱療法（レーザサーミア）への応用がある．また，生体組織温度が上昇することにより組織のコラーゲンが溶融されるので，これと適当な接触・加圧により生体組織の溶着が可能となる．これは血管吻合に応用されている．相Ⅱでは，生体組織の温度が 60～70℃くらいになると，構成タンパク質が不可逆的な変性を起こし，収縮・硬化することにより組織が凝固する．タンパク質の不可逆的な変性は熱変性と呼び，このような状態ではタンパク質活性は失われ，細胞は

図 6-20 Beer's law blow-off モデル

(バイオメディカルフォトニクス．p 25，電気学会，2009 より)

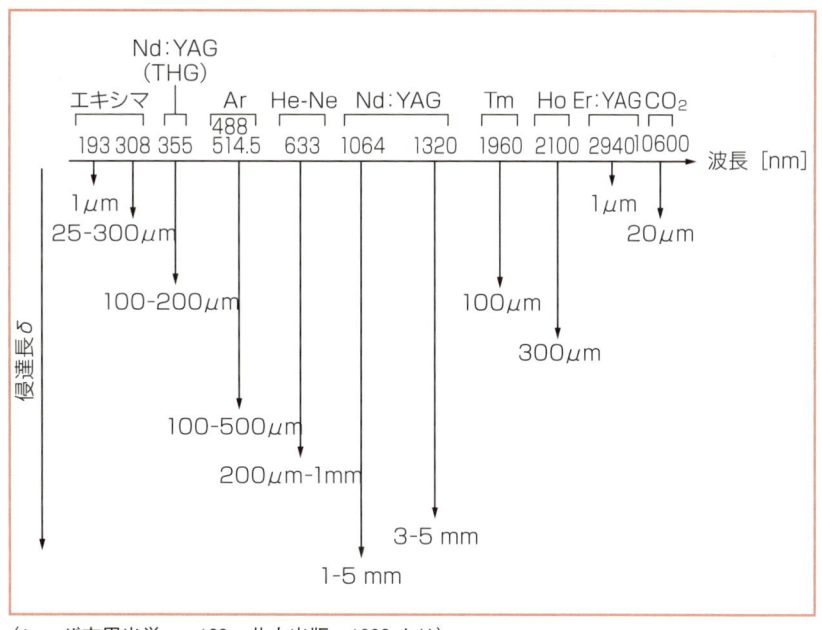

図 6-21 軟組織における各種レーザ光の侵達長の目安 （比例尺度ではない）

(レーザ応用光学．p 189，共立出版，1998 より)

壊死する．また，組織が収縮するので，これを利用して血管断端を閉じて止血することができる．また，あざの治療もこの組織凝固過程を利用している．凝固作用は吸収係数が小さい Nd:YAG レーザ（波長 1,064 nm）のような光侵達長の長い（数 mm）場合に生じる．相Ⅲでは，水の沸点が 100℃なので，生体組織が 100℃になるようにレーザ光が照射されれば，生体組織中の水分

3 光（レーザ）の生体作用　111

が沸騰して水蒸気となり，体積が急増して，細胞膜や細胞内小器官は断片となって水蒸気と一緒に放出されて，組織が消失する．この現象を蒸散という．この"蒸散"という言葉は，医療・医学においては広く用いられていて，対応する英語はablation（＝除去）である（図6-19）．レーザ光を一直線上に走査して蒸散すると切開になり，面上に走査すると2次元的な切開・除去となる．1点で集中照射すると組織を穿孔することが可能となる．いずれの場合も周辺の組織への熱の影響が少ないほど，創傷治癒は良好となる．

この蒸散深さに関して説明する．光熱的作用が主作用である場合，レーザ光の照射フルエンスと蒸散深さの関係は，Beer's law blow-off モデルで表される（図6-20, 21）．

光侵達長 δ の範囲内の組織が気化されるのに必要なエネルギーを蒸散閾値 F_{th} といい，次の式で表される．ここで，定数 2.5×10^3 は 1 cm^3 の組織を沸点まで加熱するのに必要な熱量と気化熱の和（約 2.5 kJ）に相当する．

$$F_{th} = 2.5 \times 10^3 \delta \tag{6-6}$$

生体組織内で蒸散閾値以上のエネルギーが吸収された部分がすべて除去される場合，蒸散深さ l_f は以下の式のように得られる．

$$l_f = \delta \ln \left(\frac{F_0}{F_{th}} \right) \tag{6-7}$$

この式が示す蒸散モデルは光が光侵達長までしか到達しないと仮定している．

次に，熱緩和時間（thermal relaxation time）という時間スケールを導入して，レーザ光照射による生体組織の熱影響について考える．蒸散深さとともに重要なのがレーザ照射による周囲への熱影響（熱損傷）で，その程度は熱緩和時間 τ を目安に予測することができる．熱緩和時間は次式で表される．

$$\tau = \frac{1}{\mu_a^2 M \chi} \tag{6-8}$$

ここで，χ は熱伝導率（水の場合 1.3×10^{-3} cm^2/s），M はレーザによる加熱領域で決まる無次元定数で，円盤の場合 4，円柱の場合 8，球状の場合 27 である．

パルスレーザを用いる場合には，この熱緩和時間をもとにパルス幅，繰り返し周波数の適切な選択が必須である．レーザ光のパルス幅が熱緩和時間よりも十分に短く，かつ繰り返し周波数の逆数（パルス間隔）が熱緩和時間よりも十分に長い場合，熱影響層を最小限（光侵達長程度）に抑えられる．例えば CO_2 レーザ（波長 10.6 μm）の場合，熱緩和時間は 0.3 ms 程度となり，

繰り返し周波数をkHzオーダまで上げられることがわかる．同様にXeClエキシマレーザ（波長308 nm）の場合に熱緩和時間は20 ms程度，Ho:YAGレーザ（波長2.1 μm）の場合には300 ms程度となる．したがって，それぞれ熱の蓄積を回避するための繰り返し周波数の上限は50 Hz，3 Hz程度となる．一方，パルス幅が熱緩和時間と同等以上の場合や，パルス間隔が熱緩和時間と同等以下の場合，その作用は連続レーザと同様になる．連続レーザ照射においては，照射時間が長くなるほど熱の蓄積が大きくなり熱影響層が増大する．

2 ― 光音響的・光機械的作用

　光音響的・光機械的作用も光熱的作用と同様にレーザの波長，パルス幅，フルエンス，繰り返し周波数，生体組織の光学的，熱的特性および機械的特性が関与する作用である．作用の発生機構は蒸散閾値以下と以上に大きく分けられ，蒸散閾値以下の場合は熱弾性（thermoelastic）効果が主で，蒸散閾値以上の場合は，蒸散飛散物による反力，プラズマ膨張と気泡（水蒸気気泡）があげられる．

　蒸散閾値以下の場合の熱弾性効果では，吸収されたレーザ光のエネルギーにより熱が発生し，加熱された領域は熱膨張し，熱弾性効果により応力波が発生する．これは光音響波（photoacoustic wave）とも呼ばれている．吸収係数が大きいほど，またフルエンスが高いほど，発生する圧力は大きい．血液やメラニンのような生体組織の代表的な吸収体を対象にすると，ナノ秒パルスレーザが応力波の発生条件を満たす．超音波診断装置のようにこの応力波を用いて診断装置に用いることが検討されている．

　蒸散閾値以上の場合には，蒸散の際に発生する飛散物が噴出する際の反力による応力は，照射するレーザの条件に大きく依存する．発生した圧力波が生体組織内をある距離伝搬すると，非線形効果により音速よりも速くなり，衝撃波（shock wave）が発生する可能性がある．また，パルス幅の短いレーザを照射した際にプラズマが発生する場合がある．蒸散飛散物のイオン化によってもプラズマが発生する．プラズマが発生すると，高温のため急激に膨張・拡散して応力が発生して，特定の距離を伝搬すると衝撃波が発生する．これらの作用を積極的に利用した治療に結石破砕（尿路結石治療），レーザ歯科治療（う蝕除去）などの硬組織を対象にした治療や，眼科領域への応用がある．

3 — 光解離作用

　レーザ光の波長が短いと原子間結合の解離エネルギーよりも光子のエネルギー（光の波長で決まるエネルギー）が大きくなる場合がある．この場合，吸収されたレーザエネルギーにより分子の結合を切ることができる．例えばArFエキシマレーザ（波長193 nm）の光子エネルギー（6.4 eV）はタンパク質中のC-C結合の解離エネルギー3.0 eVやペプチド結合（C-N結合）の解離エネルギー3.5 eV，C-H結合の解離エネルギー4.28 eVなどよりも大きいので，これらの結合を切断することができる．光解離作用を起こしうるレーザ光を生体組織に照射すると，照射部位には結合が切断された生体分子が生成されるので，組織表面付近の圧力が上昇し，爆発的に飛び出す．この過程を光解離作用による蒸散という．実際は，同時に光熱的作用や光機械的作用も生じている．光解離による蒸散は，熱損傷のないミクロンオーダの精密な組織除去が可能であることから，屈折矯正を目的にしたArFエキシマレーザによる角膜表面形状の加工に応用されている．

4 — 光化学的作用

　光化学的作用とは，生体内に吸収された光エネルギーが化学的な反応（光のやりとり）を経る作用のことである．癌治療を目的とした光線力学的治療（Photodynamic therapy：PDT）がこの作用を利用した代表的な例で，腫瘍組織・新生血管に特異的に集積する光感受性物質を投与し，その物質の吸収波長に合った光を照射することによって生じる活性酸素の細胞毒性によって腫瘍部位を消滅させる治療法である．正常組織への傷害を最小限に抑え病巣のみを選択的に治療できることから臓器温存が可能なこと，また外科的な切除を必要とせず内視鏡下治療が可能なことから，QOL（Quality of Life）の高い低侵襲的局所療法として注目を集めている．PDTの人への応用は，1979年Doughertyらがヒト乳癌の皮膚転移巣および皮膚癌に対してヘマトポルフィリン誘導体とアルゴンレーザ励起色素レーザを用いて治療効果を実証したのが初めてである．現在国内において保険適用されている光感受性薬剤は2種類ある．1つは1996年厚生省によって認可されたフォトフリン（励起波長630 nm）で，早期肺がん，表在性食道がん，表在性早期胃がん，子宮頸部初期がんおよび異形成に対して適用が認められていて，良好な治療成績が得られている．フォトフリンは腫瘍組織に48時間以上停滞する特性があり，正常組織では肝臓と腎臓を除いて24時間以内に排泄されることから，この時間差を利用して静脈投与後48時間にレーザ照射が行われるプロトコルに

図 6-22　PDT 治療の概要

PDT 治療の原理

がん親和性光感受性薬剤を静脈注射します．

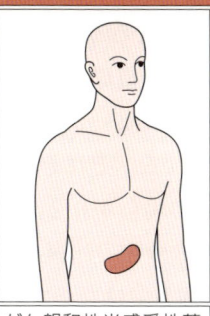

がん親和性光感受性薬剤が体内に浸透します．

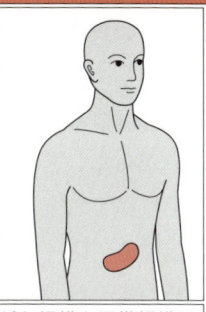

がん組織と正常組織における薬剤濃度差が 48〜72 時間後に最大となります．ここでレーザ光を照射します．

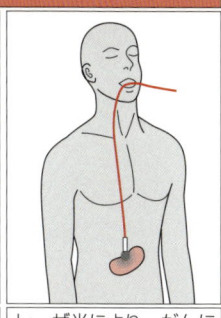

レーザ光により，がんに取り込まれた薬剤が励起され，組織中に活性酸素を生成し．この活性酸素の殺細胞性によってがん細胞を壊死させます．

PDT 治療の特徴
- 臓器が温存でき QOL（Quality of Life）の維持が可能．
- 表在性の早期がんに対して，1 回の施行で根治が期待．
- 患者さんへの侵襲が少なく，入院期間を短縮．
- 副作用が少なく，その程度も軽微．

なっている．励起光は，生体組織中の水や血液による吸収の影響を受けるため，より深部病変の治療を実現するために組織透過性の高い長波長領域（650〜700 nm）に吸収端を有する光感受性薬剤の開発が進められてきていて，その 1 つが 2004 年に認可されたレザフィリン（励起波長 664 nm）である．レザフィリンは，フォトフリンより腫瘍集積性に優れ，最大の問題であった光線過敏症がより軽度で，かつ長波長励起可能な特長を有し，早期肺がんに対して適用が認められている（図 6-22）．

4 レーザの生体に対する安全性

　医療・医学はレーザ応用の大きな 1 分野を占めるに至っている．低出力レーザから大出力レーザまで種々のレーザが利用され，その種類や数も年々増加している．このように応用が拡がっているので，レーザに対する安全性に対して正確な知識と高い意識をもっている必要がある．レーザは，レーザ光としての特性を上手に活かせば便利で画期的な治療が可能となるが，逆に安全を考慮せずにレーザ装置を取り扱うと，患者さんにも医療従事者に対し

ても重篤な危険をもたらすことになるからである．

　それでは，太陽光や電球と比較して，レーザ光に対する安全を意識しなければいけないのはなぜだろうか．例えば100Wの電球とレーザ100Wを比較する．100Wの電球は電球を中心として一様に四方に広がるが，レーザの場合は直線性（空間的コヒーレンス）があるため，電球に比べるとほとんど広がらないと考えられる．それぞれ，光源から1m離れた場所での放射強度を見積もると，電球の場合が$0.2\,mW/cm^2$，レーザの場合が$130\,W/cm^2$と算出でき，レーザは電球の65万倍もの強度になることがわかる．つまり，レーザの場合は，光源の強さではなくて放射強度を念頭に置いておく必要がある．さらに，レンズを用いた時は，その焦点での強度は焦点のスポット面積が小さいほど大きくなることも大切な点である．本章冒頭の「1 光の性質」で説明したように，眼の構造上，角膜上では安全なレーザも網膜上では水晶体のレンズ作用により集光されて，簡単な計算で10^5の放射強度になり，危険レベルに達する可能性がある．眼の障害で最も深刻なものは網膜損傷など眼底に及ぶものである．眼の障害はレーザ光の波長に大きく依存する．波長が400〜1,400 nmの光は，網膜まで透過する．一方で，200〜315 nmの紫外光および$3\,\mu m$以上の赤外光は眼球表面でほとんど吸収されるので，角膜または角膜周辺の組織が障害を受ける可能性がある．上記以外の波長（315〜400 nmや$1.4\sim3\,\mu m$）は中間であるので，水晶体や硝子体に障害部位が及ぶ可能性がある．網膜障害に至る最も注意すべき可視光または近赤外光の400〜1,400 nmの波長域には，Nd:YAGレーザ（波長1,064 nm）やArイオンレーザ（波長514.5 nm）がある．角膜に障害が発生する可能性がある赤外域のレーザにはCO_2レーザ（波長$10.6\,\mu m$）がある．

　レーザ光の安全を評価するために最大許容露光量（Maximum Permissible Exposure：MPE）が定義され，利用されている．このMPEは使用者が危険性を評価するために用いるパラメータで，事故例や動物を用いた実験的研究から得られた情報に基づいて決定されている．具体的には，レーザ光の照射による障害発生率が50％のレーザ放射レベルのさらに10分の1の放射レベルである．MPEの値は眼に対するものと皮膚に対するものがあり，使用するレーザの波長や照射時間，パルス幅によっても異なる．

　JIS C 6802（2005）では，本質的に安全なクラスから，眼にとっても皮膚にとっても危険なクラスまで，レーザ製品を7つの概括的なクラスにグループ分けしている（**表6-3，4**）．この分類は眼に生理学的障害を生じるレーザ光の波長，放射持続時間に応じた各クラスに対する最大被曝放出レベル，すなわち被曝放射限界（accessible emission light：AEL）を規定している．レーザに携わる医療従事者は，一定水準の安全対策や保守点検などへの知識と意

表 6-3　JIS C 6082（2005）におけるレーザのクラス分け

クラス分け	危険評価の概要	必要とする各種ラベル内容	表示ラベル例
クラス 1	合理的に予見可能な運転条件下で安全であるレーザ.	警告ラベル：不要 説明ラベル：クラス 1 レーザ製品 開口ラベル：不要	
クラス 1 M	合理的に予見可能な運転条件下で安全な 302.5 nm～4,000 nm の波長範囲の光を放出するレーザ．しかし，使用者がビーム内で光学器具を使用する場合には，これらのレーザは危険なものとなる．	警告ラベル：必要 説明ラベル：レーザ放射／光学器具で直接ビームを見ないこと／クラス 1 M レーザ製品 開口ラベル：不要	警告ラベル
クラス 2	まばたき反射を含む回避行動によって目が保護される 400～700 nm の波長範囲の可視光を放出するレーザ．この回避行動は，ビーム内観察用の光学器具の使用を含めた合理的に予見可能な運転条件下で，十分に目を保護する．	警告ラベル：必要 説明ラベル：レーザ放射／ビームをのぞき込まないこと／クラス 2 レーザ製品 開口ラベル：不要	
クラス 2 M	まばたき反射を含む回避行動によって目が保護される 400～700 nm の波長範囲の可視光を放出するレーザ．しかしながら，使用者がビーム内観察用の光学器具を使用する場合には，レーザ出力の観察は危険なものとなる．	警告ラベル：必要 説明ラベル：レーザ放射／ビームをのぞき込まないこと，また，光学器具で直接ビームを見ないこと／クラス 2 M レーザ製品 開口ラベル：不要	説明ラベル
クラス 3 R	直接のビーム内観察は潜在的に危険であるが，その危険性はクラス 3 B レーザに対するものよりも低い 302.5 nm～10^6 nm までの波長範囲で放出するレーザ．	警告ラベル：必要 説明ラベル：レーザ放射／目への直接被ばくを避けること／クラス 3 R レーザ製品 開口ラベル：レーザ放射の出口	
クラス 3 B	直接ビーム内露光が生じると，通常，危険となるレーザ．拡散反射の観察は，通常安全である．	警告ラベル：必要 説明ラベル：レーザ放射／ビームの目または皮膚への被ばくは危険！，見たり触れたりしないこと／クラス 3 B レーザ製品 開口ラベル：レーザ放射の出口	開口ラベル
クラス 4	危険な拡散反射を引き起こし得るレーザ．これらは，皮膚損傷を起こすだけでなく，火災発生の危険もあり得る．これらの使用には細心の注意が必要である．	警告ラベル：必要 説明ラベル：レーザ放射／ビームや散乱光の目または皮膚への被ばくは危険！，見たり触れたりしないこと／クラス 4 レーザ製品 開口ラベル：レーザ放射の出口	

表 6-4　医用レーザ臨床応用安全指針による追加分類

医用レーザの大部分がクラス 4 に属するため，これをさらに次のように分類する．
クラス 4 A：先端出力　0.5 W 以上～5 W 未満のもの
クラス 4 B：先端出力　5 W 以上～30 W 未満のもの
クラス 4 C：先端出力　30 W 以上のもの

（医用レーザ臨床応用安全指針．1988 および通商産業省工業技術院監修：レーザ安全ガイドブック（第 3 版）．新技術コミュニケーションズ，2003 より）

識をもっていることが大切である．

5 生体への光・レーザ技術応用の重要性

　現代の医療・医学に光・レーザが広く浸透し，その歴史は50年近くに及んでいることから，光・レーザの果たす役割が重要であること，期待されていること，さらに今後の発展が望まれていることがわかる．すなわち，光・レーザ技術が医療・医学に必要不可欠となりつつある状況であるため，医療従事者としては光の本質を理解し，安全に，そして効果的に光・レーザを使用することを念頭に置き，常日頃，本章に記載されている内容を正しく理解していただきたい．

参考文献

1) 監修：河田　聡（独立行政法人理化学研究所）/制作：河田　聡，藤田克昌，庄司　暁：一家に1枚光マップ．
2) ゲーリー・A．ティボドー，ケビン・T．パットン著，コメディカルサポート研究会翻訳：カラーで学ぶ解剖生理学．医学書院，1999．
3) 岸川利郎：光学入門．オプトロニクス社，1990．
4) 電気学会次世代バイオメディカル・レーザ応用技術調査専門委員会編：バイオメディカルフォトニクス．電気学会，2009．
5) 光産業技術振興協会：レーザ安全ガイドブック（第4版）．新技術コミュニケーションズ，2006．
6) 小原　實，他：レーザ応用光学．共立出版，1998
7) 渥美和彦：皮膚科・形成外科医のためのレーザー治療．メジカルビュー，2000．
8) ㈳日本生体医工学会ME技術教育委員会：MEの基礎知識と安全管理（第5版）．南江堂，2008．
9) 篠原一彦編：臨床工学講座　医用治療機器学．医歯薬出版，2008．
10) 小原　實，他：レーザ応用工学．コロナ社，1998．
11) JIS C 6802：レーザ製品の安全基準（2005年1月20日改訂）．

生体物性工学

第7章

生体における輸送現象

　体液は，細胞内に存在する細胞内液，血漿や間質液のように細胞外に存在する細胞外液に分けられる．細胞内液と外液の境には細胞膜が存在し，細胞外液の血漿と間質液の境には毛細血管壁が存在する．また肺においては，気体と細胞内の間に肺胞壁が存在する．それらは物質移動を制御する境界であり，必要な物質を透過させる一方で，不必要な物質の移動を制限する障壁としての役割を果たしている．

　本章では，それらの障壁を介して起こる各体液間の物質移動について説明する．各体液の組成の違いは，それらの障壁において物質移動が選択性を有していることから生じる．生体内の物質輸送はいくつかの原理に基づいて精密に制御されている．輸送される物質には，細胞に必要な栄養素や細胞から排出された老廃物，サイトカインのような情報伝達物質，また酸素，二酸化炭素といった血液に溶け込んでいるガスもある．それらがどのように輸送されているか理解したい．

　次に，生体における物質移動の実際について，肺におけるガス輸送，血液によるガス輸送，腎臓における物質輸送を例に説明する．肺における物質移動のおもな対象は酸素と二酸化炭素であり，その基礎となる現象は拡散である．一方，腎臓における物質移動は，糸球体での濾過と尿細管での再吸収である．実際の肺や腎臓において，どのように物質移動が起こっているか理解したい．

1 体液の組成

　体液には大きく分けて，細胞内液，細胞外液，細胞間液の3種類がある．体重の約60%がこれらの体液である．体液のうちもっとも多いのが細胞内液で，体重の約36%を占める．細胞内液は細胞の中に入っている液体で，さまざまな臓器の細胞や赤血球などの血球細胞の中に入っている液体である．次に多いのが細胞外液で，体重の約17%を占める間質液と体重の約4%を占める血漿がある．間質液は細胞の間にある間質部分を流れる液体であり，血液が毛細血管壁により濾過されて間質側に出た濾液である．したがって，血

表 7-1 血漿，間質液，細胞内液の浸透圧濃度

溶質	血漿 [mOsm/L]	間質液 [mOsm/L]	細胞内液 [mOsm/L]
Na^+	143	140	14
K^+	4.2	4.0	140
Ca^{2+}	1.3	1.2	0
Mg^{2+}	0.8	0.7	20
Cl^-	108	108	10
HCO_3^-	24	28.3	10
$HPO_4^{2-}, H_2PO_4^-$	2	2	11
SO_4^{2-}	0.5	0.5	1
クレアチンリン酸			45
アミノ酸	2	2	8
クレアチン	0.2	0.2	9
乳酸	1.2	1.2	1.5
アデノシン三リン酸（ATP）			5
グルコース	5.6	5.6	
タンパク質	1.2	0.2	4
尿素	4	4	4
その他	4.8	3.9	19.7
合計	302.8	301.8	302.2

(Guyton, A. C.：Textbook of medical physiology 8th ed. W. B. Saunders, Philadelphia, 1991 より)

漿と間質液の組成は非常に近い．細胞間液は特定の部分にのみ存在する液体で，脳脊髄液，房水（眼の前眼房および後眼房を満たしている液体），胸膜液，心嚢液（心臓を包んでいる袋状の心外膜の中に貯まる液体），滑液（関節，腱鞘または関節嚢に存在する液体で，潤滑油としての機能をもつ），汗，消化液などがある．

　血漿，間質液，細胞内液の組成を比較すると（**表7-1**），血漿と間質液の浸透圧の約80％はナトリウムと塩化物イオンからなっていることがわかる．一方，細胞内液では，カリウムイオンが浸透圧の約半分を占めている．また，毛細血管壁の隙間は，アルブミンなどの血漿タンパク質より小さい物質を素通りさせる大きさであるため，血漿と間質液の組成は非常によく似ている．一方，血漿タンパク質はほとんど間質側に透過できない．そのため，血漿の方が間質液に比べて血漿タンパク質の濃度が高く，これにより血液と間質液の間に膠質浸透圧が発生する．

2 各体液間の物質移動

　体液間の物質移動には，細胞間の隙間を使う物質移動と，細胞膜を介した

図7-1 毛細血管の断面

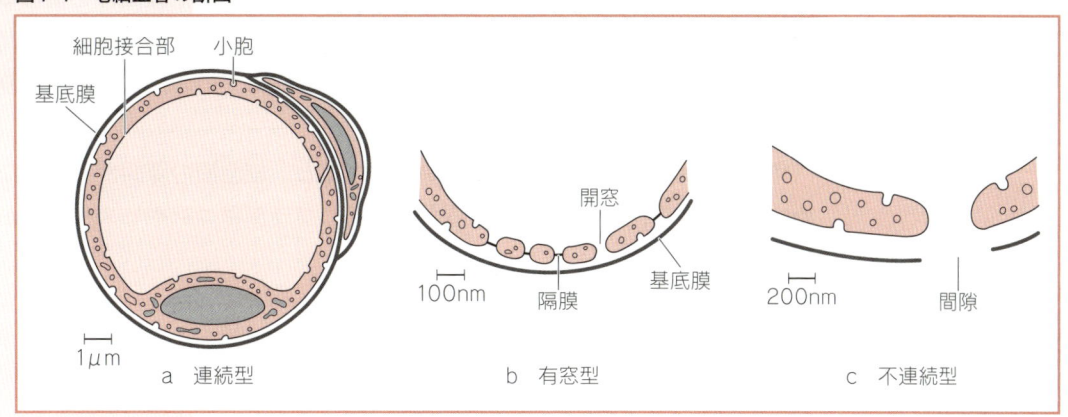

細胞接合部　小胞
基底膜

1μm　　a 連続型

100nm　開窓　隔膜　基底膜

b 有窓型

200nm　間隙

c 不連続型

a：連続型毛細血管．b：有窓型毛細血管．腎臓の糸球体にみられる．c：不連続型毛細血管．肝臓にみられる．
（大地陸男：生理学テキスト　第4版．文光堂，2003より）

物質移動がある．たとえば，毛細血管内の血液中の溶質は，血管内皮細胞の隙間を濾過により移動する．また，細胞内から細胞外へ，もしくは細胞外から細胞内へとさまざまな物質が細胞膜を介して移動している．細胞膜を介して細胞の中にいったん取り込まれ，さらに反対側へと輸送される場合もある．細胞膜を介した物質移動は，拡散，イオンチャンネルやキャリア輸送体を介した膜輸送により起こる．

1─毛細血管の細胞の隙間を利用する物質移動

　隣り合った内皮細胞の接合部には，小さな物質を通過させる直径4nmほどの隙間がある．この隙間の数や大きさは，血液と間質液の間の物質移動に大きく影響する．塩化ナトリウム（NaCl），尿素，グルコースなどの小分子の物質はチャンネルを容易に通過して間質液側に移動する．呼気ガスの酸素や二酸化炭素は脂溶性であり，チャンネルだけではなく細胞膜部分も拡散で移動する．麻酔ガスやアルコールも同様である．タンパク質は大きいので細胞間の隙間をほとんど透過できない．タンパク質は，飲作用によってゆっくり移動する．

　腎臓の糸球体では，毛細血管内皮細胞に50〜100nmほどの孔があいており（有窓内皮細胞）（図7-1 (b)），通常の毛細血管に比べて物質の透過性が高い．肝臓の毛細血管では細胞間に不連続な部分があり，腎臓よりもさらに透過性が高く，アルブミンも容易に透過する（図7-1 (c)）．肝臓では，アルブミンを生成したり，アルブミンと結合して肝臓に運ばれたビリルビンなどの毒素を肝臓で代謝したりする．そのためには，肝臓の血管はアルブミンを透

過させる必要がある．また，骨髄や脾臓など，赤血球が毛細血管を横切る場所にも細胞間に不連続部分がある．一方，大脳の毛細血管では内皮細胞間に隙間がなく，多くの物質に対する透過性が低くなっている．これを血液脳関門と呼ぶ．

毛細血管壁を構成する内皮細胞が収縮すると，細胞間の隙間が大きくなるため透過性が増す．炎症が起こると局所的にブラジキニンやヒスタミンが放

Tips 毛細血管壁を介した濾過による物質移動

濾過による水の移動は，圧力差を駆動力にするので，

$$J = Lp\, A\, \Delta P$$

と表される．ここで，J は濾過流量，Lp は濾過係数，A は面積，ΔP は圧力差である．毛細血管壁を介した水の移動を考える際には，アルブミンなどのタンパク質による膠質浸透圧差が存在するので，実効濾過圧は浸透圧分を差し引いたものになる．すなわち，

$$J = Lp\, A\, (\Delta P - \Delta \pi)$$

である．

毛細血管を介した血漿の出入りでは，

$$J = Lp\, A\, \{(P_c - P_{if}) - (\pi_c - \pi_{if})\}$$

となる．ここで，P_c は毛細血管圧，P_{if} は間質液圧，π_c は血漿膠質浸透圧，π_{if} は間質液膠質浸透圧である．たとえば，静水圧が毛細血管の動脈端では 30 mmHg，静脈端では 10 mmHg，間質側の静水圧は，動脈端も静脈端も同じで −5 mmHg，血漿および間質液の膠質浸透圧がそれぞれ 28，6 mmHg とすると，動脈端における実効濾過圧は，

$$(30+5) - (28-6) = 13\ \text{mmHg}$$

となる．そのため，動脈端では血液側から間質側へと濾過が起こる．一方，静脈端では静水圧は動脈端より小さくなるため，実効濾過圧は

$$(10+5) - (28-6) = -7\ \text{mmHg}$$

と負の値になる．これは，静脈端では間質側から血液側へと濾過が起こっていることを示している．

毛細血管全体の血液側と間質液側の平均実効圧力差は，

$$(20+5) - (28-6) = 3\ \text{mmHg}$$

となっており，全体的には血液側から間質側へ濾過される水の量の方が多くなっていることがわかる．これらの濾過された液体は，リンパ管より血液に戻る．

図 毛細血管内外の圧力の一例（a）と毛細血管での静水圧差と浸透圧差の分布（b）

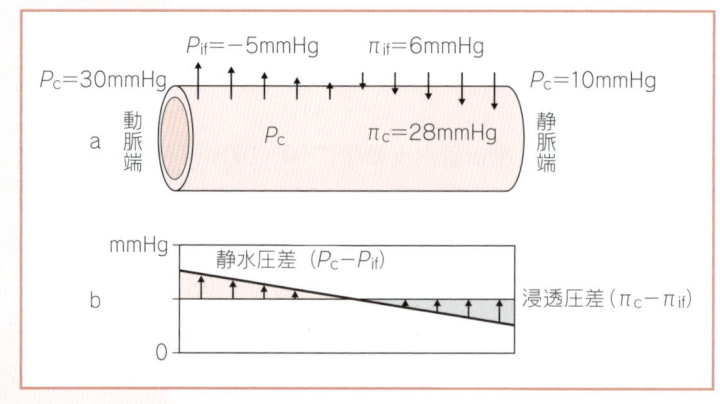

毛細血管の動脈端側では静水圧差の方が浸透圧差よりも大きいため，血液側から間質側に血漿が濾過により流れるが，静脈端側では浸透圧差の方が大きいため，間質側から血液側に間質液が流れる．

表 7-2 細胞膜における物質の輸送様式

輸送様式	輸送体の種類	輸送される物質	駆動力
拡散	—	コレステロール，CO_2	輸送される物質の化学ポテンシャル勾配
受動輸送	キャリア	非荷電分子：グルコース	輸送される物質の化学ポテンシャル勾配
	イオンチャンネル	荷電分子：イオン	輸送される物質の電気化学ポテンシャル勾配
一次性能動輸送	ポンプ	Na^+, H^+, Ca^{2+}	ATPの加水分解エネルギー
二次性能動輸送	キャリア	グルコース，H^+，リン酸	Na^+の電気化学ポテンシャル勾配
三次性能動輸送	キャリア	ペプチド	H^+の電気化学ポテンシャル勾配

出されて内皮細胞が収縮するため，毛細血管壁の透過性が増すことが知られている．

動脈側の毛細血管では，間質側に比べて血管内側の圧力（実効濾過圧）が高いため，血漿中の水や無機イオンは，血管内と間質の圧力差に基づいて毛細血管を通り抜け，間質側に移動する（濾過される）．一方，静脈側では静水圧が低下するため，血管内側に比べて間質側の圧力（実効濾過圧）が高くなる．そのため，水や無機イオンは間質側から血管内に移動する．

2 ─ 細胞膜を介した物質移動

細胞膜を介した物質移動には，細胞膜を形成する脂質二重層を移動する拡散と，細胞膜上に存在する膜タンパク質により運ばれる膜輸送がある．膜輸送には，輸送時にエネルギーを消費しない受動輸送と，エネルギーを消費する能動輸送とがある（**表 7-2**）．

▶1）拡散および受動輸送

拡散では，コレステロールや二酸化炭素などの物質が，それ自身の濃度差により，濃度の濃い細胞内から濃度の薄い細胞外へと細胞膜を介して移動する．細胞膜はリン脂質からなるため，細胞膜を介した拡散では，脂溶性のコレステロールや二酸化炭素などは透過しやすいが，イオンや水溶性の物質は透過しにくい．そのため，イオンや水溶性の溶質では，おもにイオンチャンネルやキャリアなどの輸送体を介した物質移動により細胞内外へ輸送される．

受動輸送では，拡散と同様，濃度の濃い側から薄い側へと物質が移動している．したがって，その輸送の駆動力となっているのは，その物質自身の濃度差であるが，特定の物質が移動するようにチャンネルやキャリアによって選択性をもたせている．チャンネルやキャリアによる受動輸送は促通拡散と

も呼ばれる．イオンはイオンチャンネルを介して移動できる．イオンの場合は，それ自身の濃度差だけでなく，膜間の電位差によってもその物質移動が影響される．細胞膜内は通常 $-60mV$ に荷電しているので，正に荷電しているイオンは細胞外から細胞内へは移動しやすいが，細胞内から細胞外へは移動しにくい．すなわち，イオンは膜電位と濃度勾配を合わせた電気化学ポテンシャルの差を駆動力として移動する．

▶2）能動輸送

能動輸送としては，細胞膜 Na^+/K^+ ポンプ（Na^+/K^+ 交換輸送体）がよく知られている．細胞内にあるナトリウムイオンは，細胞内 ATP が ADP になるときに放出されるエネルギーを用いて細胞外に輸送される．これを一次性能動輸送という．一次性能動輸送の結果，細胞内の膜電位が負になり，また，ナトリウムイオンの濃度が低くなる．その結果，ナトリウムイオンは細胞内へ流入しやすい状況になる．細胞膜上にはナトリウムイオンの流入路となるさまざまな Na^+ 依存性輸送体があり，ナトリウムイオンを細胞内に取り込むと同時に，グルコースやリンなどをそれらの濃度勾配に逆らって取り込んだり，ナトリウムを取り込む際にカルシウムイオンやプロトンなどを細胞外に輸送したりする．これらは，二次性能動輸送と呼ばれる．尿細管細胞や小腸粘膜細胞などには，多くの種類の Na^+ 依存性輸送体が存在し，さまざまな物質の吸収（二次性能動輸送）に働いている．Na^+ 依存性輸送体には，Na^+ 依存性グルコース輸送，Na^+ 依存性リン酸輸送，Na^+/HCO_3^- 共輸送，$Na^+/K^+/2Cl^-$ 共輸送，Na^+/H^+ 交換輸送，Na^+/Ca^{2+} 交換輸送などがある．

一次性能動輸送体である Na^+/K^+ 交換輸送体は，Na^+/K^+ ATPase（ATP 分解酵素）からなる．Na^+/K^+ ATPase は，膜貫通型のタンパク質で，細胞内に ATP 結合部位をもち，ATP を加水分解する機能を有する（図 7-2）．細胞内の 3 個のナトリウムイオンが輸送体と結合すると，輸送体は ATP を加水分解し，自分自身はリン酸化される．リン酸化された輸送体は立体構造が変化し，ナトリウムイオンが細胞外にくみ出される．その際に細胞外のカリウムが輸送体に結合し，輸送体自身が脱リン酸化されると立体構造が元に戻り，2 個のカリウムが細胞内に取り込まれる．ナトリウムの結合部は細胞内側，カリウムイオンとの結合部は細胞外側に存在する．この過程で，ナトリウム 1 個が余計に細胞外に排出される．そのため，細胞内は負の電位をもつことになる．Na^+/K^+ 交換輸送体は起電性ポンプとも呼ばれる．

近位尿細管細胞や小腸粘膜細胞には，管腔側に Na^+ 依存性グルコース輸送体が，血管側に Na^+ 非依存性グルコース輸送体が存在する．Na^+/K^+ 交換輸送体により，管腔側から細胞内へはナトリウムイオンが流入しやすい状態に

図7-2 Na$^+$/K$^+$ATPase による一次性能動輸送

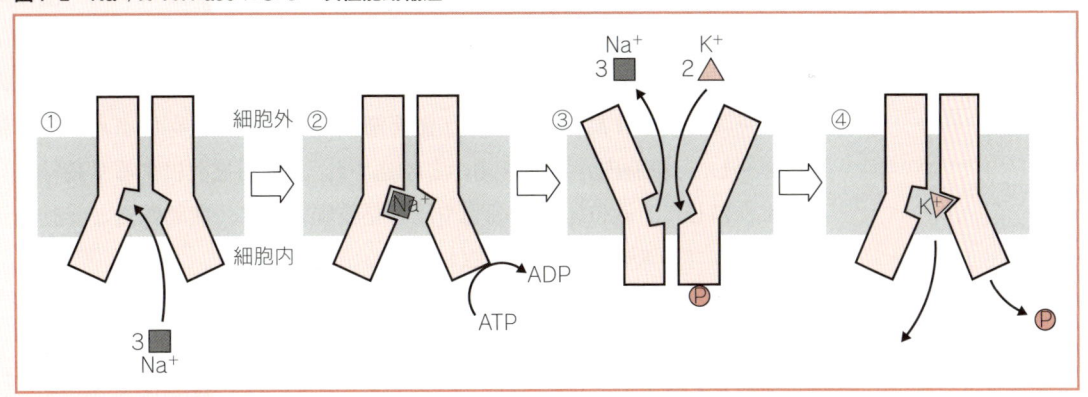

Na$^+$/K$^+$ATPase は膜貫通型のタンパク質．
①Na$^+$/K$^+$ATPase に細胞内の3個のナトリウムイオンが結合すると，②ATP を加水分解し，自分自身がリン酸化される．③それにより立体構造が変化し，ナトリウムイオンが細胞外にくみ出され，またその際に細胞外のカリウムイオンが輸送体に結合する．④その結果，Na$^+$/K$^+$ATPase は脱リン酸化され立体構造が元に戻り，カリウムイオンが細胞内に取り込まれる．
（牛木辰男，他：カラー図解 人体の正常構造と機能 1呼吸器．日本医事新報社，2002より）

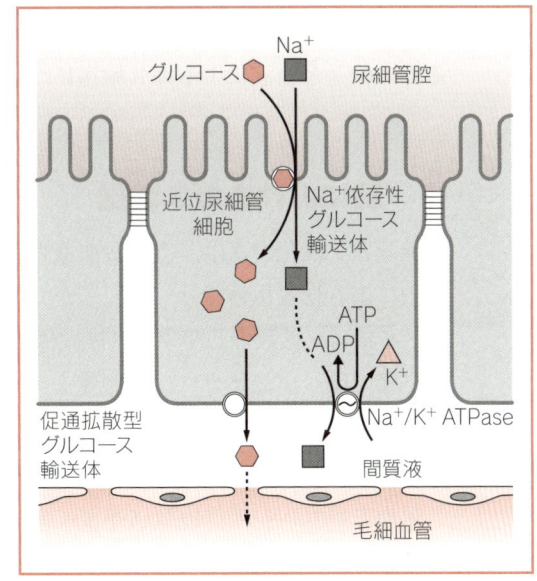

図7-3 近位尿細管におけるグルコース輸送体

Na$^+$依存性グルコース輸送体により尿細管腔から近位尿細管細胞へグルコースが輸送される（二次性能動輸送）．細胞内のグルコースは促通拡散型グルコース輸送体により間質側へ輸送される．
（坂井建雄，他：カラー図解 人体の正常構造と機能 5 腎・泌尿器．日本医事新報社，2002より）

なっており，グルコースはナトリウムイオンとともに，グルコースの濃度勾配に逆らって，管腔側にあるNa^+依存性グルコース輸送体を介して細胞内に流入する（二次性能動輸送）．その結果，細胞内のグルコース濃度は血液側のグルコース濃度より高くなるので，血管側にあるNa^+非依存性グルコース輸送体を介して，細胞内から血管側へと輸送される（促通拡散による受動輸送）．このようにして，近位尿細管細胞や腸管粘膜細胞では，能動輸送と受動輸送によりグルコースを血液側に吸収している（図7-3）．

3 肺におけるガス輸送と血液によるガス輸送

　肺のもっとも重要な機能は，空気中の酸素を静脈血に取り込み，静脈血中の二酸化炭素を外に放出することである．肺において，空気中より血液に取り込まれた酸素はさまざまな組織に運ばれる．また，組織で発生した二酸化炭素は血液により肺に運ばれ，空気中に排出される．この項では，肺におけるガス輸送と血液によるガス輸送について説明する．

1 ─ 肺におけるガス輸送

　酸素と二酸化炭素は，空気と血液の間を単純な拡散現象により移動する．拡散による物質移動では，濃度差が大きいほど移動しやすく，また移動するガスの量は，拡散のしやすさ（拡散係数），表面積に比例し，膜厚に反比例する．肺では，血液とガスは肺胞壁を介して接触する．その厚みは$0.3\,\mu m$程度と非常に薄く，また面積は$50 \sim 100\,m^2$と非常に広い．そのため，肺胞では短時間で大量のガスを交換することができる．

　気相中のガスの拡散係数は非常に大きく，肺胞内の酸素濃度はほぼ均一になっている．肺胞内の酸素分圧は約$100\,mmHg$である．そこに酸素飽和度約40%の血液が流入し，血液は肺胞と接触している間に，肺胞壁を介して酸素を拡散によって受け取る．血液の接触時間は，安静時で0.75秒，運動時には0.25秒程度である．肺胞壁の拡散による物質透過速度は十分に大きいため，安静時には，血液は毛細血管を$1/3$ほど進んだ段階で，P_{O_2}は肺胞気とほぼ同レベルに達する（図7-4）．激しい運動を行うと血流量が増加し，血液の毛細血管通過時間は0.25秒程度に短縮する．しかし，この場合でも，肺胞と接触している間に十分に酸素を受け取ることができる．正常な肺において

図7-4 血液の肺胞通過時間と血中酸素分圧の関係

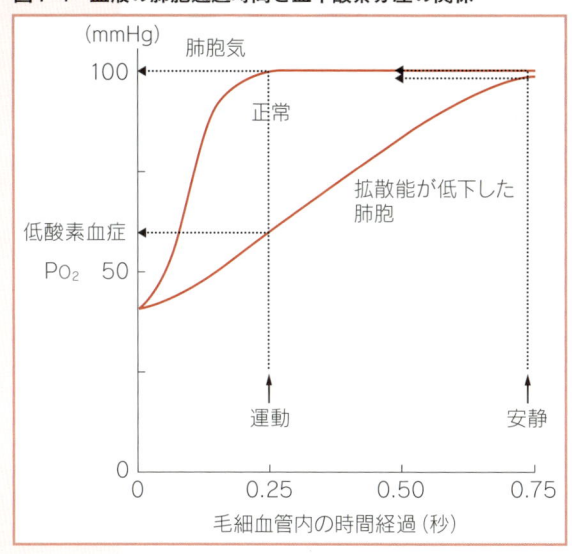

毛細血管中の酸素濃度は，正常な肺では0.25秒で肺胞気とほぼ同じ値になるため，血液は安静時（通過時間0.75秒）でも運動時（通過時間0.25秒）でも十分な酸素を受け取ることができる．一方拡散能が低下した疾患では，酸素の拡散能が低下しているため，安静時には十分な酸素を受け取ることができても，運動時には十分な酸素を受け取ることができなくなる（低酸素血症になる）．

は，肺の予備力は十分にあるといえる．

しかし，肺胞壁が厚くなって，拡散能が低下しているような疾患では，安静時には十分な酸素を受け取ることができても，運動時には酸素が十分に行き渡らず低酸素血症を引き起こすことになる（図7-4）．そのため，運動負荷試験を行うと拡散能が低下しているかどうか確認できる．このような疾患としては，肺の間質が厚くなる肺線維症がある．

2 ─ 血液によるガス輸送

▶1）酸素輸送

酸素は，肺胞において血液中に拡散し，赤血球中のヘモグロビンと結合し，体循環系によって全身の末梢組織へ運搬される．最終的には細胞内のミトコンドリアにたどり着き，エネルギー（ATP）を生成するために消費される．酸素がミトコンドリアに移動するまでの間には種々の障壁があり，酸素分圧は次第に低下する（図7-5）．

大気中の酸素分圧は約150 mmHgであるが，二酸化炭素（分圧約40 mmHg）によって薄められ，肺胞では約100 mmHgになる．さらに，肺胞の酸素が毛細血管に取り込まれる際にわずかに低下する．その後，肺毛細血管の出口で肺胞を通らない血液と合流するため，酸素分圧はさらに低下し，動脈血では約95 mmHgとなる．血液は，末梢組織の毛細血管で酸素を放出し，静脈血となり肺に戻る．静脈血の酸素分圧は約40 mmHgである．酸素は，

図 7-5 肺胞からミトコンドリアまで輸送されるときの酸素分圧の変化

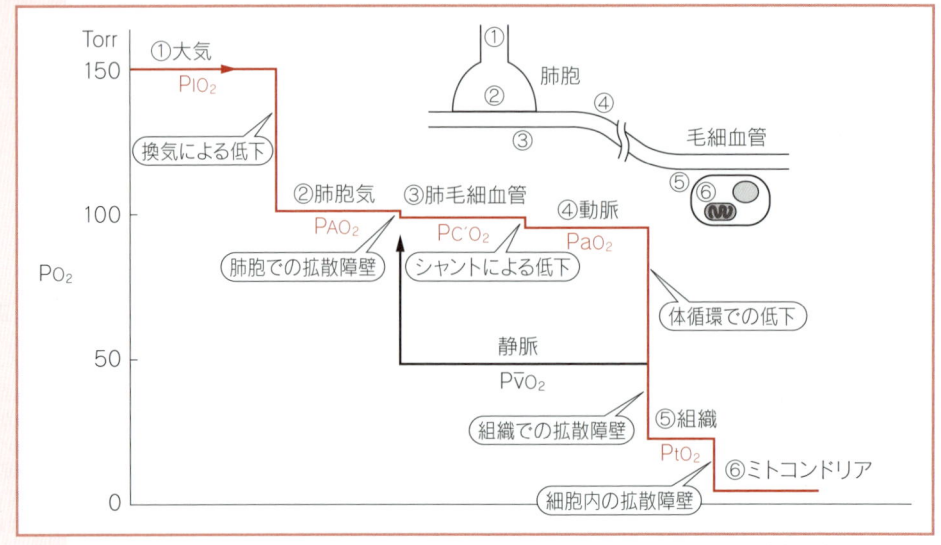

酸素が細胞内のミトコンドリアに移動するまでに種々の障壁があり，酸素分圧は次第に低下する．
（牛木辰男，他：カラー図解 人体の正常構造と機能 1呼吸器．日本医事新報社，2002 より）

　組織の毛細血管から，間質，細胞膜を介して細胞内に移動し，ミトコンドリアに到達する．ミトコンドリアでの酸素分圧は数 mmHg となる．
　酸素は，血液中では 2 つの形態で輸送される．物理的に溶解した酸素と，ヘモグロビンと結合した酸素である．物理的に溶解する酸素の量はヘンリーの法則にしたがう．すなわち，酸素の溶解量はその分圧に比例する．37℃，酸素分圧 100 mmHg のとき，血漿 1 L 当たりわずか 3 mL しか溶解できない．一方，1 g のヘモグロビンは 1.34 mL の酸素と結合できるので，血漿 1 L（約 150 g のヘモグロビンを含む）当たり約 200 mL の酸素を運ぶことができる．100 mmHg のとき 97.5％のヘモグロビンが酸素と結合しているので，ヘモグロビンと結合している酸素は，物理的に溶解する酸素の約 65 倍である．
　ヘモグロビンの酸素飽和度（酸素と結合したヘモグロビンの割合）と血中酸素分圧 P_{O_2} の関係を示したグラフを酸素解離曲線という．ヘモグロビン 1 分子は 4 つの酸素分子と結合でき，1 つ目の酸素は結合しにくいが，ヘモグロビンに 1 つでも酸素分子が結合すると酸素が結合しやすくなる．そのため，ヘモグロビン解離曲線は S 字曲線となる（図 7-6）．すなわち，ヘモグロビンは酸素分圧の高い肺においてはより多くの酸素と結合し，一方で酸素分圧の低い末梢組織においてはより多くの酸素を放出するという特性を有する．

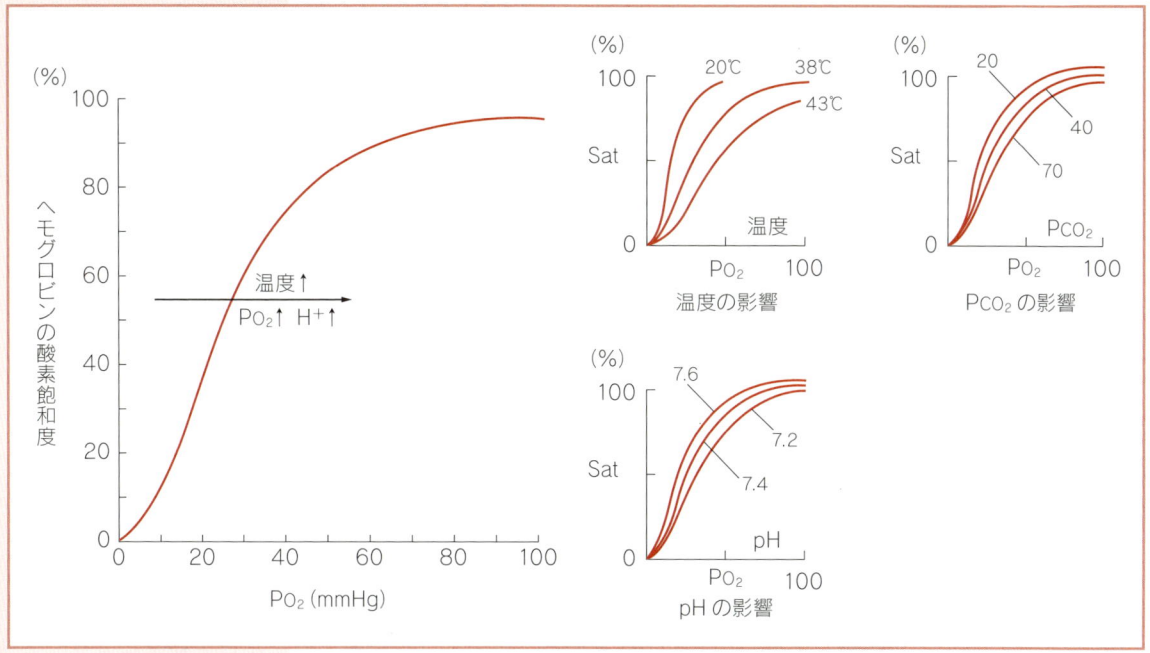

図7-6 ヘモグロビン酸素解離曲線

ヘモグロビンの酸素飽和度は，P_{O_2}の増加に伴ってS字状に増加する．また曲線は，温度の増加，P_{CO_2}の増加，水素イオン濃度の増加（pHの低下）により右にシフトする．
Sat：ヘモグロビンの酸素飽和度．

▶2）二酸化炭素輸送

二酸化炭素は，血液中では3つの形態で輸送される．物理的に溶解した二酸化炭素，炭酸水素イオン，カルバミノ複合体である．末梢組織で静脈血に取り込まれた二酸化炭素の約60％は血漿および赤血球内に炭酸水素イオンとして存在し，約30％は赤血球内のヘモグロビンと結合したカルバミノ複合体として，残りの約10％は物理的に溶解した二酸化炭素として運搬され，肺で排出される．

炭酸水素イオンは，血液中で以下の平衡反応により産生される．

$$CO_2 + H_2O \Longleftrightarrow H_2CO_3 \Longleftrightarrow H^+ + HCO_3^- \tag{7-1}$$

通常，この反応は第一段階の二酸化炭素と水の反応が遅く，それが律速段階となっているが，赤血球内や血管内皮細胞表面には，炭酸脱水酵素が大量に存在するため，その働きによって瞬時に反応が進む．

カルバミノ複合体は二酸化炭素とタンパク質のアミノ基が直接結合した物質である．赤血球内では，ヘモグロビンと反応してカルバミノヘモグロビンが形成される．

物理的に溶解した二酸化炭素は，酸素と同様にヘンリーの法則にしたがっ

て溶解するが，二酸化炭素は酸素に比べて20倍ほど溶解度が高いため，酸素と比べると物理的に溶解している量も多い．

▶3）ボーア効果とホールデン効果

　血液中の水素イオン濃度が高くなる（pHが低くなる）と，水素イオンがヘモグロビンに結合し，ヘモグロビンの立体構造が変化して酸素親和性が低下する．その結果，酸素解離曲線は右にシフトする（図7-6）．また，血液中の二酸化炭素濃度が高くなると，H^+とHCO_3^-が生成されるため水素イオン濃度が増加するとともに，二酸化炭素自身もヘモグロビンと結合してカルバミノヘモグロビンとなり，ヘモグロビンと酸素との親和性が低下する．その結果，酸素解離曲線は右にシフトする（図7-6）．このように，水素イオン濃度や二酸化炭素濃度が高いとき，酸素がヘモグロビンから離れやすくなることをボーア効果という．

　代謝が活発な組織では，二酸化炭素が多く産生されるため，式(7-1)の平衡が移動してpHが低下する．酸素が足りなくなれば，嫌気的解糖により乳酸が蓄積し，さらにpHが低下する．このような場所では，ボーア効果により酸素はヘモグロビンから離れやすくなる．また，活発な代謝による組織の温度の増加も酸素をヘモグロビンから離れやすくする（図7-6）．このように，血液による酸素輸送では，代謝が活発で酸素を多く必要とする組織により多くの酸素を供給できる仕組みになっている．一方肺では，血液中から二酸化炭素が排出され，二酸化炭素分圧と水素イオン濃度が低下する．このため，酸素解離曲線は左にシフトし，酸素はヘモグロビンに結合しやすくなる．したがって，肺においては，ヘモグロビンは多くの酸素と結合し，多くの酸素を運べるような仕組みになっている．

　二酸化炭素とヘモグロビンの結合では，酸素と結合したオキシヘモグロビンよりも酸素と結合していないデオキシヘモグロビンの方が，より多くの二酸化炭素と結合することができる．すなわち，二酸化炭素解離曲線は，ヘモグロビンの酸素飽和度が増加すると曲線が右にシフトする（図7-7）．これは，ヘモグロビンの酸素飽和度が低下してデオキシヘモグロビンが多くなると，二酸化炭素の血中含有量が増加し，二酸化炭素の輸送能力が増加するということを示しており，ホールデン効果と呼ばれる．ボーア効果が酸素を中心に現象をみているのに対し，ホールデン効果は二酸化炭素を中心に現象をみており，両者は表裏の関係にある．

　毛細血管においては，血管から組織に酸素が放出され，それにより組織から血液への二酸化炭素の取り込みが促進される．そのため，静脈血では動脈血に比べてより多くの二酸化炭素を運ぶことができる．一方肺においては，

図7-7 二酸化炭素解離曲線

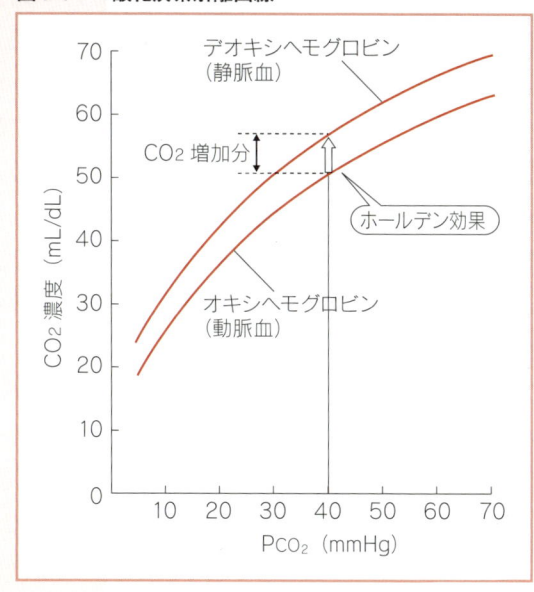

二酸化炭素解離曲線は，ヘモグロビンの酸素飽和度が増加すると，曲線が右にシフトする．ヘモグロビンの酸素飽和度が低下してデオキシヘモグロビンが多くなると，二酸化炭素の血中含有量が増加する（ホールデン効果）．
（牛木辰男，他：カラー図解 人体の正常構造と機能 1 呼吸器．日本医事新報社，2002 より）

ヘモグロビンに酸素が結合するため，カルバミノヘモグロビンは解離して二酸化炭素に戻る．その結果，二酸化炭素分圧が増加し，肺毛細血管から二酸化炭素の拡散による放出量が多くなるという仕組みになっている．

4 腎臓における物質移動

　腎臓の重要な機能に，尿を生成して体液の組成を一定に維持すること（恒常性の維持）がある．腎臓のおもな働きには，①水，電解質の調節，②酸塩基平衡の調節，③タンパク質代謝物の排出，④ホルモンの分泌がある．このうち，とくに①～③では，その機能発現にさまざまな物質移動がかかわっている．この項では，腎臓の機能と構造を簡単に説明し，その後，腎臓における物質移動，とくに糸球体濾過，尿細管における物質の回収（再吸収）などについて説明する．

1─腎臓の機能と腎臓における物質の流れ

　腎臓は，体液量およびその浸透圧を一定に保つために，水分・電解質の再吸収量を調節している．体液量は，細胞外液中の総ナトリウム量（濃度では

ない）で決まる．糸球体濾過液（尿のもと）からのナトリウムの再吸収量は，副腎皮質からアルドステロンの分泌によって増加，心房から分泌されるナトリウム利尿ペプチドによって抑制される．これらの物質により，ナトリウムの再吸収量を変化させ，それによって適切な体液量になるように制御されている．血漿浸透圧が増加すると，脳下垂体後葉から抗利尿ホルモンが分泌され，尿細管において糸球体濾過液から血液への水の回収量が増える．

酸塩基平衡の調節にとって重要なのは，炭酸水素イオンである．炭酸水素イオンは血漿の pH を維持するために重要であり，糸球体濾過液からは，ほとんどすべての炭酸水素イオンが血液に回収（再吸収）される．

タンパク質，アミノ酸が代謝されるとアンモニアが生成するが，アンモニアは肝臓で毒性の低い尿素に変化する．尿素は糸球体で濾過され，腎臓から排出される．また，タンパク質代謝の結果生成した硝酸イオン（NO_3^-）や硫酸イオン（SO_4^{2-}）などの不揮発性の酸は肺から排出されないので，腎臓から排出される．これらの酸の排出は，酸塩基平衡の調節において重要である．

腎臓は各種ホルモンを生成し，体液量（レニン-アンジオテンシン-アルドステロン系），血圧（レニン-アンジオテンシン系），赤血球数（エリスロポエチン），骨量（活性型ビタミン D_3）を調節している．

腎臓には，毎分 800～1,000 mL の血液が供給される．これは心臓からの拍出量の 20～25％にあたる．腎臓に入った血液は，糸球体の毛細血管に流れる（図 7-8）．糸球体における血圧は濾過量に大きく影響するので，糸球体の直前と直後の血管（輸入細動脈と輸出細動脈）の抵抗を制御することで血圧を調節している．糸球体で濾過された残りの血液は輸出細動脈を通過して，尿細管周囲毛細血管に流れる．この毛細血管では，尿から再吸収された成分を吸収して血液中に戻す．また，髄質では尿を濃縮するためにイオンや尿素の濃度が高くなっているため，それを維持できるように下行血管と上行血管が平行して走り，その間で物質を交換できるよう対向流交換系を形成している．

一方，糸球体で濾過された液は，ボウマン嚢の内腔（ボウマン腔）から近位尿細管，ヘンレループ，遠位尿細管，集合管へと流れ，その間，濾過された液から有用な血漿成分，水，電解質を回収する（図 7-8）．有用物質が回収されて濃縮された濾過液は尿となり，集合管から腎錐体，小腎杯で受け取り，腎盂，尿管を通って膀胱へと排出される．

腎臓内のリンパ管は，動脈に平行して流れている．腎臓の傍糸球体装置の顆粒細胞から放出されたレニンはリンパ液に含まれ，リンパ液の流れにより全身に送られる．リンパ管は，レニンが全身の循環に作用する経路として重要である．

図7-8 腎臓の血管系および尿細管の構造

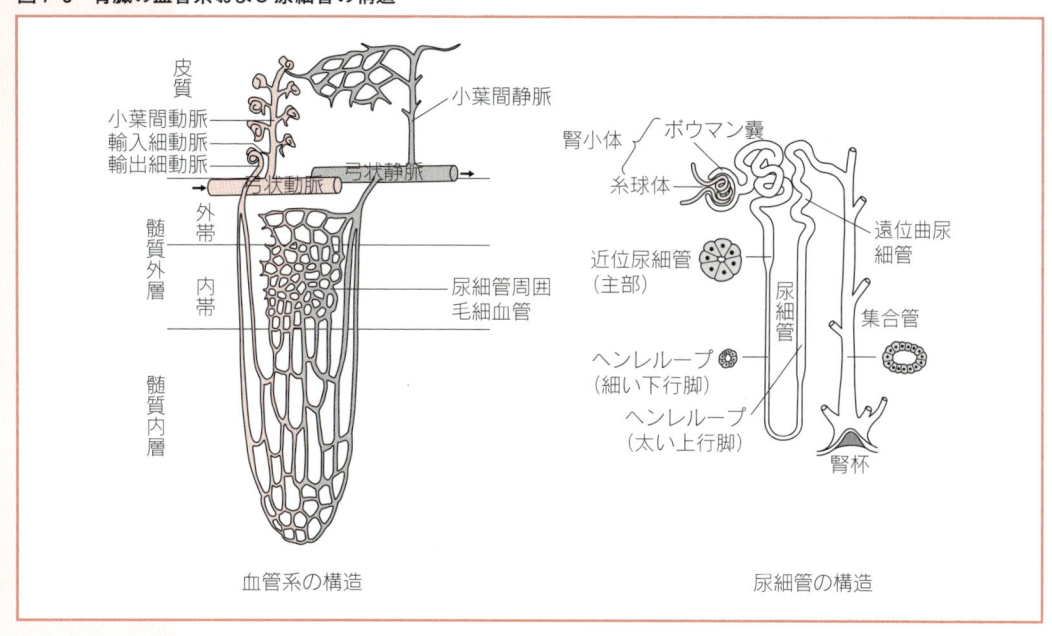

血管系の構造　　　　尿細管の構造

2―糸球体濾過

　糸球体の毛細血管壁は，濾過のためのフィルタとなっている．血液に接触する面には，毛細血管内皮細胞がある．糸球体の毛細血管内皮細胞には，直径50～100 nmの孔があいている．次に，厚さ240～370 nmの糸球体基底膜があり，それを覆う足細胞の足突起の隙間の3層構造となっている．内皮細胞の隙間は，血球細胞は透過できない大きさであるが，血漿タンパク質よりは大きい．一方，糸球体基底膜は陰性荷電を有していて，サイズによる排除効果と荷電による排除効果により，分子量7万以上のタンパク質をほとんど通さない．したがって，糸球体を濾過された液は，大きいタンパク質成分以外は血漿とほぼ同じである．すなわち，生体に必要な有用物と不要な老廃物が含まれる．生体に有用な物質は尿細管を通過している間に再吸収され血液に戻る．

　糸球体濾過量（GFR）は，100～120 mL/min（腎臓に供給される血漿の約1/5に当たる）である．このとき，濾過の駆動力は濾過膜内外の静水圧差および膠質浸透圧差である．すなわち，

図 7-9　糸球体毛細血管における実効濾過圧力の変化

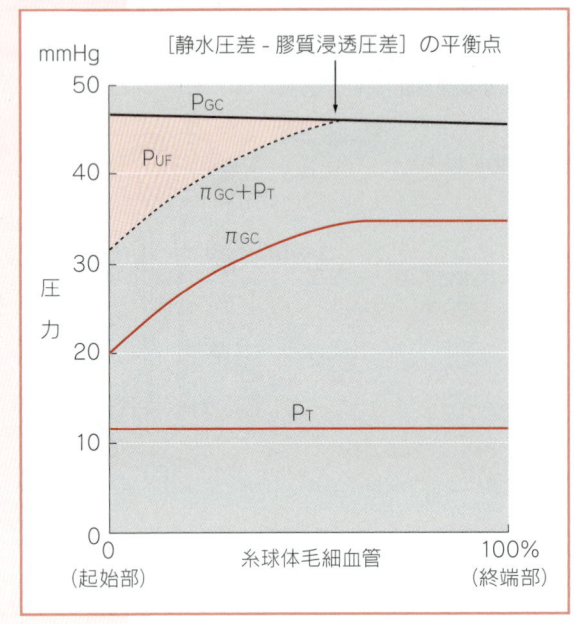

糸球体血管内圧 P_{GC} は終端部においても 1～2 mmHg しか低下しないが，血液が毛細血管を流れる間に濾過されずに血液中に残っているタンパク質の濃度が高くなるため，血漿膠質浸透圧 π_{GC} が増加する．濾過の駆動力として働く実効濾過圧 P_{UF} は，起始部では 15 mmHg であるが，徐々に低下し，静水圧差と膠質浸透圧差が釣り合った場所で濾過が止まる．体液量が増加すると，この釣り合っている場所が糸球体毛細血管の下流側に移動するため，糸球体濾過量が増加する．
（坂井建雄，他：カラー図解 人体の正常構造と機能 5 腎・泌尿器．日本医事新報社，2002 より）

$$\Delta P_{UF} = \Delta P - \Delta \pi$$
$$= (P_{GC} - P_T) - (\pi_{GC} - \pi_T) \tag{7-2}$$

P_{GC}：糸球体毛細血管圧，P_T：ボウマン腔圧
π_{GC}：血漿浸透圧，π_T：糸球体濾過液の膠質浸透圧 $\fallingdotseq 0$

である．血液が糸球体毛細血管を流れる際には，タンパク質は濾過されずに血液中に残るため，起始部から終端部に向かうにつれて血液中のタンパク質の濃度が高くなる．そのため，膠質浸透圧が増加し，静水圧差と浸透圧差が釣り合う（$\Delta P_{UF} = 0$）ところで濾過が止まる（**図 7-9**）．体液量が増加すると，糸球体毛細血管を流れる血液の流速が早くなり，静水圧差が大きくなるため静水圧差と浸透圧差が等しくなる場所は下流側にずれる．その結果，糸球体濾過量が増え，過剰の水分を除去できるようになる．

糸球体濾過量（GFR）は，濾過面積 A，濾過膜の濾過係数 L_P，濾過圧 ΔP_{UF} より，

$$GFR = L_P \, A \, \Delta P_{UF} \tag{7-3}$$

と表される．

　単位時間に尿中に排出され，きれいになった血液の体積を腎クリアランスという．腎クリアランスは，

（腎クリアランス）=（尿中に排出された各物質の量）/（血中濃度）

より計算され，流量と同じ単位（通常 ml/min で表す）をもつ．

　糸球体膜で阻止されず，尿細管で再吸収も分泌もされない物質の腎クリアランスの値は，糸球体濾過量と等しくなる．そのような物質にイヌリンがある．そのため，GFR を知りたいときには，イヌリンの腎クリアランスの測定を行う．イヌリンの腎クリアランスと GFR はほぼ同じ値になる．

　クレアチニンは，イヌリンとほぼ同様の挙動を示し（厳密には尿細管での分泌があるのでかならずしも一致しないが），生体内にもともと存在するので，一般にはクレアチニンクリアランスを用いて腎機能（GFR）を評価することが多い．また，実際にクリアランスを求めるためには，尿を貯めて尿中の濃度を測定する必要があるが，クレアチニンでは，血中クレアチニン濃度より年齢や体重で補正して GFR を予測する式が作られており，それを用い簡便に腎機能が評価されている．

3 ─ 尿細管における再吸収

　糸球体濾過液に含まれる有用物質の多くは，近位尿細管で血液側に回収（再吸収）される．近位尿細管で回収される物質には，ナトリウム，無機リン，グルコース，ペプチド，アミノ酸，重炭酸などがある．ヘンレループ下行脚と集合管では水の再吸収，ヘンレループの上行脚（遠位尿細管）ではナトリウム，カリウム，塩化物イオンなどが再吸収され，対向流増幅系，対向流交換系による物質移動により尿が濃縮される．

▶ 1）近位尿細管における回収

　近位尿細管で，グルコース，ペプチド，アミノ酸はほぼ100%回収され，炭酸水素イオンは90%，水や電解質（ナトリウムイオン，カリウムイオン）は60〜70%回収される．近位尿細管における再吸収機構の全体像を図7-10に示した．

　すでに述べたように，近位尿細管細胞には，管腔側に Na^+ 依存性グルコース輸送体が，血管側に Na^+ 非依存性グルコース輸送体が存在する．Na^+/K^+ 交換輸送体により細胞内のナトリウムイオン濃度は低くなっており，グルコースはナトリウムイオンとともに，グルコースの濃度勾配に逆らって，管腔側にある Na^+ 依存性グルコース輸送体を介して細胞内に流入する．

　無機リンについても，グルコースと同様に管腔側に Na^+ 依存性リン酸輸送体があり，ナトリウムイオンとともに無機リンが再吸収される．このとき，リンの再吸収量は，副甲状腺ホルモン（PTH）により調節されている．

図 7-10　近位尿細管の再吸収機構の全体像

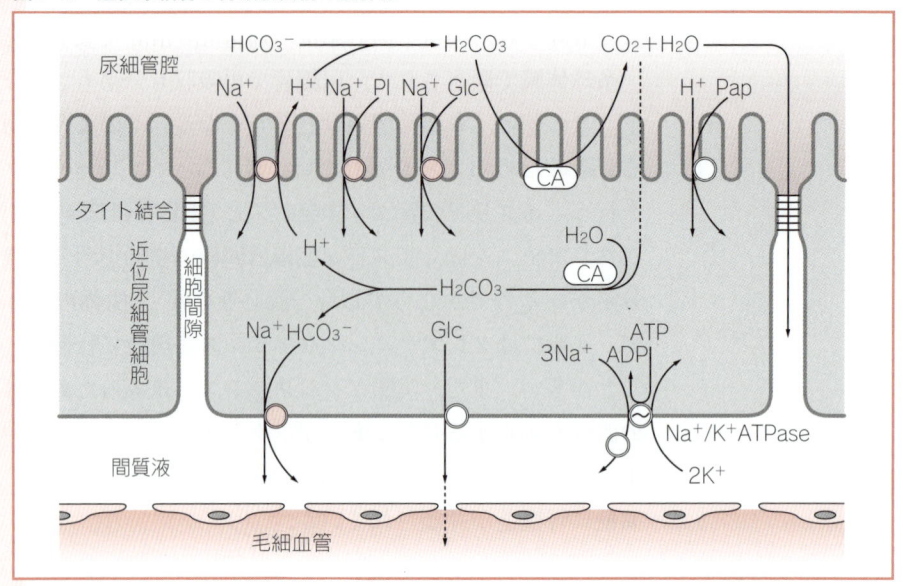

近位尿細管では，Na$^+$依存性の各種輸送体によりグルコース，ペプチド，アミノ酸が回収され，Na$^+$/HCO$_3^-$共輸送体により炭酸水素イオンが回収され，また水や電解質（ナトリウムイオン，カリウムイオン）も回収される．
◎：輸送体，CA：炭酸脱水酵素，Glc：グルコース，Pep：ペプチド，Pl：リン
（坂井建雄，他：カラー図解 人体の正常機能と構造　5 腎・泌尿器．日本医事新報社，2002 より）

　ペプチド，アミノ酸の輸送体は管腔側に存在する．ペプチド輸送体では，ペプチドをH$^+$（プロトン）とともに細胞内へ吸収する．管腔側は，Na$^+$/H$^+$交換輸送（二次性能動輸送）によりH$^+$が運ばれ，その濃度が高くなっている．ペプチド，アミノ酸の輸送体は，そのプロトンの濃度勾配を利用するので，三次性能動輸送と呼ばれる（図 7-11）．
　糸球体濾過液中の炭酸水素イオンは細胞透過性が低く，おもに二酸化炭素として再吸収される．近位尿細管では，Na$^+$/H$^+$交換輸送（二次性能動輸送）により濾過液にH$^+$が移動する．H$^+$は炭酸水素イオンと反応して，管腔側の細胞膜上に発現している炭酸脱水酵素の作用により，二酸化炭素と水になる．二酸化炭素はそれ自身の濃度勾配に従って，拡散により細胞内に移動する．細胞内に拡散した二酸化炭素は，細胞内の炭酸脱水酵素の作用により，ふたたび炭酸水素イオンになり，血液側の細胞膜に存在するNa$^+$/HCO$_3^-$共輸送体により血液側に回収される．近位尿細管で糸球体濾過液中の炭酸水素イオンの約90％が回収され，その結果，糸球体濾過液のpHは7.4から6.7に低下する．

▶2）尿の濃縮

　ヒトは，摂取する水の量の違いによって尿を濃く（高浸透圧に）したり，

図7-11 近位尿細管におけるペプチドの輸送

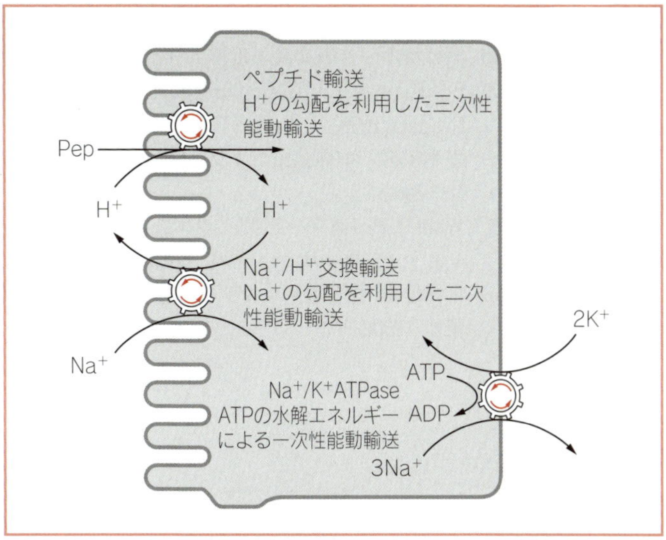

Na$^+$/K$^+$ATPase により Na$^+$ が細胞外に輸送され，その濃度勾配を基に Na$^+$/H$^+$ 交換輸送体により H$^+$ が細胞外に輸送され，その H$^+$ ともに各種アミノ酸・ペプチド輸送体により細胞内に吸収される．
(坂井建雄，他：カラー図解 人体の正常機能と構造 5 腎・泌尿器．日本医事新報社，2002 より)

薄く（低浸透圧に）したりすることができる．近位尿細管から遠位尿細管につなぐ部分は，腎臓の表層（皮質）から深部（髄質）に向かって下行し，Uターンして上行して皮質に戻る．このループ構造がヘンレループである．糸球体濾過液は，ヘンレループを下行した先端でいったん濃くなるが，ヘンレループの上行脚を上るにしたがってまた薄くなる．遠位尿細管を経て集合管に入った尿は，抗利尿ホルモンがある場合には，水が回収されて濃くなり，抗利尿ホルモンがない場合には，薄いまま尿となり排出される．

　ヘンレループの上行脚を上るにしたがって薄くなるのは，そこにNa$^+$/K$^+$/Cl$^-$共輸送体があり，それらのイオンを尿細管から吸収するためである．これにより間質側の浸透が上昇するため，それと平行に走行している下行脚では，水が受動的に浸透圧の高い間質側に移動している．

　ヘンレループの下行脚，上行脚，集合管はそれぞれ平行して走り，かつ管内の液の流れは逆方向である．このような配置を対向流といい，尿細管では髄質深部にいくほど浸透圧が高くなり，それにより尿を濃縮する．このような系を対向流増幅系と呼ぶ．また，血管もヘンレループと同様に下行血管と上行血管が対向流を形成している．この対向流は，髄質深部に向かう浸透圧勾配を維持しつつ，間質の水を血管に吸収するための構造で，対向流交換系と呼ばれる．

参考文献

1) 大地陸男：生理学テキスト第4版．文光堂，2003．
2) 酒井清孝，吉田文武：化学工学と人工臓器第2版．共立出版，1997．
3) Fournier, R. L.：Basic transport phenomena in biomedical engineering. Taylor & Francis, 1998.
4) 牛木辰男，小林弘祐：カラー図解　人体の正常構造と機能　1呼吸器．日本医事新報社，2002．
5) West, J. B.（桑平一郎訳）：ウエスト　呼吸生理学入門　正常肺編．メディカル・サイエンス・インターナショナル，2009．
6) 坂井建雄，河原克雅：カラー図解　人体の正常構造と機能　5腎・泌尿器．日本医事新報社，2002．

第8章 医用材料工学

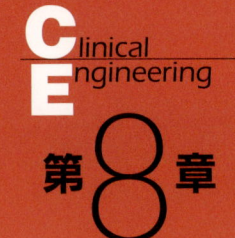

医用材料に求められる条件とは

1 医用材料の種類と条件

　人工物や生体の一部を人体の機能の一部代行や治療に利用しようとする発想は意外と歴史が古く，紀元前の頃まで遡ることができる．しかし，近年の医療で利用されている多種多様な材料のように，めざましい質的進歩を遂げたのは20世紀に入ってからである．この進歩は，医療や工業をはじめとした科学技術の発展によるところが大きい．現代の医療にとって医用材料は不可欠なものであるといっても過言ではない．

　医用材料は，生体材料（バイオマテリアル：biomaterial）と呼ばれることもあるが，生体材料という言葉は2つの意味をもっている．1つは生体を構成する材料，すなわち，たとえば器官（臓器），組織のような，生体そのものの構成により呼吸・消化・循環など生命を維持し，運動を可能とする役割を果たす材料という意味である．もう1つは生体と接触する材料，すなわち，生体の構造や機能を一時的あるいは半永久的に他の材料で代行または再現するか，あるいは，短期から長期にわたり治療を補助する役割を担う材料という意味である．本書で取り上げる医用材料とは，まさに生体と接触する材料のことを指しており，生体を構成する材料の一部や成分を用いる場合は生体由来材料という言葉を用いて区別される．また，医用材料の接触相手である生体には，器官や組織だけでなく体液や血液，そしてそれらの成分も含まれる．

　医用材料の用途は多岐にわたっている．**表8-1**に医用材料の用途（領域）別分類をまとめた．医用材料の例については代表的なものをあげるにとどめた．臨床工学技士が扱う機会の多い体外循環装置（生命維持管理装置）の関連では，人工心肺，人工腎臓と，それに付随する血液回路，人工肺，血液浄化器などがあげられる．また，整形外科では人工関節や人工骨などが，心臓血管外科では人工弁や人工血管などが，歯科では歯冠材料や充填剤などが，眼科ではコンタクトレンズや眼内レンズなどがあげられる．その他にも，ディスポーザブル（disposable）のカテーテルやチューブ，縫合糸，注射器具などがあり，その種類たるや膨大な数にのぼる．

　医用材料を使用部位で大まかに分類し直すと，体外，体表，体内に分けら

表 8-1 医用材料の用途(領域)別分類

用途(領域)	医用材料の例
体外循環治療 (臨床工学技士関連)	人工心肺,人工腎臓,血液回路,人工肺,血液浄化器(血液透析・濾過・吸着膜,血漿分離膜など)
整形外科	人工関節,人工骨,人工靱帯,骨折固定材
形成外科	人工皮膚,創傷被覆材
心臓血管外科	人工弁(機械弁,生体弁),人工血管,補助人工心臓,ペースメーカ,ステント
歯科	歯冠材料,人工歯根,充填剤
眼科	コンタクトレンズ,眼内レンズ
その他	カテーテル,チューブ,縫合糸,注射器具,血液バッグ

表 8-2 医用材料の種類の概要

材料の種類	具体例(材料名)
金属材料	ステンレス鋼,コバルトクロム合金,チタン合金
非金属無機材料 (バイオセラミックス)	アルミナ,ジルコニア,ヒドロキシアパタイト
有機材料 (高分子材料)	<合成> ポリエチレン,シリコーン,ポリ塩化ビニル <天然> コラーゲン,セルロース
生体由来材料	異種心臓弁,骨(自家,同種) <組織工学的材料> 同種培養真皮

れる.体外で使用される材料には,人工心肺,人工腎臓,輸液器具などがあり,これらは体外循環などの手段として用いられる.体表で使用されるものには,コンタクトレンズ,歯科材料,人工皮膚などがあり,これらはおもに体表に接するかたちで用いられる.体内で使用されるものには,カテーテル,人工関節,人工血管,人工弁,縫合糸などがあり,これらは体内に留置または埋め込んで用いられる.その他に,血液回路(チューブ,カテーテル),穿刺器具のように,体内と体外を連結して用いられる材料もある.

医用材料の種類には,金属材料,非金属無機材料(バイオセラミックス),合成・天然有機材料(高分子材料),生体由来材料がある(表8-2).このなかで,生体由来材料は,生体組織などをほぼ取り出したかたちで用いるものと,組織工学(ティッシュエンジニアリング:tissue engineering)的手法により作製されたものに分けられる.組織工学的材料は,他の材料と比べ機能や構造をより生体に近づけるか,または再生させようとする発想で作成されたもので,再生医療と呼ばれる分野で応用されている.前者の例として,人工弁(生体弁に分類される異種心臓弁)のようにブタなどの動物組織を取り出し

図8-1 医用材料に求められる条件

材料と生体の相互作用：生体適合性、非毒性
工業製品に共通した材料の選択や設計：医用機能性、耐久性、可滅菌性

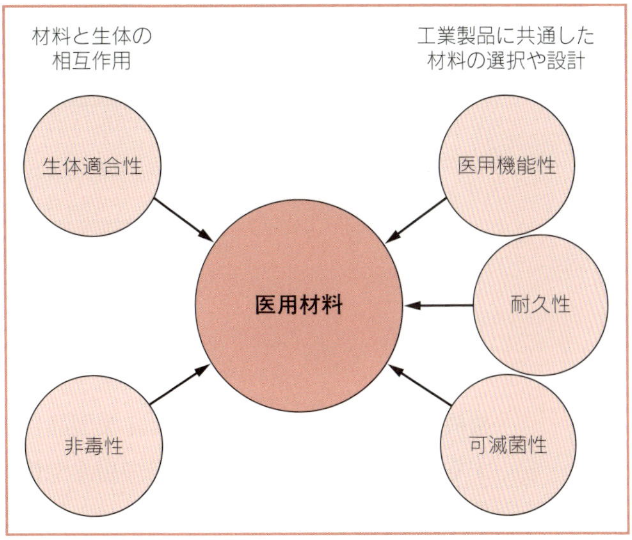

たものや，骨（自家，同種）のようにヒト器官から作製されたものなどがある．後者の例として，人工皮膚の同種培養真皮のように生体由来の高分子マトリックス，たとえばコラーゲンスポンジ上でヒト皮膚線維芽細胞を培養して作製されたものがある．また，天然高分子材料は生体由来材料としても分類可能である．

　これらの材料は，それぞれの種類に特有の長所と短所を合わせもっている．たとえば，金属材料は，強度が高く加工容易であるが腐食しやすい．非金属無機材料は，強度が高く腐食しにくいが，加工がむずかしく脆い．高分子材料は，硬質・軟質やゴム状・液状など多様であり，加工・成形性がよく種類も多いが強度が低い．生体由来材料は，生体との相性が比較的よいとされるが，異種由来の材料には抗原性や感染の問題があるものもある．したがって，目的や用途に応じて，現有材料のなかから最適なものを選択する必要がある．これら医用材料の種類と性質については第9章で詳しく説明しよう．

　医用材料は生体内外において細胞や体液などと接して用いられるため，生体との相性がよく（生体適合性），生体に毒性がないこと（非毒性）が必要である．そして，材料が使用目的に合った機能をもち合わせていること（医用機能性），できるかぎり長期に使用できること（耐久性），滅菌可能であること（可滅菌性）も必要な条件である．これら医用材料に求められる条件を図8-1にまとめた．

　生体適合性と非毒性は材料と生体の相互作用，すなわち，材料が生体へ及ぼす作用と生体が材料に及ぼす作用が関連している条件であるのに対し，医

図8-2 生体適合性の分類

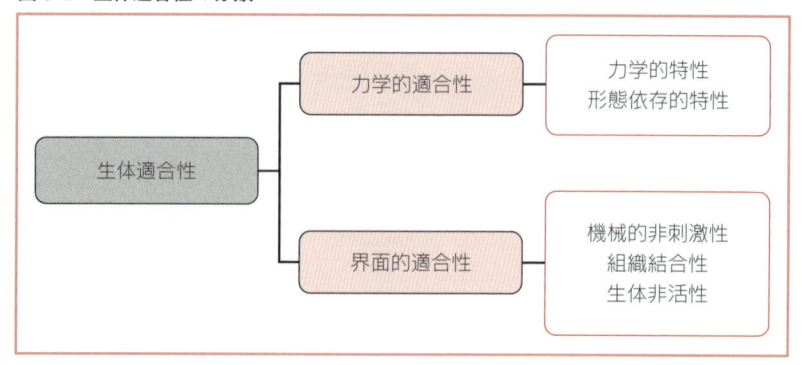

```
生体適合性 ─┬─ 力学的適合性 ─── 力学的特性
           │                    形態依存的特性
           │
           └─ 界面的適合性 ─── 機械的非刺激性
                                組織結合性
                                生体非活性
```

用機能性，耐久性，可滅菌性は工業製品に共通した材料の選択や設計に関連する条件である．ただし，材料の用途や使用部位によって各条件に求められる方向性や厳しさの程度は異なる．これらの条件のなかで医用機能性が，その他の条件を決定するという意味でもっとも基本的かつ重要である．また，すべての条件を満たさないと医療に用いることはできないことを強調しておく．次に，それぞれの条件について簡単に説明しておこう．

2 生体適合性と非毒性

　医用材料を理解するうえで，生体適合性は切っても切り離せない基本的かつ重要な問題である．しかし，その言葉の意味については曖昧である．それは，生体と材料の相互作用に関するさまざまな要素が複雑に絡み合っているためである．先ほど「生体との相性」という表現を用いたが，通常，生体は外部からの異物の侵入に対し特有の拒否反応を示す．したがって，生体内で補綴物（ほてつぶつ）を使用するためにはこの反応を防ぐ必要がある．言い換えるならば，医用材料は生体に害や余計な刺激を与えずに目的に合わせて機能する必要がある．そのための材料の性質のことを生体適合性と定義できる．

　生体適合性は，力学的適合性と界面的適合性に分けることができる（図8-2）．力学的適合性は，材料の弾性率や剛性のような力学的特性や，材料や生体の形態に依存する適合性のことである．それに対し，界面的適合性は，材料と生体が出会う表面が関与する生物学的な適合性のことである．界面的適合性はさらに，摩擦や過度の機械刺激の与えにくさの機械的非刺激性，軟組織・硬組織に対する材料の結合，あるいは，接着しやすさの組織結合性，異

物による生体反応の起こしにくさの生体非活性に分けられる．これらの性質を備えた材料が生体適合性に優れたものといえる．

　生体適合性とならび重要な問題として材料の非毒性がある．どちらも類似した生体反応を伴うため混同されがちであるが，言葉の曖昧さを排除するためにはこれらを区別したほうが好都合である．毒性とは，材料から溶出した有害物質により細胞が致命的な損傷を受けることを指す．したがって，非毒性とは生体への有害物質の溶出しにくさに関する材料の性質と表現できる．ここで有害物質のおもなものを紹介しておこう．高分子材料では，未反応の残存モノマー，特性改良を目的として加えられた可塑剤などの添加物（副資材と呼ぶ），放射線や化学反応による分解物などがあげられる．金属材料では，金属イオンなどの腐食生成物，摩耗粉などがあげられる．これらは，短期または長期の使用により生体に悪影響を与えるので，できるかぎり生じさせないことが材料に要求される．

　したがって，ある材料を医用材料として用いるためには，生体適合性のみならず非毒性，すなわち毒物溶出の有無や程度，そしてそれが人体に与える影響についてあらかじめ検討しておく必要がある．これらの話の基礎となる生体と医用材料の相互作用の詳細については，第10章で解説することにしよう．

3 医用機能性と耐久性

　医用材料の用途は，生体機能代行，手術補助，血液浄化，血液・輸液保存などさまざまであるが，材料にはそれぞれの目的に合った固有の機能をもつことが要求される．この特定の機能に対する充足度のことを医用機能性と呼ぶ．

　医用材料の機能は，大きく分けて物理的機能と化学的機能に分けられる（図8-3）．物理的機能は，ほとんどが力学的な機能である．たとえば，血液バッグの収容機能，人工心臓のポンプ機能，人工関節のジョイント機能，人工透析器の物質分離機能，コンタクトレンズの光学機能などがある．化学的機能は，化学反応を伴う分子レベルの機能といえる．例は少ないが，血液浄化用の免疫吸着剤の認識・結合機能，ドラッグ・デリバリー・システム（drug delivery system：DDS）の物質補給機能（薬物の徐放や局所放出などの機能）などをあげることができる．

　ところで，医用材料は生体組織や器官などと異なり，劣化しても決して修

図 8-3　医用材料における機能の概要

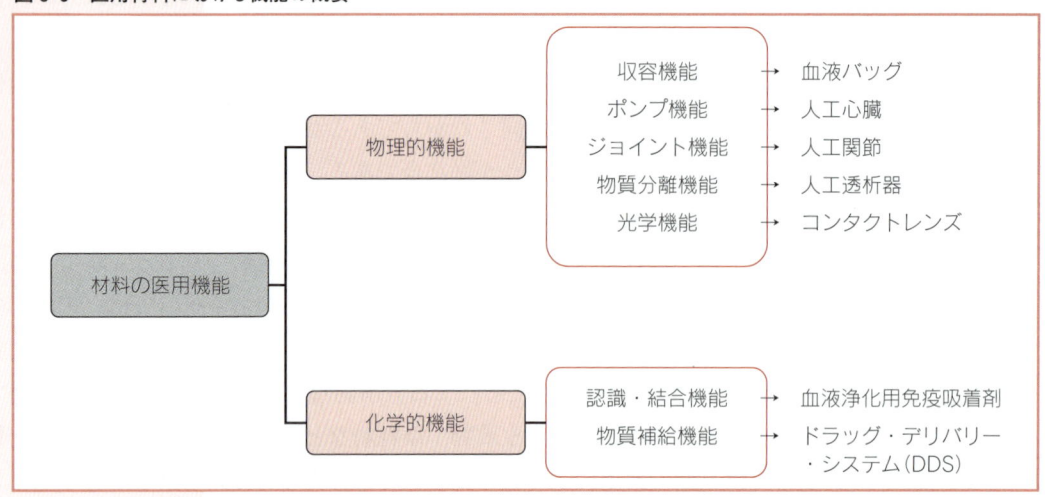

```
                                   ┌─ 収容機能     → 血液バッグ
                                   ├─ ポンプ機能   → 人工心臓
                    ┌─ 物理的機能 ──┼─ ジョイント機能 → 人工関節
                    │              ├─ 物質分離機能 → 人工透析器
材料の医用機能 ─────┤              └─ 光学機能     → コンタクトレンズ
                    │
                    └─ 化学的機能 ──┬─ 認識・結合機能 → 血液浄化用免疫吸着剤
                                   └─ 物質補給機能   → ドラッグ・デリバリー
                                                     ・システム（DDS）
```

復されないので，機能を果たせなくなった場合には交換する必要が出てくる．しかし，体内に埋め込む場合には侵襲を避ける観点から，交換のために行う手術の繰り返しを減らすことが望ましい．また，材料が劣化した状態における手術は，正常な部位にまで影響を及ぼすので，回数が増すごとにむずかしくなるのも事実である．したがって，できるかぎり長期にわたり機能を維持させるためには材料に耐久性が要求される．しかし，たとえば金属材料を用いると，生体内には水分や電解質などが存在するため腐食し強度が低下し，繰り返し応力がかかる部位では疲労により破断する可能性がある．また，繰り返し摩擦がかかる部位では摩耗が進むことで元の形状を維持できなくなる可能性がある（これは高分子材料でも同様で力学的適合性が低下する）．これら機能の崩壊を避けるために，耐食性，耐疲労性，耐摩耗性が材料に要求されることになる．

4　可滅菌性

　体外で大気にさらされている材料には，細菌類などの増殖性をもつ微生物が付着する可能性があり，そのまま生体に利用すると感染などにより人体に悪影響を及ぼす．したがって，医用材料においては使用前（おもに材料の製造過程で）に滅菌操作を行うことが義務づけられている．ところが，材料によっては特定の滅菌法を用いることで劣化などの重大なダメージを受けるものもある．したがって，可滅菌性は医用材料の選択において重大な影響を及

図 8-4 滅菌操作による生菌数の時間依存性

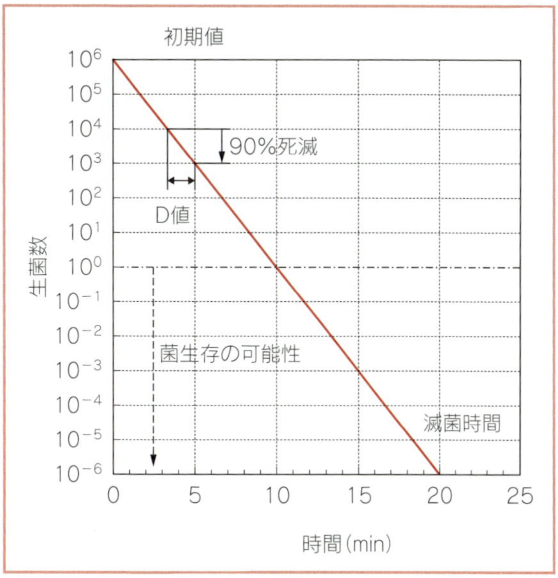

ぼす．

　滅菌操作とは，病原性・非病原性を問わず，完全に微生物を死滅させるか，または，除外することである．一般的に，微生物の数は，滅菌操作により指数関数的に減少することが知られている．そして，その程度すなわち滅菌効果は，滅菌方法，滅菌条件，菌の種類によって異なる．滅菌操作による生菌数の時間依存性（概念）を図 8-4 に示す．

　図 8-4 において，ある菌種の初期菌数を 10^6 とし，ある滅菌法で滅菌を行い時間経過に伴い菌数は減少すると仮定する．このとき，生菌数が元の菌数に対し 1/10 になる，すなわち 90％死滅する条件（この場合は時間）のことを D 値（decimal reduction value）と呼び，各菌種に対する滅菌耐性の尺度として用いている．体内で用いる医療材料の滅菌の判断基準（保証レベル）は，生菌数が 10^{-6} 以下とされているので，これを満たす時間がすなわち滅菌操作に必要な時間となる．また，10^0 より小さい生菌数は菌生存の可能性と考えることができる．

　現在，各種滅菌法のなかで，高圧蒸気滅菌，エチレンオキサイドガス（ethylene oxide gas：EOG）滅菌，放射線滅菌の3種類が医用材料の滅菌に有効で，しかも代表的な方法として用いられている．高圧蒸気滅菌は，飽和水蒸気の熱作用によりタンパク質や核酸を変性させることで微生物に致命的損傷を与える．EOG 滅菌は，その非常に高い反応性を利用して，核酸（DNA）やタンパク質をアルキル化させることで物質合成や代謝を阻害し，微生物に致命的損傷を与える．放射線滅菌は，電離作用により核酸やタンパク質に直

放射線滅菌の D 値： 本文中では D 値の横軸を時間としたが，これは高圧蒸気滅菌と EOG 滅菌に当てはまる．放射線滅菌の場合は，吸収線量と微生物の死滅が関係あることから，通常は吸収線量が横軸にとられている．

表 8-3 各滅菌法とおもな特徴

	高圧蒸気滅菌	EOG 滅菌	放射線滅菌
条件	飽和水蒸気, 121℃, 約2気圧, 15〜20分	EOG, 40〜60℃, 濃度 450〜1000 mg/L, 数時間	γ 線 (^{60}Co), 室温, 約25 kGy, 数時間
長所	含水材料も処理可能, 簡便, 低コスト, 水は生体に安全	材料の種類を比較的選ばない, 耐熱性・耐湿性不要	高い材料透過性で滅菌の信頼性が高い, 材料の種類を比較的選ばない, 耐熱性不要
短所	耐熱性・耐圧性・耐湿性・包装物にガス透過性が必要	残留ガス毒性の問題, 包装物にガス透過性が必要	耐放射線が必要, 高コスト, 特別な施設が必要で機会が限られる

接損傷を与え,さらに間接的にはラジカル(不対電子をもつ反応性の高い化学種)を発生させることで,微生物に致命的損傷を与える.それぞれの方法に長所と短所があるため,材料の特性や使用環境などに応じて使い分けられている.

表 8-3 に各滅菌法の特徴についてまとめた.詳細は表中にあるので説明は省略するが,この表にあるような材料のダメージに結びつく重大な問題点とそれぞれの滅菌法の補足事項について説明しておこう.

高圧蒸気滅菌法では,耐熱性の低い高分子材料,たとえばポリスチレンやポリエチレンをこの方法で処理すれば変形が起こるので用いることはできない.表中には標準の条件をあげておいたが,この条件の他に115℃(30分)と136℃(3分)も用いられており,温度が高くなると処理時間は減少する.また,この装置のことをオートクレーブ(autoclave)と呼んでいる.EOG 滅菌法では,EOG 自体に生体への毒性があることから,多孔質材料やガスを吸収しやすい高分子材料では,滅菌後における材料内部のガス残留が深刻な問題となる.つまり,EOG を除く工程が必要である.放射線滅菌法では,高分子材料によっては γ 線の照射により黄色着色(ポリ塩化ビニル,ポリプロピレンなど)や機械的強度の低下(ポリ四フッ化エチレン:商品名 テフロン)が起こる.これは,照射に伴い分子内に励起および電離反応が誘発されラジカルが発生することで,分子の鎖の切断や架橋が発生し構造が変化する

Tips
乾熱滅菌法と濾過滅菌法

本文で紹介した代表的滅菌法の他に,医療で頻繁に利用される滅菌法として乾熱滅菌法と濾過滅菌法がある.

乾熱滅菌法は,医療用器具のなかで金属や無機材料(ガラス)などの耐熱性材料を乾燥雰囲気で加熱(180〜200℃, 0.5〜1時間)して微生物を殺滅する方法である.同温度同時間における微生物の殺滅効果は,高圧蒸気滅菌法の湿潤雰囲気と比べ劣る.

濾過滅菌法は,耐熱性の低い薬液や細胞培養液などに混入する可能性のある微生物や粒子性物質を高分子製のフィルタ(おもな孔径 0.1〜0.45 μm)で濾過して除く方法である.ただし,孔径より小さいウイルスは除くことができないため厳密には滅菌とはいえない.どちらも,高圧蒸気滅菌法を補う処理法と考えてよい.

ためである．また，線源の種類として γ 線の他に電子加速器による電子線も使われている．電子線は，γ 線と比べ高線量率のため（電子線 10^4 kGy/h，γ 線 1〜10kGy/h）処理時間が数秒と短く，低コストという長所がある反面，透過性が低いという短所もある．

5 材料の安全性評価

　医用材料に人工物や自家以外の生体由来材料を用いる以上，対象とされる生体との相互作用がまったくないことはありえないのが現実である．だが，どの程度ならば生体が許容できるか条件を明らかにし，規格を設け，それを満たす材料を用いることで安全性を確保することは可能であり，かつ有意義である．そこで，製品として満たすべき安全性の規格と試験法について概説する．

　まず規格であるが，日本製・外国製を問わず輸出・輸入される医用材料製品の多くが，国際標準化機構（International Organization for Standardization：ISO）の規格に直接則るか，それに準拠した製造各国の国内規格に則るかたちをとっている．一般に，それぞれの国内規格は国際規格を批准しているため，規格制定の面で互いに影響を及ぼし合っている．たとえば，日本製のものは日本工業規格（Japanese Industrial Standards：JIS）と製造販売などに関する法律である薬事法に則っている．また，アメリカ合衆国では，米国材料試験協会（American Society for Testing and Materials：ASTM）の規格と，製品の安全性と有効性を保証する機関である米国食品医薬品局（Food and Drug Administration：FDA）に則っている．

Tips 医用材料における材料の選択肢

　現在，医用材料における材料の種類として多くのものが存在することは周知のことと思うが，たとえば人工関節や人工弁（機械弁）のように，体内補綴材料で特定の医用機能を満たすものを探すとなると選択肢が非常に少なくなるのが現状である．臨床の立場では，病気に苦しむ患者を救う使命があるので，良い材料があればどんどん使いたいのが心情であろう．

　どんな材料でも医用機能を満たせば，基礎から臨床にかけた研究により他の条件を満たすかどうかが評価され，その結果が良好ならば臨床応用される．そのなかでとくに手強いのが生体適合性と非毒性である．これらは長期的な評価や推定がむずかしいので，臨床応用後も改良のために研究対象として評価が行われている．しかし，もし問題が起こった場合，材料の改良などにより克服できなければ選択肢から除外せざるをえなくなる．つまり，それらを細かく調べれば調べるほど，ただでさえ少ない選択肢がさらに減る危険性が高まるのだ．このことは，医用材料の材料選択につきまとう実に厄介な問題である．

医用材料の安全を確保するためには，実際に製造されているものが安全に関する規格を満たしているのかを評価する必要がある．そのために，あらかじめ決められた項目に沿った安全性試験が行われている．医用材料や医療用具の安全性試験には，物性試験，溶出物試験，生物学的試験，無菌試験がある．物性試験は，おもに力学的試験（機械的強度）のことである．溶出物試験は，有害化学物質の溶媒中への溶出量を測定する試験のことであるが，それとは別に，材料内における有害物質含有量を調べる試験もある．生物学的試験は，材料の生体適合性や，溶出物による毒性や発癌性などを調べる試験のことである．無菌試験は，滅菌済み材料の滅菌効果（生菌数）を調べる試験である．これら医用材料の安全性評価の詳細については第11章で解説することにしよう．

参考文献
1) 筏　義人：生体材料学，基礎生体工学講座．産業図書，1994．
2) 小野哲章，峰島三千男，堀川宗之，渡辺　敏編：臨床工学技士標準テキスト．267〜278，金原出版，2002．
3) 堀内　孝，村林　俊：医用材料工学，臨床工学シリーズ12．コロナ社，2006．
4) 日本機械学会編：生体工学，機械工学便覧 β8．170〜191，丸善，2007．
5) 古橋正吉監修：医療用品の滅菌方法滅菌バリデーション滅菌保証—ISO規格翻訳版．日本規格協会，1997．
6) 土屋利江編：医療材料・医療機器の安全性と生体適合性．シーエムシー出版，2003．

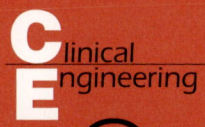

医用材料工学

第9章 医用材料の種類

1 医用材料の種類

　医用材料として用いられているものには，大別すると金属，無機，有機，生体細胞複合があげられる．これら医用材料には完成したものはないといってよいほど，生体組織と比較して未熟である．ある断面のみを比較すれば生体特性を凌駕する性能を有しているものの，それらを組み合わせて体内へ埋め込んだり，あるいは血液と接触させて使用するとおよそ生体のもつ機能には及ばなくなることがほとんどである．したがって，材料の研究開発は今後も精力的に続き，常に変化しているということを念頭におくべきである．
　一方，生体適合性では細胞膜表面と類似したコーティング材料が市販されるようになっており，コンタクトレンズをはじめとしたいくつかの医用材料に使用されつつある．血液接触部分ではきわめて良好な生体適合性を有しているため，今後このような材料の組み合わせによる生体適合性の向上が図られ，いずれ生体組織を上回る性能を有する材料も出現するであろう．

2 金属材料

　金属材料の特長は，適度な機械的強度と加工のしやすさである．その一方で，長期にわたる金属疲労や腐食の問題が残っている．材質の異なる金属を接触させると電気化学的腐食を起こすことがあり，強度低下，構造体の破壊に至る．

1─ステンレス鋼

　JISにおけるステンレスの分類（表9-1）は，
・マルテンサイト系ステンレス
・フェライト系ステンレス
・オーステナイト系ステンレス

表9-1 ステンレスの種類と代表的成分，使用用途

マルテンサイト系ステンレス		
SUS410	13Cr	刃物など
フェライト系ステンレス		
SUS430	18Cr	一般家電製品など
オーステナイト系ステンレス		
SUS304	18Cr—8Ni	一般家財製品など
SUS305	18Cr—10Ni	医療器具・電子部品など
SUS316L	18Cr—12Ni—2Mo—低炭素	優れた耐腐食性を必要とする医療器具など
析出硬化系ステンレス		
SUS631	17Cr—7Ni—1Al	ばね部品

・オーステナイト・フェライト系ステンレス

・析出硬化系ステンレス

となっている．

　マルテンサイト系ステンレスの使用例は刃物に代表されるが，焼き入れ焼きなましの熱処理によって強度を増すことができる．耐食性は他のステンレスに劣る．

　フェライト系ステンレスは熱処理による強度向上がなく，汎用鋼材として利用されている．

　オーステナイト系ステンレスは 18-8 ステンレスに代表されるように，もっとも一般的なステンレス鋼材である．錆びにくく，熱処理によって硬化しない，加工性がよいなどの特長を有している．SUS305 は非磁性の特長をもつ（磁石がつきにくい）ため，電子部品などへ利用されている．

　さらに，SUS316L では耐食性，加工性に優れているため，海水などの塩水と接触する部分に用いられている．L はローカーボン，すなわち低炭素含有を意味しており，耐腐食性能が大きい．血液透析など，NaCl 液に接触する医療部品にはすべて SUS316L が使用されている．

　析出硬化系ステンレスは，冷間圧延後析出硬化熱処理によりきわめて高い硬化性を有する鋼材である．ばね材として利用されている．

2—コバルトクロム合金

　元々は軽量，耐摩耗強度，高温や振動にも耐えられる材質として航空機エンジン材料に使われている．その優れた性能から，歯科材などの生体材料としても使用されるようになった．商品名ではバイタリウムが有名である．コ

バルトが約60％，クロムが約30％，モリブデンが数％とその他の金属からなる合金である．差し歯，入れ歯や，インレーと呼ばれる虫歯を削った後に埋める金属などは，金属イオンが溶出しないほど生体適合性は高い．しかし，通常のコバルトクロム合金は金属イオンが溶出するため，金属アレルギー患者への使用は限られている．一部ではコバルトクロム合金でもニッケル，ベリリウムを含まず，金属イオンの溶出がきわめて少ない合金も市販されており，これら合金は歯科材として一般に使用されている．

3 ─ チタン

地球上に比較的多く存在する金属だが，精製がむずかしいため高価である．酸素をはじめとする元素と結合しやすく，酸化物の二酸化チタンは古くから白色顔料としても利用されている．光触媒として塗料にも含まれている．

チタンは表面が酸化物で覆われて非常に安定であり，耐腐食性に優れている．医療分野では歯科材としてのインプラントや人工関節などに利用されている．強度も優れているため金属疲労をきたしにくい．骨との親和性を向上させるため，ヒドロキシアパタイトをコーティングしたものが市販されている．最近は，チタン合金表面にアルカリ処理を施して生体とアパタイト層を形成させる技術も確立，市販されるに至った．また，多孔質化して生体親和性を向上させたものもある．

4 ─ 形状記憶合金

ニッケルチタンからなる合金が一般的である．変形させておいても，所定の温度を与えることによって元の形状に復元する機能を有している．医療分野ではステントなどに使用されており，挿入時には小さく折りたたむが目的の場所で復元させる．また，外部の力で変形しても元の形状に戻るため，歯列矯正ワイヤなどの固定部品にも使用されている．ただし，変形率が限度を超えると元の形状には戻らない．一般にはメガネフレームにも利用されており，身近なところで使用されている．

5 ─ 貴金属

白金や金合金が一般によく使用されている．歯科材のいわゆる"かぶせもの"には金合金である18Kなどが使用されるが，これは金－銀－銅からなる合金である．純金（24K）は柔らかいためほとんど使用されない．また，金合

金の強度を増すために白金を加えた白金加金合金も歯科材として使用されている．銀を主成分とした金銀パラジウム合金は，保険適用の銀歯として広く用いられている．

3 非金属無機材料

1─バイオセラミックス

生体に用いることができる金属以外の個体材料の総称である．以下で紹介するものの他にも，リン酸塩ガラス（バイオガラス）などがある．ヒドロキシアパタイトと同様生体内活性材料であり，骨との親和性がよい．

2─パイロライトカーボン

生体不活性材料の代表的な材質である．純粋なカーボンは生体から異物として認識されないため，人工弁などに使用されている．とくに，炭化シリコンをまったく含まないカーボン（商品名 On-X Carbon）を用いた人工弁は，既存品に比べて有害事象が少ないと報告されている．

3─アルミナ・ジルコニア

医用材料として代表的なセラミックである．アルミナとは酸化アルミニウム（Al_2O_3）のことであり，耐熱強度が高いうえに硬く，化学的に安定しているので歯科材として使用されている．また，ジルコニア（酸化ジルコニウム：ZrO_2）は透明で屈折率と強度が高いので，ダイヤモンドの代わりにも使用されている．ジルコニアも歯科材として使用されており，審美歯科治療に用いられるようになった．さらに，ジルコニアとアルミナのきわめて強度の高い複合セラミックスも市販されており，金属アレルギー患者でも奥歯のかぶせものやブリッジなどにも利用されている．また，人工関節の骨頭（ヘッド）にもジルコニアセラミックスが使用されつつあり，人工関節の埋め込み寿命が延びると予想されている．いずれも生体不活性である．

4 ─ ヒドロキシアパタイト

　骨をはじめとする生体との親和性がきわめてよく，生体内活性材料である．リン酸カルシウムからなり，骨の形成促進，歯科材，細胞培養など多くの医療分野に利用されている．骨形成では商品名ネオボーンと呼ばれる微小球体で多孔空洞のヒドロキシアパタイトが市販されており，骨欠損部へ注入することによる骨の再生が行われている．チタン合金表面へのコーティングによる骨親和性の向上や，実験的ながら柔軟性のあるチューブ表面へコーティングすることによるチューブと皮膚組織との融合なども試みられている．チタン合金表面へのコーティングはアパタイトの剥離などが起きることもあり，チタン合金の項で述べたようにチタン自身の表面加工による骨親和性向上へと移りつつある．

4 有機材料（高分子材料）

1 ─ 有機材料

　有機材料とは，炭素原子を骨格とした化合物である有機化合物からつくられる材料の総称である．有機化合物の構成元素は，すべてにCを含み，他にH, O, N, P, Sなどである．化学結合は共有結合がほとんどで，炭素原子どうしの結合がすべて単結合であれば飽和化合物と呼び，二重結合，三重結合などの不飽和結合を1つでも含めば不飽和化合物である．

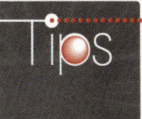

Tips　飽和化合物と不飽和化合物

表 9-2

分類		構造式の例	構造模型の例
飽和化合物	単結合のみ	H-C(H)(H)-C(H)(H)-H	エタン
不飽和化合物	二重結合をもつ	H₂C=CH₂	エチレン（エテン）
	三重結合をもつ	H-C≡C-H	アセチレン

構造の基本となるのは，その分子のなかで炭素原子が結合した骨格のかたちと，隣り合う炭素原子どうしの結合の仕方である．骨格の分類では鎖状（直鎖構造，枝分かれ構造）の鎖式化合物と，炭素原子どうしからなる環を少なくとも1つもつ環式化合物がある．

　炭素と水素だけからなる化合物を炭化水素といい，C_2H_6エタン，C_2H_4エチレンなど，すべての有機化合物の基本構造となる化合物である．この炭化水素のなかの水素原子1つを他の原子や原子団で置き換えると，性質の異なる

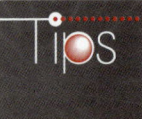

Tips

おもな官能基と化合物の例

表9-3

官能基		化合物群の名前	化合物の例	官能基をもつ化合物の性質
ヒドロキシ基（ヒドロキシル基）$-OH$		アルコール	C_2H_5-OH エタノール	水溶液は中性．単体のナトリウムと反応する．
		フェノール類	C_6H_5-OH フェノール	水溶液は弱酸性．単体のナトリウムと反応する．$FeCl_3$で呈色する．
カルボニル基 $\diagup C=O$	アルデヒド基 $-C\substack{H \\ \parallel \\ O}$	アルデヒド	$H-CHO$ ホルムアルデヒド CH_3-CHO アセトアルデヒド	還元性をもつ．酸化されて $-COOH$ になる．
	ケトン基 $-C-C-C-$ $\parallel$ O	ケトン	$CH_3-CO-CH_3$ アセトン	中性．
カルボキシル基 $-COOH$		カルボン酸	CH_3-COOH 酢酸	酸性を示す．エステルをつくる．
スルホ基 $-SO_3H$		スルホン酸	$C_6H_5-SO_3H$ ベンゼンスルホン酸	水溶液は強酸性．
ニトロ基 $-NO_2$		ニトロ化合物	$C_6H_5-NO_2$ ニトロベンゼン	中性．
アミノ基 $-NH_2$		アミン	$C_6H_5-NH_2$ アニリン	水溶液は弱塩基性．酸の溶液には塩をつくって溶ける．
エーテル結合 $-C-O-C-$		エーテル	$C_2H_5-O-C_2H_5$ ジエチルエーテル	中性．単体のナトリウムと反応しない．
エステル結合 $-C-O-C-$ $\parallel$ O		エステル	$CH_3-\underset{\underset{O}{\parallel}}{C}-O-CH_3$ 酢酸メチル	中性．芳香をもつものが多い．加水分解される．
アミド結合 $-C-N-$ $\parallel\mid$ OH		アミド	$C_6H_5-\underset{\underset{H}{\mid}}{N}-\underset{\underset{O}{\parallel}}{C}-CH_3$	中性．加水分解される．

化合物ができる．たとえば，C_2H_6 エタンの H 原子 1 個を —OH 水酸基に置き換えると，C_2H_5OH エタノールとなる．このように物質の性質を決定している原子あるいは原子団を官能基という．医用材料においても，ポリエステルのエステル結合，ポリアミドのアミド結合，ポリウレタンのウレタン結合やジイソシアネート結合など，さまざまな官能基が化合物の構成要素となっている．

2 ― 高分子材料

1) 高分子材料とは？

高分子材料とは，分子量が大きな化合物（一般に分子量 1 万以上）からなる材料の総称である．この大きな分子量が高分子材料としての特徴的な構造や機能を決める．高分子材料には有機化合物からつくられる有機材料と，ケイ素や酸素原子その他が結びついてできた無機材料があり，有機材料と高分子材料とは同義ではない．（有機）高分子材料には，ポリ塩化ビニルやポリウレタンといった自然界には存在せず人工的につくられた合成高分子と，コラーゲン，セルロース，キチン・キトサンなど自然界に存在する，あるいは生体物質由来の天然高分子とに分類される．天然高分子は広義では生体高分子とも称され，動植物から精製したタンパク質や多糖類が代表である．また，セルロースアセテートのように天然高分子を化学的に処理したものは半合成高分子として分類されることもある．

2) 重合体と高分子の命名法

高分子を構成している基本単位をモノマー（monomer，単量体）と呼び，モノマーが繰り返し単位となり共有結合により多数連結してポリマー（polymer，重合体）をつくっている．モノマーの連結反応を重合と呼ぶ．ポリマーの分子量が 1 万以上になると，一般に高分子に分類される．

モノ（mono）とは 1 つを，ポリ（poly）とは多数を，マー（mer）とは単位を意味している．1 種類のモノマーによる重合体が単一重合体（ホモポリマー）であり，2 種類以上のモノマーによる重合体が共重合体（コポリマー）と称される．

3) 合成高分子の製造法と機能

合成高分子は原料であるモノマーを重合（結合）させることで製造され，原料中に触媒（重合開始剤）を加えたり，紫外線を照射したりすることで重合される．製造された高分子は，押出成形法や射出成形法といった成形法によって工業的に成形加工され，製品化される．原料であるモノマーの種類，

重合および成形方法によって，繊維状（合成繊維），樹脂状（合成樹脂），ゴム状（合成ゴム）といった高分子の状態や機能が決まる．

　力を加えると変形し，力を除いても形が元に戻らない性質を可塑性（プラスチシティ，plasticity）といい，可塑性をもつ高分子がプラスチック（樹脂）である．一方，力を除くと形が元に戻る性質を弾性（エラスチシティ，elasticity）といい，弾性をもつ高分子がエラストマー（ゴム）である．また，プラスチックとエラストマーはそれぞれ，加熱によって軟らかくなるが冷やすとふたたび硬くなる性質（熱可塑性），あるいは加熱によって化学変化して硬くなる性質（熱硬化性）をもつ．

▶ 4）医用材料としての高分子（医用高分子材料）

　高分子が医療用途に医用材料として本格的に研究され始めたのは，1960年代にアメリカで人工心臓を開発する研究が盛んになった時代であり，これを機に血液適合性に優れたバイオマテリアルの開発がテーマに取り上げられるようになった．その以前から多くの高分子材料が臨床現場で使われていたが，工業用高分子がそのまま転用されていたにすぎない．以降，医療用途に見合った医用高分子材料としての研究開発が進み，現在では多種多様な医用高分子材料が，医療機器あるいは医療用具として医療に貢献している．

　医用高分子材料が用いられているおもな医療機器を材料別に**表9-4**にまとめた．以降では，代表的な材料についてその特性，製法および用途について概説する．

⑴合成高分子材料

　二重結合を有する単量体（モノマー）が適当な反応条件下で次々とつながって重合体をつくる反応が付加重合であり，ビニル樹脂，ポリメタクリル酸メチル，フッ素系樹脂が代表的である．

　①ビニル樹脂

　ビニル型単量体の一般式は $CH_2=CHR$ であり，Rにいろいろな置換基を置き換えることでそれぞれ特徴ある重合体ができる．ビニル樹脂はビニル型単量体から得られる重合体の総称である．なお，炭素—炭素二重結合を有する重合体にはビニル化合物（$CH_2=CHR$），ビニリデン化合物（$CH_2=CRX$），ビニレン化合物（$CHX=CHY$）があり，一般にこれらの化合物はビニル型単量体とは区別せずによばれる．

　　　ビニル型単量体（モノマー）　　　重合体（ポリマー）
　　　　　$CH_2=CHR$ 　　　→　　$[CH_2-CHR]_n$

　a．ポリ塩化ビニル（polyvinylchloride：PVC）　R＝Cl

　ポリ塩化ビニル樹脂は本来硬い材料であるが，軟質性をもたせるため可

表9-4 医療機器用途別の高分子材料使用状況（文献7より）

大分類	用途名 小分類	製品形態、主要構成部位	おもな材料の使用部位	有機材料 合成高分子（樹脂、ゴム、繊維）											天然高分子			無機材料 金属			その他材料	使用量合計[t]	備考
				PVC	PE	PP	PMMA	ポリエステル	PA	シリコーン	PU	PC	フッ素系	その他	セルロース	他、生物由来材料	その他	ステンレス	チタン	アルミニウム他		
人工臓器	補助人工心臓	ポンプ、駆動装置	血液接触面コーティング、ハウジング	△							◎	△									微量	
	人工心臓弁	炭素成形、生体弁	カフ					△								◎					微量	
	人工肺	膜、ハウジング、熱交換器	中空糸膜、ハウジング、コーティング材		◎	○						△				▲	▲				286.4	PP:多孔質フィルター、▲ヘパリン、MPC
	人工血管	繊維、多孔質材	本体					◎					○			▲	▲				3.4	▲コラーゲン、ゼラチンコーティング
	人工腎臓	膜、成型品	中空糸膜、ハウジング、コーティング材			○	○				△	△			◎		▲				11000	◎ポリスルホン膜、セルロース膜、PES膜
	人工肛門	多層フィルム、フランジ			◎												▲				615	△皮膚保護材
	埋込型心臓ペースメーカー	電子機器	ヘッダー、リード線コート							▲	◎						▲		◎	△	2.49	大半がチタン（本体部分）、ヘッダー部のPU
歯科用	人工歯	成型品	本体				◎														160	硬質レジン歯
	義歯床用樹脂	樹脂粉末、硬化剤	本体				◎														200	アクリル系90%、PC系等10%
	義歯床用リベース樹脂	樹脂粉末、硬化剤	本体				○			○			○								19	粘膜調整剤含まず
	光重合型コンポジットレジン	充填材料	充填材料				◎										▲				12	
	人工歯根	スクリュー型																	◎	○	0.6	
整形外科用	人工関節	ステム・骨頭、カップ分	軟骨相当部分		◎													○	◎	○	50	Ti-6Al-4V等のチタン合金、超高分子量PE
	人工靭帯	繊維束、固定器具	繊維					◎									*			△	0.18	ポリエステル繊維束状、*ポリ乳酸

表9-4 つづき

大分類	小分類	製品形態、主要構成部位	おもな材料の使用部位	有機材料 合成高分子 (樹脂、ゴム、繊維)											天然高分子			無機材料 金属			その他材料	使用量合計 [t]	備考
				PVC	PE	PP	PMMA	ポリエステル	PA	シリコーン	PU	PC	フッ素系	その他	セルロース	他、生物由来材料	その他	ステンレス	チタン	アルミニウム他			
	人工皮膚	スポンジ状、シリコーンフィルム	本体					△		○						○						0.19	アテロコラーゲン、シリコーン膜
	人工骨（セラミックス）	成型品、粉末、ペースト														*					◎	0.7	ヒドロアパタイト、リン酸3カルシウム
眼科用	人工水晶体（眼内レンズ）	レンズ、支持体					◎			○												0.0242	リジッド PMMA、フォーダブル PMMA、Si系
	コンタクトレンズ	レンズ	本体				◎			*				○								294	MMA（含MPCポリマー）、PMA、PVA、PVP
治療材	創傷被覆材	フィルム、フォーム	本体								○						○					5.7	ハイドロコロイド系、PU系、アルギン酸塩系
	縫合糸	糸（針付きあり）				○		◎														32.7	PGA、非吸収性タイプから吸収性タイプへシフト
	湿布薬基材	不織布	基材					◎							○							5,000	ポリエステル不織布基材
	湿布薬離型フィルム	フィルム+剥離材				○		◎		△												4,500	ポリエステル不織布基材
ディスポーザブル医療機器	カテーテル・チューブ	チューブ状	本体	◎	*			*	*	○	○		*	*								174	加工性のよいPVC、柔軟なPU、ゴムが多い。
	輸液バッグ	フィルム（袋状）	バッグ、コネクタ	○	◎	○		○						*								26,000	PVCから PE、PP へとシフトしている。
	血液バッグ	フィルム（袋状）	バッグ、コネクタ	◎				○						*								667	軟質PVCが主。PO系血小板保存バッグも製品化。
	注射器	バレル、プランジャー、ガスケット	本体（ニードル以外）			◎						*		*							*	12,600	ガスケット：ブチルゴム
	真空採血管	管、針、計	採血管					◎														4,800	採血管 PET 80%、ブチルゴム 20%

表 9-4 つづき

用途名			製品形態、主要構成部位	おもな材料の使用部位	有機材料											無機材料				使用量合計 [t]	備考
					合成高分子（樹脂、ゴム、繊維）									天然高分子			金属					
大分類	小分類				PVC	PE	PP	PMMA	ポリエステル	PA	シリコーン	PU	PC	フッ素系	その他	セルロース	他、生物由来材料	その他材料	ステンレス	チタン	アルミニウム他	その他材料		
	手術用不織布		不織布（縫製）	本体		*	○		◎	*								○					7,250	PP 100%、PP・パルプ複合、コットン 100% など
	輸液用フィルター		フィルム、チューブ、不織布	本体	△				*			*	△										115	*ポリエステル系、PU 多孔質体
	血液回路		チューブ、パーツ他	本体	◎		△						△	*	*								15,000	チューブPVCが 100%、パーツPP、PC他
包装容器	PTP (press through package)		アルミ溶蓋材、樹脂シート		◎										*							△		9,680	シート部分PVC→PPへ。
	錠剤用カプセルやパック剤等固形製剤の包装形態																							
	SP (strip package)、分包（スティック包装含む）、袋状、包装を引き裂くことで中の袋を取り出す包装形態		複合フィルム4層	フィルム	◎	◎	○		○						○	○	*				○		24,000	2~4層、防湿性付与のためのアルミ箔層使用による複合化。
	プラスチック容器		本体				◎	*															137	プラスチックではPPが90%。バイアルではガラス製96%、プラスチック製4%ほど。
	バイアル																							
材料使用量 合計 [t]					19,280	18,527	29,840	894	19,460	7	21	103	6,175	5	6,247	6,600	9	4,083	99	38	6,331	53	117,771	
素材別 採用用途数					7	7	13	3	7	3	7	9	7	4	13	6	8	8	2	3	5	8	133	

◎○主要材料（使用量大小の区別）、△ハウジング・回路等その他構成材料、▲コーティング材・添加物等、*微量、：試験研究段階

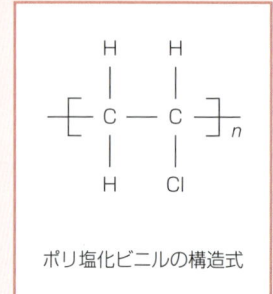

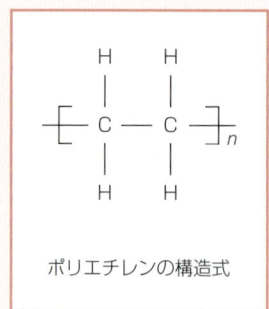

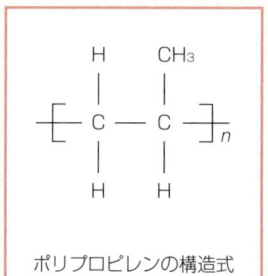

塑剤（フタル酸-2-エチルヘキシル, diethylhexylphthalate：DEHP）が30〜40％程度添加されている．DEHPを混ぜた軟質ポリ塩化ビニルは，柔軟性，加工性，耐久性などに優れ，輸血，輸液，体外循環用のチューブやバッグなど，ディスポーザブルの医療機器として大量に用いられている．可塑剤であるDEHPは，一時期内分泌かく乱物質の候補として議論されていたが，現在は主として精巣毒性を有する一般毒性物質とされている[8]．

　b．ポリエチレン（polyethlene：PE）　R＝H
　c．ポリプロピレン（polypropylene：PP）　R＝CH$_3$
　Rに水素あるいはメチル基が置換したポリオレフィン系樹脂は，成形加工性に優れ，かつ安価でもあり，高密度ポリエチレン（HDPE）やポリプロピレンなどさまざまな分野で汎用されている．水蒸気遮断性，薬剤に安定，生化学的に不活性といった特徴を有しており，ディスポーザブルシリンジ，留置針，カテーテルなど，硬質医療機器の材料に使用されている．
　d．ポリアクリロニトリル（polyacrilonitrile：PAN）　R＝CN
　Rにシアン基を置換したアクリロニトリルを重合すると，アクリル繊維が得られる．衣料用として用いられることがよく知られているが，医療用としては人工腎臓の膜素材としても用いられている．

②ポリメタクリル酸メチル（polymethylmethacrylate：PMMA）
　メタクリル酸は，アクリル酸（CH$_2$＝C$_\alpha$HCOOH）のα位の水素をメチル基CH$_3$で置換したもので，そのメチルエステルがメタクリル酸メチルである．メタクリル酸メチルを付加重合すると，ポリメタクリル酸メチル（ポリメチルメタクリレート，PMMA）ができる．透明なガラス様プラスチック板のアクリル樹脂の大半がポリメタクリル酸メチルである．ポリメタクリル酸メチルは加工性に優れ，十分な強度をもつため，航空機や車の窓ガラスに汎用されているが，医療用でも人工腎臓の中空糸膜，吸着剤，眼内レンズやコンタクトレンズなどに利用されている．
　また，歯科用材料として汎用されている接着剤は，液状のメタクリル酸メチル（モノマー），歯と接着するモノマー，およびそれらを室温で反応させる触媒などを混合したものである．ある程度粘性をもたせた液状の混合物が室温で重合（硬化）して接着剤として使用できる．このように，常温でポリマーとなる常温重合性のアクリル樹脂は，骨欠損部修復用，人工股関節の固定のための骨セメントなどにも利用されている．
　さらに最近では，リン脂質極性基（ホスホリルコリン基）を側鎖にもつメタクリル酸系ポリマーである2-メタクリロイルオキシエチルホスホリルコリン（2-methacryloyloxyethyl phosphorylcholine：MPC）が実用化されている．MPCは，生体膜の主成分であるリン脂質のホスファチジルコリンに

おける極性部位であるホスホリルコリン基の働きにより，擬似生体物質として生体適合性，非毒性といった生体材料としての機能を発揮する．すでに，コンタクトレンズや各種人工臓器類のコーティング材，血液保存容器などに実用化されているが，今後の用途拡大が進展しつつある．

ポリメタクリル酸メチルの生成反応式

MPCの構造式

ホスホリルコリン基

ポリテトラフルオロエチレンの構造式

③ポリテトラフルオロエチレン（polytetrafluoroethylene：PTFE）

ポリテトラフルオロエチレンは，ポリエチレンの水素をフッ素に置き換えたもので，テトラフルオロエチレンを付加重合する．テフロン®とも呼ばれる（アメリカ Du Pont 社）．耐熱性，耐薬品性といった化学的安定性に非常に優れ，タンパク質が吸着しにくい特性をもつ．したがって，疎水性で食品がこびりつかないような調理器具に汎用されているが，医療用では血球細胞成分が付着しにくいテフロン針，テフロンカテーテルなどの血液接触部位に用いられている．また，比較的小口径（10 mm 以下）の人工血管用の材料として，延伸加工することで微細な孔をもたせた延伸ポリテトラフルオロエチレン（expanded PTFE：ePTFE）が用いられており，ゴアテックス®（W. L. Gore and Associates, Inc.）はその代表例である．

一方，単量体間で簡単な分子が取り除かれながら次々と結合する反応が縮合重合であり，ポリエステル系繊維，ポリアミド系繊維，シリコーン樹脂や

Tips

一般毒性物質と環境ホルモン

ある物質を動物に与えたときに，動物が死亡したりその組織や血液に異常が生じたとき，その物質は毒性を示すという．短期間で急激な毒性が現れることを急性毒性，長期間に反復して物質が投与され現れる毒性が慢性毒性である．急性毒性の指標である LD_{50}（半数致死量）は，マウスやラットなどの動物実験に毒性物質を与えその半数（50%）が死亡した量を表す．通常，動物の 1 kg 当たりの重量で表す．一般毒性とは，これら急性と慢性をあわせた毒性であり，その毒性を示す物質が一般毒性物質である．

一方の環境ホルモン（外因性内分泌かく乱化学物質）は，一般毒性物質とは異なり，ホルモン様の挙動を示して生体内の内分泌系をかく乱する化学物質である．内分泌系とは，生殖，発達，成長，行動などに中心的な役割を果たしているホルモンの活動の場である．DEHP などのフタル酸エステルの場合，これをラットやマウスに大量に投与すると精巣へ影響する（精巣毒性）ことが分かっているが，ホルモン類似の作用は示さないことが報告されている[11,12]．

4 有機材料（高分子材料）

シリコーンゴム，ポリカーボネートが代表的である．

④ポリエチレンテレフタレート（ポリエステル）(poly_ethylene _t_elephtalate：PET)

1つの分子に2個のカルボキシル基（—COOH）を有するテレフタル酸と2個のヒドロキシル基（—OH）を有するエチレングリコールの縮合重合において，脱水により，エステル結合を有するポリエステルができる．一般的にポリエステルといえば，安価でかつ物性に優れたポリエチレンテレフタレート（PET）のことを指す．

ポリエステル系繊維は衣料用として汎用され合成繊維の代表でもあるが，医療用としては，抗血栓性ではないが組織反応が少なく生体内劣化が起こりにくいため，PET 繊維を織ったものが比較的大口径（10 mm 以上）の人工血管として利用されており，ダクロン®（アメリカ Du Pont 社）が代表例である．管壁内表面へフィブリンが吸着することによって，繊維の隙間から血液が漏れることを防いでいる．

ポリエチレンテレフタレートの生成反応式

⑤ポリアミド（poly_a_mide：PA）

両端にカルボキシル基を有するアジピン酸とアミノ基（—NH$_2$）を有するヘキサメチレンジアミンを加熱反応し生成する水を取り除くと，アミド結合でつながった鎖状の共重合体を得る．ナイロン66として広く使用されている．

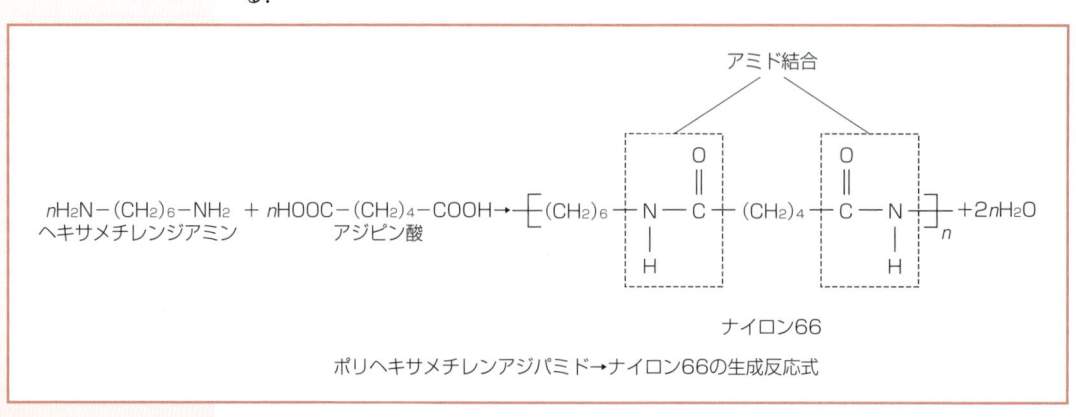

ポリヘキサメチレンアジパミド→ナイロン66の生成反応式

ポリジメチルシロキサンの構造式

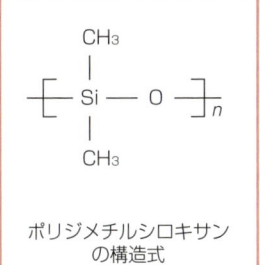

⑥ ポリジメチルシロキサン（polydimethylsiloxane，シリコーン）

メチル基が2個結合したケイ素原子と酸素が交互に結合した重合体である．原料であるトリクロロメチルシラン（CH_3SiCl_3）やジメチルジクロロシラン（$(CH_3)_2SiCl_2$）が水と容易に反応して$CH_3Si(OH)_3$や$(CH_3)_2Si(OH)_2$などのシラノール類となる．そのシラノール分子間のヒドロキシル基（—OH）が脱水縮合して得られるのが，ポリジメチルシロキサンである．シロキサン結合（—Si—O—）をもつポリマーであり，シリコーンと呼ばれる．網目構造をもつシリコーン樹脂に対し，シリコーンゴムは樹脂に架橋構造を導入することでゴム状弾性をもたせる．

また，分子量を調節して，ゴム状，ゲル状，オイル状としたものが医療用に用いられている．ゴム状のものはゴム管や体外循環用ブラッドアクセス用外シャントなど，ゲル状のものは注射針表面の潤滑コーティング材や豊胸術で使用する人工乳房として，オイル状のものは注射筒の内面コーティング材として使用されている．

⑦ ポリウレタン（polyurethane：PU）

ポリエステルやポリエチレングリコールを低分子ジオール，ジイソシアネートと反応すると，セグメント化ポリウレタンが生成する．たとえば，1,4 ブタンジオールと4,4 ジフェニルメタンジイソシアネート（MDI）の重付加反応によりポリウレタンが生成する場合，1,4 ブタンジオールの水素がMDIのイソシアネート基（O=C=N—）に転移し，ウレタン結合をつくり重合が進む．

ポリウレタンの生成反応式

セグメント化ポリウレタンはその開発当初から医用材料を目指してつくられた合成高分子であり，実際に臨床で使われた材料として貴重な例である．

セグメント化ポリウレタンは，高い耐疲労特性と抗血栓性を付与したソフトセグメントとハードセグメントが結合したブロックポリマーであり，それぞれのセグメントがナノサイズで分離しているため（相分離構造），優れた力学的特性を示す．

　柔軟性が要求される短期間使用のチューブ類は，価格面から圧倒的に軟質ポリ塩化ビニルが使用されているが，比較的長時間使用されるチューブ類ではセグメント化ポリウレタンが主として用いられている．また，ポリウレタンはゴムのように分子間架橋構造がないために溶媒に溶かすことが可能であり，膜状に成形して人工心臓のダイヤフラムなどとして用いられたり，ポリウレタン溶液が固まる硬化型のものは，人工腎臓の中空糸固定材として用いられている．

⑧ポリカーボネート（polycarbonate：PC）

　ポリカーボネートは炭酸とグリコールまたは2価のフェノールとのポリエステルのことを称する．しかし，通常はビスフェノールAとホスゲンによる重縮合反応やビスフェノールAとジフェニルカーボネートのエステル交換反応で製造される．PC樹脂は，透明性の他，強度，耐衝撃性，加工性，耐薬品性などの特性に優れたバランスのよい材料であり，補助人工心臓や人工肺，人工腎臓などのハウジング材料として多く使用されている．

nHO—◯—C(CH$_3$)(CH$_3$)—◯—OH + nCOCl$_2$

4-4'イソプロピリデンジフェノール
（ビスフェノールA）

→ (—O—◯—C(CH$_3$)(CH$_3$)—◯—OC(=O)—)$_n$ + 2n HCl

ポリカーボネートの生成反応式

(2) 天然高分子材料（生体由来材料）

①コラーゲン，ゼラチン

　コラーゲンは生体の結合組織を構成するタンパク質であり，生体組織の保持や保護，各臓器間の結合などの役割を担っている．抗原性のあるペプチド鎖（テロペプチド）を酵素処理して除去したアテロコラーゲンが，重度の真皮・軟部組織欠損創の修復用被覆材に用いられる．生体内での分解吸収速度がきわめて大きいため，グルタールアルデヒドにより架橋処理され，分解吸収速度をある程度制御したものが用いられる．

ゼラチンは，コラーゲンを水中で熱してできる水溶性の変性体である．ゼラチンの水溶液は，40℃以下の温度では弾性をもったゲルとなるが，高温になると溶解する（ゾル）という可逆的なゾル-ゲル転移能をもつ．薬剤のカプセルや，最近では薬物担体として利用されている．

②セルロース

多糖類は，デンプン，グリコーゲンなどのようにエネルギーの貯蔵物質（貯蔵多糖）として，またセルロースやキチンのように細胞膜や外骨格の構成物質（構造多糖）として自然界にもっとも多く存在する天然高分子である．

セルロースは植物を生産源とした多糖類で，化学的安定性が高く，湿潤状態でも高い機械的強度を示す．化学処理によって機能の多様化が可能である．セルロースは，古くはガーゼ，脱脂綿，包帯などとして用いられてきた．またセルロースを化学処理して，水酸基をアセテート基に置換したセルロースアセテートが人工腎臓の中空糸膜として使用されている．

セルロースの構造式

③キチン，キトサン

キチンは，カニ，エビ，昆虫の甲皮を構成する多糖類であり，セルロースと同様に豊富に存在する天然高分子である．キチンは一般的な溶媒には溶解しないが，脱アセチル化したキトサンは酸性水溶液に溶解する．キチンは生体内に存在するリゾチームによってN-アセチルグルコサミンに分解された

キチンの構造式

キトサンの構造式

4　有機材料（高分子材料）　165

後，解糖系を経て排出される経路と，グリコプロテインにて代謝系にて再利用される経路がある．このN-アセチルグルコサミンには創傷治癒促進効果があるとされ，不織布あるいはスポンジ状に成形したものが創傷被覆保護材として用いられている．また，生体吸収の特性を利用した吸収性縫合糸としても用いられる．

④ヒアルロン酸

ムコ多糖の一種であるヒアルロン酸はニワトリのトサカ，結合組織，関節液など結合組織の構成成分として存在し，大量の水を保持することで関節の潤滑作用や皮膚の柔軟性を保つ役割を果たす．変形性関節症を改善するための注入剤や，白内障手術において眼内組織を保護するための眼科手術補助剤として使われている．

ヒアルロン酸の構造式

(3) 生体吸収性高分子（機能性高分子）

生体内で分解・吸収される高分子を生体吸収性（生分解性）高分子という．本来高分子がもつ機能を考えれば，それが自然界に廃棄された場合，長時間保留し危害を及ぼす可能性もあり，そのため土壌中や水中微生物により分解される生分解性高分子が開発され，医用材料の場合にも生体内で分解される生体吸収性高分子が開発されるようになった．前述の天然高分子のコラーゲンやキトサンなどは，おもに酵素分解によって生体内で分解・吸収される．また，合成高分子のなかでは脂肪族ポリエステル（ポリグリコール酸（PGA），ポリ乳酸（PLA））が代表例であり，非酵素的に加水分解されることで分解・吸収される．これらの生体吸収性高分子は，縫合糸，人工腱・靱帯，骨折用固定ネジ，さらにDDS用担体などに広く用いられている．さらに，再生工学における細胞の足場材料として，現在生体吸収性高分子が検討されている．

以上の生体吸収性高分子の他にも，高性能電池やコンデンサなどに使用されている導電性高分子，集積回路の配電基盤，印刷インキの添加剤などに使用されている感光性高分子など，それぞれの用途分野において特長ある機能を有する高分子を総称して機能性高分子という．

3 ── 医療分野における有機材料の使用状況

文献[7]によれば，調査対象の医療機器，医療用具について，材料別使用量はプラスチック（有機材料，ゴムを含む）が91.3%と圧倒的ウェイトを占め，次に金属材料5.3%，生体由来材料および他の無機材料が3.4%との内訳である．有機材料に関する使用量ウェイトにおいては，医療用途の材料のうち有機材料が94.7%を占め，そのうちプラスチック系が96.5%と圧倒的に高いウェイトを占めている．各材料の内訳は，有機材料において，PPが25.7%，PETが16.8%，PVCが16.6%，PEが16.0%を占めており，これら4つの材料で75.1%である．

5 組織・再生工学的材料

1 ── 再生医療，再生工学とは？

再生医療とは，患者本人または他人の組織から細胞を取り出し，生体外で増殖，活性化などを行ったあと，ふたたび生体に戻すことによって当該疾患を治癒させる臨床的医療であり，それら一連のアプローチのベースとされる科学分野が再生工学である．

通常生体は，新陳代謝と組織構築を行い，かつ生理的機能を一定範囲の変動の枠に収めようとする．この機能により人間の身体は再生能力を有し，些細な怪我から，大規模な肝切除をしても元どおりになる．しかし，重い病気や怪我，患部の切除などにより再生能力が追いつかない，あるいは損なわれている場合があり，これに応じて再生医療が進展してきている．従来は他人からの移植などの方法によっても治療が施されてきたが，この方法ではドナー不足や免疫拒絶反応などの問題が生じてしまう．再生工学を駆使することで，ドナー不足の解消につながり，さらに患者本人の細胞から培養されたもので免疫拒絶反応などを抑制できるのである．最近では，京都大学の山中伸弥教授が，胚性幹細胞（embryonic stem cell：ES細胞）と非常によく似た多能性を有する人工多能性幹細胞（inducible pluripotent stem cell：iPS細胞）の創生に成功し，これを機に今後医療への具体的応用に関する研究，開発が急ピッチで進展している．

再生医療には，現在，大別して以下の方法がある．

①ホルモンやサイトカインを注入する．

②細胞を注入する（細胞移植）．
③細胞と足場材料で組織をつくる（ティッシュエンジニアリング）．
④再生の場所を確保する（組織誘導再生法）．
⑤人工臓器に細胞を組み込む（バイオ人工臓器）．

2 ― おもな用途における再生医療からの取り組み

1）人工心臓弁（生体弁）

心臓弁の代用として用いられる人工弁は，心臓弁と同様な弁機能を有するとともに，機械的強度と抗血栓性が求められる．溶血を起こさないことも求められ，また人工弁の周囲に組織が過剰生成し，弁機能を阻害することがあってはならない．人工弁は，すべて人工材料を用いる機械弁と生体由来材料を用いる生体弁に分類できる．

Tips　多能性幹細胞（ES細胞，iPS細胞）と医療への応用

幹細胞は，自己複製能をもち，自身とは異なる分化細胞やそれらの前駆細胞を生み出す能力をもった未分化な細胞である．幹細胞は，胎児や生体組織中に存在する体性幹細胞，受精胚の一部から樹立されるES細胞，そして受精胚を使用せず体細胞を用いて作るiPS細胞に大別できる．ES細胞とiPS細胞は胎盤を除くすべての細胞に成長できるので，多能性幹細胞と呼ばれる．

ES細胞は，1981年にイギリスの生物学者Martin Evans博士らによってマウスで初めて樹立され，「ES細胞」と名付けられた．さらに，1998年米国ウィスコンシン大学のJames Thomson博士がヒトのES細胞を創り出すことに成功した．ES細胞は受精卵が分裂を繰り返した初期胚（胚盤胞）の内部の細胞を取り出して増殖させた細胞である．現在ではES細胞を用いて特定の細胞や幹細胞に分化誘導させる研究が行われているが，効率よく分化誘導する技術や，単離，精製する技術は途上である．ヒト受精卵を滅失して樹立させるという生命倫理上の問題もあり，また，患者本人ではなく他人の受精卵由来のES細胞から作製された組織や臓器を移植すると免疫拒絶反応のリスクがある．

免疫拒絶反応および生命倫理問題の両方を克服するためには，受精卵を使用せず，患者自身の体細胞からES細胞と同じような分化多能性をもった幹細胞を樹立することが必要であった．

京都大学の山中伸弥博士らは，2006年に，マウスの皮膚の線維芽細胞に分化多能性や細胞増殖に関わると考えられた4種類の遺伝子（ヤマナカファクター；Oct3/4, Sox2, Klf4, c-Myc）を導入することで，iPS細胞を創生した．さらに，2007年にはマウスiPS細胞の作製に用いた4遺伝子のヒト相同遺伝子をヒトの皮膚由来細胞に導入することで，ヒトiPS細胞の作製に成功した．山中博士はイギリス　ケンブリッジ大学名誉教授のJohn B. Gurdon博士と共に，「成熟した細胞を多能性をもつように初期化できることを発見したこと」との理由により，2012年ノーベル賞医学・生理学賞を受賞した．

iPS細胞の応用範囲は，ヒト発生のメカニズムの解明や，創薬，疾患原因の究明など多岐にわたる．特に，従来治療が困難であった脊髄損傷（iPS細胞からつくった中枢神経細胞を用いた再生医療），心筋梗塞（iPS細胞でシート状の心臓細胞（心筋シート）を作り重い心臓病患者に移植する），アルツハイマー病の治療やこれらに関わる薬剤の創薬，輸血用血液成分の大量生産技術など多くの研究が進められている．このうち，2014年には理化学研究所の高橋政代博士らが，iPS細胞から創った網膜細胞を加齢黄斑変性の患者に移植する手術を行った．iPS細胞を使った日本初，そして世界初の治療である．さらに，腎臓や肺，肝臓，膵臓といった三次元臓器をまるごと再生させる技術を確立することも目標とされている．

生体弁（再生型人工心臓弁）には，ミニブタから採取した大動脈弁やウシ心囊膜を用い，これらをグルタールアルデヒドなどで滅菌，ウイルスを除去し，患者に移植することで，最終的に患者の心臓弁（生体弁）に置き換わる．生体弁は心臓の三尖弁と同じ構造の三葉弁であり，中心流が得られるため血行動態に優れている．また，抗血栓性にも優れ抗凝固薬を用いない場合が多いが，機械弁に比べ耐久性は劣る．細胞成分の除去などヒトへの感染が危惧されるブタ内のウイルスを取り除くことが必須であり，国内の研究グループが開発している．

▶ 2）人工骨，人工軟骨

　大きな外傷や骨腫瘍により骨の欠損が大きい場合，自然治癒力だけでは不十分となるため，患者自身の骨や組織バンクに保存されている同種骨を移植する．しかし，自家移植では採取量が少なかったり侵襲が問題となり，また同種骨ではドナー不足や感染が問題となる．そこで，骨組織の欠損部に充填して，骨組織の一時的な代替をしながら組織再生の足場を提供する材料として人工骨が開発された．現在では，機械的強度に優れたヒドロキシアパタイトを主成分とした足場が利用されている他，軟骨としてはヒアルロン酸やグルコサミノグリカン類を材料として，また再建用に欠損部に注入して用いられてきている．

　再生医療へのアプローチでは，自らの軟骨細胞の一部を取り出し，培養装置内で培養，増殖させ，別途採取した骨膜上で培養させ，損傷部位に移植する方法が一般的である．日本ではすでに自分の実際の骨に置換させる製品や，コラーゲンとヒドロキシアパタイトを組み合わせた生体置換人工骨が実用化されている．

▶ 3）人工皮膚

　熱傷や外傷による皮膚損傷がひどく，自然治癒が困難である場合，患者自身の皮膚を移植する自家移植を行う．損傷部位が広くて，移植のための皮膚切片を自己より十分に供給できない場合には，皮膚の機能を代行する人工皮膚が必要となる．現状では永久に代用となる人工皮膚は開発されておらず，一時的に創傷部を被覆するものであるので，創傷被覆材とも呼ばれている．

　創傷被覆材に求められる機能は，細菌感染の防止，浸出液の吸収と抑制，適度な水分透過性，創傷面との密着性・柔軟性，表皮組織の形成促進，などである．これら機能に合致する材料として，凍結乾燥ヒト真皮などの生体組織，コラーゲンやキチン不織布などの生物由来材料，ポリウレタン膜やシリコーンゴムを基材とした複合膜などがある．

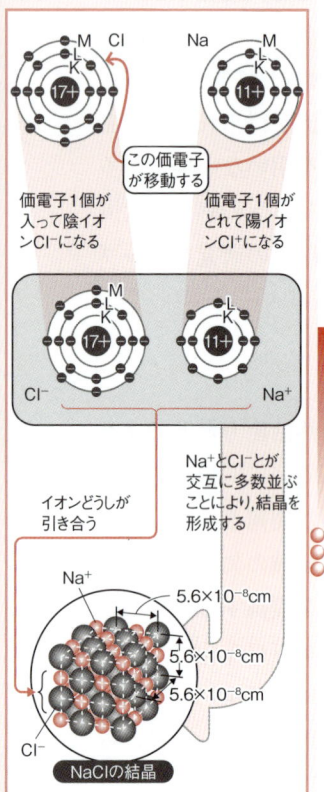

▶ 4）人工角膜，人工網膜

　角膜を患う患者数は2～5万人/年といわれており，現在はドナーからの移植に頼っている．再生角膜は健康な角膜輪部を数mm程度採取し，温度応答性ポリマーであるポリ-N-イソプロピルアクリルアミド（PIPAAm）で処理した培養皿にて，32℃以上で培養増殖させ細胞シートを形成させる（細胞シート工学）．これを低温下に移し，角膜シートのみを無傷で取り出して移植に用いるものである．

6　材料化学

1 ─ イオン結合

　塩化ナトリウム（NaCl）は，水溶液中でナトリウム原子が電子1個を放出してナトリウムイオン（Na^+，陽イオン）となり，その放出された電子を塩素原子が受け取って塩化物イオン（Cl^-，陰イオン）となる．このように，イオンに分かれる変化を電離といい，NaClのように水に溶けると電離することができる物質を電解質という．またこの場合，NaCl水溶液の溶質は固体NaCl，溶媒は水である．固体NaClのように，陽イオンと陰イオンとが静電気力によって引き合ってできる結合をイオン結合といい，イオン結合でできた結晶をイオン結晶という．

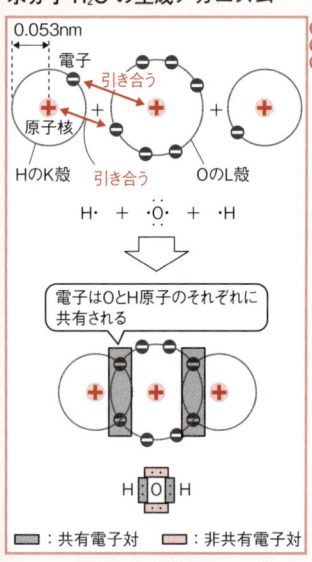

2 ─ 共有結合[14, 15]

　水素原子Hが2個，酸素原子Oが1個結合して水分子H_2Oができる仕組みを考える．

　①水素原子と酸素原子が接近すると，水素原子の価電子（原子核のまわりにある電子のうち，最も外側の電子殻にはいっている電子，最外殻電子）と酸素原子の原子核が引き合い，水素原子の電子殻（K殻）と酸素原子の電子殻（L殻）が一部重なるようになる．

　②重なりあった電子殻の中では，それぞれの原子の価電子が対になる（電子対）．

　③対になった2個の電子は，水素原子と酸素原子両方の原子核に共有される．

　このように，2個の原子間でそれぞれの原子の価電子を共有してできる結

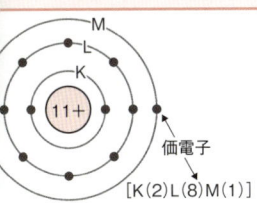

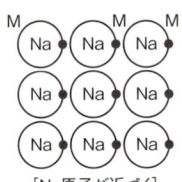

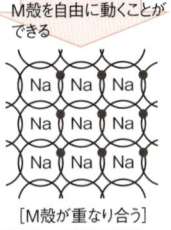

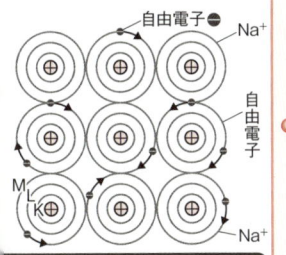

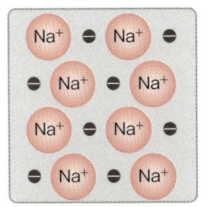

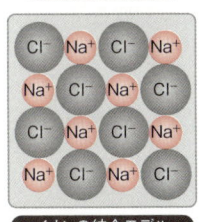

合を共有結合という．共有されている電子対を共有電子対，共有されていない電子対を非共有電子対という．共有結合には，単結合の他に二重結合，三重結合がある（表9-2）．

3 ── 金属結合[14, 15]

単体のナトリウムや銅などの金属は，多数の金属元素の原子が結合してできたものである．

①ナトリウム（Na）の場合，Na原子が互いに接近すると，最外電子殻（M殻）の一部が重なり合い，各原子のM殻にある価電子（1個）はこの重なり合った電子殻を自由に使って動くことができるようになる（自由電子）．

②この自由電子が金属中を動き回ることで，Na原子同士を結び付ける．

③金属中の自由電子は均一に分布していて，すべての金属原子によって共有されているとみなせる．自由電子がすべての原子で共有されてできる結合を金属結合という．

④金属は，光をよく反射してきらきらと輝く（金属光沢），電気と熱をよく伝える（電気と熱の良導体），可塑性をもち展性・延性に優れる，という3つの特徴を持つが，すべて自由電子の存在による．

4 ── その他の結合[14〜16]

▶ 1）分子間力

例えば，空気を圧縮しながら冷却していくと液体空気となり，二酸化炭素を冷却していくと固体（ドライアイス）となる．これらの現象から，分子同士は互いに引き合っていることが分かるが，このような分子同士が引き合う力を分子間力という．分子間力には，分子同士が引き合うファンデルワールス力の他，水素結合による引力，極性による静電引力などがある．

(1) **ファンデルワールス力**

分子同士を引き付ける基本的な力であり，すべての分子間に働いている．分子量が大きいほど分子間力は大きく，分子間距離が離れると急激に弱くなる．氷，水のように，固体や液体中では，分子間力のために分子はほとんど動かないか流動する程度であり，気体中では分子はほぼ自由に飛び回ることができる．

(2) **極性による静電引力**

2原子間の共有結合において，同じ原子の場合には電気陰性度に差がないため共有電子対の偏りを生じることはないが，異なる原子の場合には共有電

ファンデルワールス力：オランダの物理学者 van der Waals (1837～1923) によって物質の状態を説明するために提唱され，これに基づいて実在気体に適用できる気体の状態方程式（ファンデルワールスの状態方程式）が作られた．

δ（デルタ）：通常の単位電荷より小さい値での電荷の偏り（差分，「いくらか」）を表す．

極性分子と無極性分子

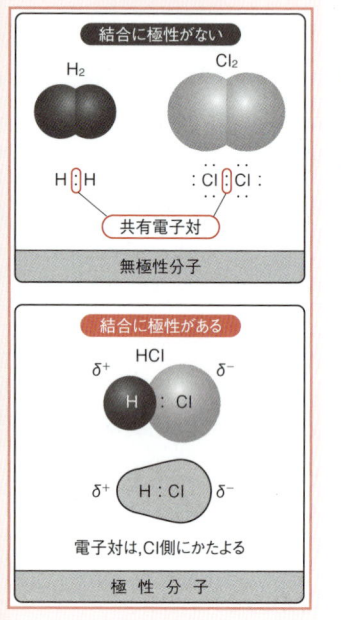

結合に極性がない
H_2　Cl_2
共有電子対
無極性分子

結合に極性がある
HCl
δ^+ H : Cl δ^-
δ^+ H : Cl δ^-
電子対は，Cl 側にかたよる
極性分子

子対の偏りを生じ，電荷に偏りを生じる．このような特性を極性といい，極性のある分子を極性分子という．極性には，原子の電荷の偏りと分子の形も影響する．そして極性分子の場合には，一方の分子の正電荷（δ^+）と他方の分子の負電荷（δ^-）が引き合う静電気的な引力が働く．

(3) 水素結合[16]

　水分子 H_2O では，O の電気陰性度 (3.5) が大きく，H の電気陰性度 (2.1) との差が大きいこともあり，極性の大きな分子となっている．そして，H_2O 分子の $H\delta^+$ 原子は，隣の H_2O 分子の $O\delta^-$ 原子と静電気力により強く引き合っている．このように分子の中の正電荷を帯びた H 原子が，他の分子の負電荷を帯びた原子と静電気力によって引き合ってできる結合を水素結合という．液体の水の中には水素結合によって互いに結合した水分子の集団がある．温度が低くなると水分子の熱運動が小さくなってこの集団は大きくなり，0℃付近ではほとんどの水分子が水素結合で結合するようになる．さらに，0℃以下では水分子は自由に動けなくなり結晶となる．したがって，氷の中の水分子は，水素結合によって規則正しく配列して結晶格子を作っている．

参考文献

1) 日本化学会編：化学便覧基礎編　改訂5版．丸善，2004．
2) 高分子学会編：高分子科学の基礎　第2版．東京化学同人，1994．
3) 筏　義人：基礎生体工学講座　生体材料学．産業図書，1994．
4) 堀内　孝，村林　俊：臨床工学シリーズ 12　医用材料工学．コロナ社，2006．
5) 中林宜男，石原一彦，岩崎泰彦：ME 教科書シリーズ E-1　バイオマテリアル．コロナ社，2004．
6) 古薗　勉，岡田正弘：臨床工学ライブラリーシリーズ 5　新版ヴィジュアルでわかるバイオマテリアル．秀潤社，2011．
7) 研究開発本部　第 2 研究開発部門：2006 年メディカルマテリアル市場の現状と将来展望．富士キメラ総研，2006．
8) 厚生労働省医薬局：ポリ塩化ビニル製医療用具の使用について（医薬品・医療用具等安全性情報 182 号）．平成 14 年 10 月 31 日．
9) 岩田博夫：生体組織工学．産業図書，1995．
10) 田端泰彦：再生医療のためのバイオマテリアル，再生医療の基礎シリーズ 5―生医学と工学の接点―．コロナ社，2006．
11) 筏　義人：環境ホルモン　きちんと理解したい人のために．講談社，1998．
12) 中西準子，吉田喜久雄，内藤　航：フタル酸エステル　―DEHP―．丸善，2005．
13) 仲野　徹編：再生医療の基礎シリーズ 3　―生医学と工学の接点―，再生医療のための分子生物学．コロナ社，2006．
14) 野村祐次郎，辰巳　敬，本間善夫：新課程　チャート式シリーズ　新化学Ⅰ．数研出版，2004．
15) 野村祐次郎，辰巳　敬，本間善夫：新課程　チャート式シリーズ　新化学Ⅱ．数研出版，2004．
16) 嶋津秀昭，馬渕清志：臨床工学講座　医用機械工学．137～161，医歯薬出版，2011．

第10章 医用材料工学

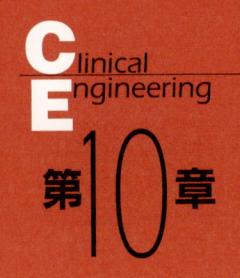

生体と医用材料の相互作用

　現在，臨床の現場において，さまざまな医用材料が使用されている．医用材料と接触すると，生体内で多種多様な生体反応が起こる．また，医用材料も生体より作用を受けて変化する．この章ではそれらの生体と医用材料の相互作用について説明する．

　医用材料と接触した際に起こる個々の生体反応は，生理学で学んだ生体反応と同じである．医用材料工学では，それらの生体反応が医用材料との接触の際にどのように起こっているかを理解することが必要になる．これは，臨床工学という学問分野において，医用材料工学を学ぶ重要な目的の一つでもある．各項目を読み進めるなかで，材料と生体が接触したときに起こる生体反応とその機序，さらには材料と接触した際の有害な生体反応を抑制するための方法やその作用機序を理解したい．

　この章ではまず，材料と生体が接触したときの生体反応について，血液接触材料と組織結合および組織接触材料に分けて説明する．次に，生体と接触した材料が受ける変化について説明する．とくに，生体内に埋め込まれて長期にわたり生体と接触している材料は，通常の条件よりも劣化しやすい．その原因を理解したい．最後に，材料の生体適合性と生体機能代行装置の生体適合性について説明する．近年，さまざまな医用機器の生体適合性は，材料の特性としてとらえるのではなく，広く装置全体の特性としてとらえることが多くなっている．その点についても説明したい．

　材料と接触したときに起こる生体反応は，独立して生じることもあるが，多くはそれぞれが密接に関連して起こる現象である．この章では，それぞれの生体反応の関連についてはあまり詳しく説明しないが，実際の現象は各生体反応が互いに影響し合いながら起こっている複雑な現象であることにも留意しておきたい．

1 血液接触材料と接触したときの生体反応

　血液と接触する医用材料は多い．血液が材料と接触するとさまざまな生体反応が起こる．血液接触材料ではとくに急性の生体反応が多く起こる．急性の生体反応のうち，全身性のものにはアナフィラキシー様のショックがある．また局所のものには，血栓形成，炎症，補体活性化などがある．一方，長期に材料と接触したときに起こる生体反応には，偽内膜形成，石灰化などがある．また，かならずしも材料との接触が原因かどうか明確ではないが，長期間，材料と血液との接触を繰り返す血液透析患者では，免疫能の低下や動脈硬化が起こりやすく，癌発症率も高いことが知られている．

　以下の項では，それらの生体反応について，各生体反応がどのようなものなのか，またどのような機序で起きているか，さらに，それらの生体反応がどのように回避されているか説明する．

1 ― 血液接触材料

　血液と接触する医用材料には，血液との接触時間が数時間から数日と比較的短いものもあれば，体内に埋め込まれて生涯を通じて血液と接触する材料もある．

　血液との接触時間が比較的短い血液接触材料には，血液透析膜，人工肺用ガス交換膜，血漿交換膜，血液浄化用吸着剤，血液回路などがある．通常，これらの材料と血液が接触する時間は数時間程度である．また，持続的血液透析 (CHD) や持続的血液濾過 (CHF)，持続的血液透析濾過 (CHDF) といった急性血液浄化において用いられる透析膜や濾過膜，経皮的心肺補助装置 (PCPS) に用いられる人工肺用ガス交換膜，それらに用いられる血液回路などではもう少し長く，数日の接触となる．

　血液透析患者は，通常，1 回 4 時間の血液透析治療を週 3 回受ける．治療の間，患者の血液は血液透析膜（と血液回路）に接触する．この場合，1 回の治療における医用材料との接触は短時間であるが，それが生涯にわたって間欠的に継続するという特徴があり，他の医用材料とは異なる生体反応がみられる．

　血液との接触が数時間から 1 カ月程度のものに，中心静脈栄養カテーテルや血管撮影，ドレーン，輸液補給などに使われるチューブがある．また，心

CHD : continuous hemodialysis.

CHF : continuous hemofiltration.

CHDF : continuous hemodiafiltration.

PCPS : pericutaneous cardiopulmonary support.

IABP: intraaortic balloon pumping.

LVAD: left ventricular assist device.

臓補助として用いられる大動脈バルーンパンピング（IABP），左心室補助装置（LVAD）などもある．これらの材料では，血栓ができにくいような素材が使われたり，材料表面にヘパリン，ポリウレタン，シリコーンなどがコーティングされたりする．また，血液の保存に用いられる輸血用血液バッグも，比較的長期間血液と接触する．輸血用血液バッグでは，血液と材料との接触の際に血液が静止しているという特徴がある．

　年単位の長期にわたって血液と接触する材料には，人工血管，人工心臓弁，ステント，ペースメーカのリード線などがある．これらの材料では，血液適合性だけでなく，組織との結合性も重要である．

2 ― 血小板活性化および血液凝固反応

1）生体における血小板凝集と止血

　血小板凝集には，可逆的な凝集である一次凝集と血小板内顆粒の放出を伴う不可逆的な二次凝集がある．血管内を流れている血液は通常凝固しない．しかし，血管が破損すると損傷血管の収縮，血小板の損傷部位への凝集，血液凝固が起こる．血小板の凝集反応は非常に早く，血小板は凝集して可逆的な血栓である血小板血栓が形成され，出血部位が止血される．血小板の止血栓ができた後，血小板顆粒からさまざまな因子が放出され，血液凝固反応がさらに進む．最終的にフィブリンが形成され，血小板や血球をとらえて血餅を形成する．その後血小板の収縮により血餅の退縮が起こり，血管の切断端が引き合わされるとともに，活性化された第XIII因子（XIIIa）の作用などにより，フィブリンの結合が強固な共有結合に変わり，安定化して止血が完成する．この際の凝固反応は，血小板から放出された血液凝固因子が引き金となり，外因系の経路（次項で説明する）により起こっている．

　血管が破損すると，血管内皮細胞組織下にあるコラーゲンと血液が接触する．すると，血漿中に存在するタンパク質であるフォンヴィレブランド因子（von Willebrand factor：vWF）が，コラーゲンと速やかに結合する．血小板膜上には，糖タンパク質のグリコプロテインⅠb（glycoproteinⅠb：GPⅠb）があり，vWFとGPⅠbが結合することで，血小板はコラーゲンに粘着し活性化する．活性化した血小板では，血小板表面にグリコプロテインⅡbとⅢa（GPⅡb/Ⅲa）が表出する．これらはフィブリノーゲンやvWFと結合する受容体であるため，フィブリノーゲンやvWFを介して（糊にして）血小板同士がつながり，血小板凝集塊が形成される（図10-1）．粘着した血小板ではコラーゲン受容体であるGPⅠa/ⅡaやGPⅥがコラーゲンと結合して，活性化のシグナルが伝わり，血小板は円盤状から球状に変形し，偽足

図 10-1 血小板の粘着と凝集

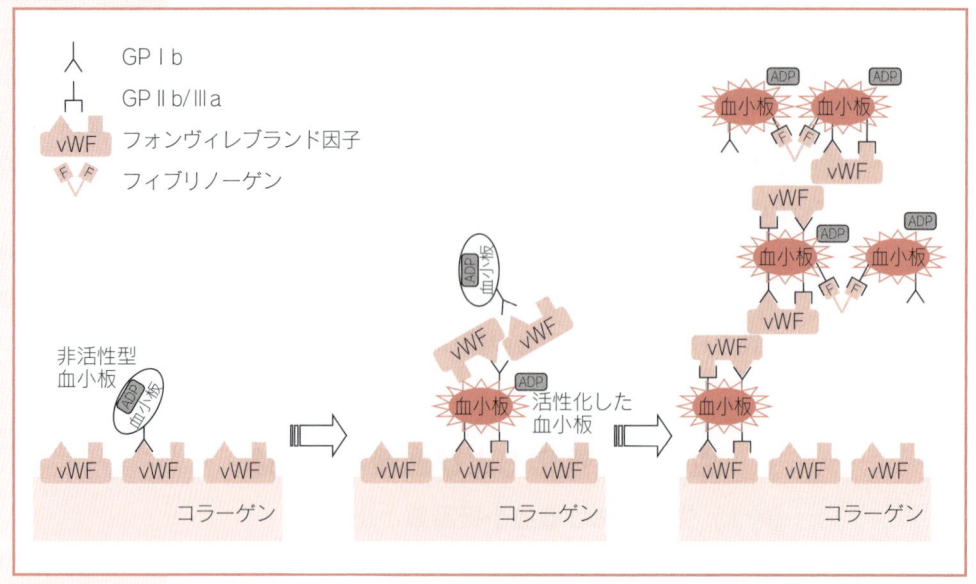

血小板は GP Ⅰb と vWF の結合を介してコラーゲンに粘着する．粘着して活性化した血小板は，GP Ⅱb/Ⅲa を発現し，GP Ⅱb/Ⅲa とフィブリノーゲンや vWF との結合，GP Ⅰb と vWF との結合を介して他の血小板と結合し，血栓が形成される．流れの遅い（滞留している）部位ではおもにフィブリノーゲンが，流れが速い部位ではおもに vWF が血小板同士をつなげる役割を担う．

を出し有刺性の形状となり，凝集する（一次凝集）．また，損傷部で生成されるトロンビンや好中球・マクロファージによって産生される血小板活性化因子（PAF）によっても血小板は活性化され，凝集が進む．

　粘着，変形した血小板では，血小板内で活性化のシグナルにより，血小板の収縮タンパクが働き，カルシウムイオンの存在下に，顆粒内の物質が血小板の外に放出される．顆粒には，アデノシン二リン酸（ADP），アデノシン三リン酸（ATP），セロトニン，カルシウムイオンなどを含む濃染顆粒とフィブリノーゲン，vWF，凝固第Ⅴ因子，血小板第 4 因子（PF4），血小板由来成長因子（PDGF），フィブロネクチン，β トロンボグロブリン（β-TG），P セレクチンなどを含む α 顆粒がある．また，血小板内ではトロンボキサン A2（TXA2）が合成され，放出される．活性化された血小板から放出されたさまざまな凝固活性化因子によって，さらに他の血小板が活性化され凝集が進む（二次凝集）．たとえば，ADP，ATP，セロトニンは血小板の活性化をさらに促進する．PF4 は抗凝固因子のヘパリンの作用を抑制する．フィブロネクチンはコラーゲンと強い親和性をもち，血小板凝集を促進する．PDGF は好中球，単球の遊走，好中球の活性化を引き起こすとともに，血管平滑筋，線維芽細胞の増殖を刺激して治癒を促進する．また，PDGF は平滑筋細胞の遊走と増殖をもたらし，内膜を肥厚化させる．このことにより，血小板の活性

PAF：platelet activating factor.

ADP：adenosine diphosphate.

ATP：adenosine triphosphate.

PF4：platelet factor 4.

PDGF：platelet derived growth factor.

β-TG：β-thromboglobulin.

TXA2：thromboxane A2.

化は動脈硬化の一因としても注目されるようになった．TXA2 はホスホリパーゼ C を活性化させ，血小板のカルシウム貯蔵部からカルシウムイオンを放出させて，血小板の活性化をさらに促進するとともに，血管平滑筋に作用して血管収縮を行い，止血を促進する．また，P セレクチンは，血小板が活性化されると血小板膜表面上に発現する受容体で白血球と接着する．接着した白血球は活性化される．

▶ 2）生体における血液凝固の機序

生体において，凝固は出血を止めるという非常に重要な作用をもっており，その機能が低下するとさまざまな疾患を引き起こす．一方，通常は局所で起こる血液凝固反応が全身で過剰に起こった場合も疾患を引き起こす．たとえば，敗血症のような重症感染症，胎盤剝離，解離性大動脈瘤のような組織障害や組織破壊を伴う疾患などでは，凝固が亢進し，微小血栓がいたるところにできてしまうことがある．この病態は，播種性血管内凝固症候群（DIC）と呼ばれる．

DIC： disseminated intravascular coagulation.

血液凝固には，血液に含まれる因子の活性化により始まる内因系経路と，血管などの損傷を引き金にして起こる外因系経路がある（図 10-2）．いずれの経路においても，数段階の反応（カスケード反応）が起こり，フィブリンが形成されて血液凝固を引き起こし，血液全体がゲル化する．

血液凝固に関連する因子には，内因系，外因系の経路に関わっている凝固促進因子，抗凝固作用を有する因子，線維素溶解（線溶）に関わる因子があり，40 種類以上の因子が知られている．通常は，抗凝固因子が優位になっていて，血液が凝固することはない．

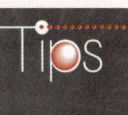

Tips

敗血症に合併する播種性血管内凝固症候群（DIC）

DIC とは，本来出血箇所のみで生じるべき血液凝固反応が，全身の血管内で無秩序に起こる症候群である．原疾患の一つに敗血症がある．敗血症では，リポ多糖（lipopolysaccharide：LPS）や炎症性サイトカインが大量に体内に存在する．それらが単球，マクロファージ，血管内皮細胞に作用し，組織因子が産生されて，凝固因子が活性化される．その結果，トロンビンが過剰に産生され，フィブリンが全身で生成する．

LPS や炎症性サイトカインが血管内皮に作用すると，血管内皮に存在している抗凝固性物質であるトロンボモジュリンの発現が低下する．また，敗血症では，LPS や炎症性サイトカインの作用により，線溶阻止因子であるプラスミノーゲン活性化阻害因子-1（PAI-1）が過剰に産生される．このように敗血症では，線溶系が抑制されて血栓が残存しやすくなるため，DIC を発症しやすい．

DIC の治療にはヘパリンを用いることが多いが，アンチトロンビンが枯渇している場合は効果がないので，アンチトロンビンも同時に投与される．また，凝固因子の多くはセリンプロテアーゼであることから，プロテアーゼ阻害薬であるメシル酸ナファモスタットやメシル酸ガベキサートを選択する場合もある．

敗血症では，持続血液浄化やエンドトキシン吸着カラム，また補助循環などの体外循環回路を接続して治療を行うケースも多く，治療において抗凝固薬は重要な役割を担っている．

図10-2 凝固系および線溶系のカスケード反応

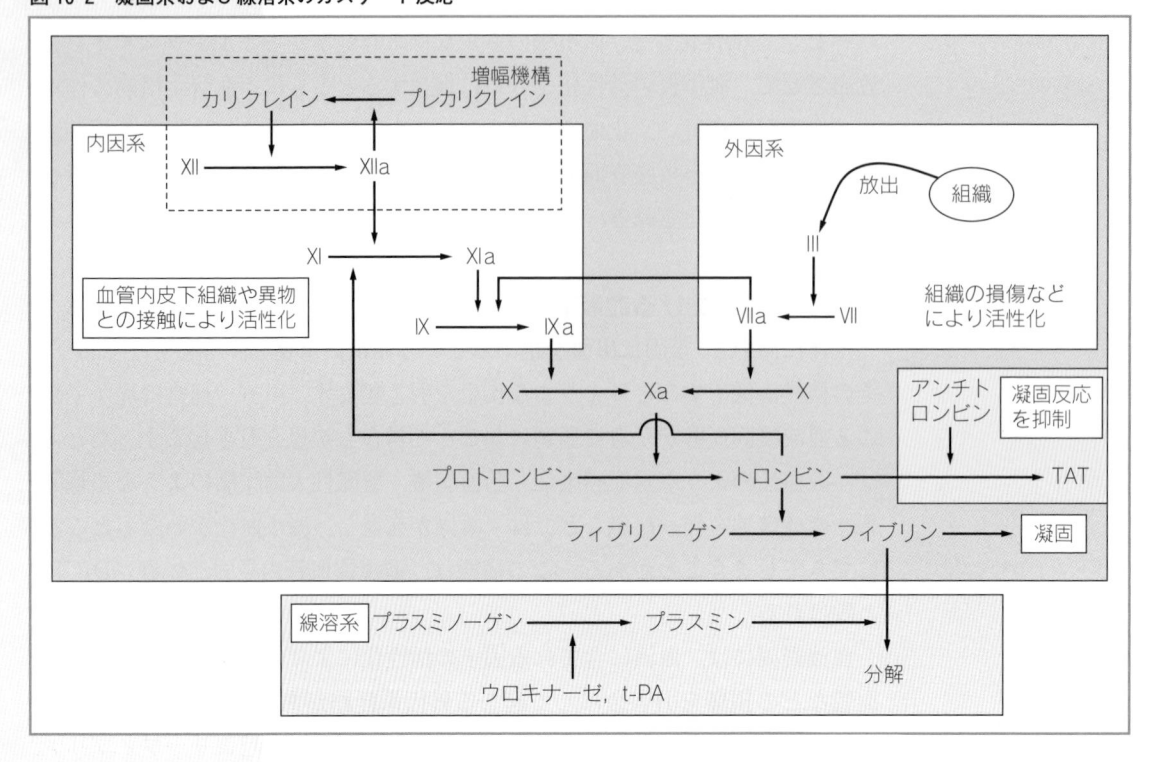

凝固促進因子にはそれぞれ名称がある（**表 10-1**）が，第Ⅰ因子から第XIII因子のようにローマ数字で呼ばれることも多い．また，このときそれぞれの因子の活性型にはaをつけて表す．たとえば，活性化された第XII因子は，XIIaと表される．

内因系と外因系の経路の共通部分は，第X因子の活性化以降の反応である．活性化された第X因子（Xa）はカルシウムと血小板ホスホリピド，第V因子の存在下で，プロトロンビンをトロンビンに変換する．この反応は非常に早く，Xa形成後10～15秒程度で終わる．生成したトロンビンは，フィブリノーゲンを不溶性のフィブリンにする．同時にトロンビンおよびXaは，第XIII因子を活性化する．XIIIaはフィブリンモノマーをフィブリンポリマーにすることで凝固が進む．また，トロンビンは第XI因子を活性化する．第XI因子の活性化により，第IX因子，第X因子が順次活性化され，トロンビンの生成が増強され，凝固反応はさらに促進される（ポジティブフィードバック）．

内因性の経路は，第XII因子の活性化から始まる．外傷が起こると，血液は細胞基底膜や間質などに存在するコラーゲンなどの陰性電荷をもつ表面に接触する．このとき，第XII因子は高分子キニノーゲンと結合してXIIaとなり，XIIaはプレカリクレインをカリクレインへと変換する．生じたカリクレインは

表10-1　血液凝固因子

因子名	慣用名	分類
第Ⅰ因子	フィブリノーゲン	基質
第Ⅱ因子	プロトロンビン	セリンプロテアーゼ前駆体
第Ⅲ因子	組織トロンボプラスチン（組織因子）	補助因子
第Ⅳ因子	カルシウムイオン（Ca^{2+}）	補助因子
第Ⅴ因子	プロアクセレリン	補助因子
第Ⅶ因子	プロコンベルチン	セリンプロテアーゼ前駆体
第Ⅷ因子	抗血友病因子	補助因子
第Ⅸ因子	クリスマス因子	セリンプロテアーゼ前駆体
第Ⅹ因子	スチュアート・プラウア因子	セリンプロテアーゼ前駆体
第Ⅺ因子	血漿トロンボプラスチン前駆体	セリンプロテアーゼ前駆体
第Ⅻ因子	ハーゲンマン因子	セリンプロテアーゼ前駆体
第ⅩⅢ因子	フィブリン安定化因子	トランスアミラーゼ前駆体
(PK)	プレカリクレイン	セリンプロテアーゼ前駆体
(HMWK)	高分子キニノゲン	補助因子

第Ⅻ因子からⅫaへの活性化を促進し，ポジティブフィードバックにより反応が増強される．

活性化された第Ⅻ因子（Ⅻa）は高分子キニノゲンとともに第Ⅺ因子を活性化させる．活性化されたⅪaは第Ⅸ因子を活性化してⅨaとする．Ⅸaは血小板のリン脂質（血小板第3因子，PF3とも呼ばれる）膜上でカルシウムの存在下で第Ⅷ因子とともに複合体を形成し，第Ⅹ因子を活性化する．これ以降は共通の経路となる．内因系の血液凝固には，5〜20分程度を要する．

外因性の経路は，血管または血管外の組織の損傷により放出された第Ⅲ因子より始まる．第Ⅲ因子は，第Ⅶ因子を活性化してⅦaにする．組織のリン脂質膜上で，Ⅶaは，第Ⅲ因子とカルシウムの存在下で第Ⅸ因子を活性化させる．Ⅸaは内因系と同様に第Ⅹ因子を活性化する．また，第Ⅲ因子が大量にある場合，Ⅶaは直接第Ⅹ因子を活性化する．これ以降は，内因系と共通の経路となる．外因系では，Ⅹaの活性化が秒単位で起こるため，血液凝固は内因系よりも速く，10〜15秒程度で完了する．

血液凝固に関わる多くの因子は，セリンプロテアーゼである．凝固因子（Ⅱ，Ⅶ，Ⅸ，Ⅹ，Ⅺ，Ⅻ）は，セリンプロテアーゼの前駆体で，カスケードの上流で活性化されたセリンプロテアーゼにより分解され，それ自身がセリンプロテアーゼ（活性型）となり，また次の前駆体をセリンプロテアーゼにする，という機序で，凝固反応が順次進行する．補助因子（Ⅲ，Ⅳ，Ⅴ，Ⅷ）

セリンプロテアーゼ：
活性中心（反応を起こす部位）にセリン残基を有するタンパク質分解酵素．タンパク質のペプチド結合を加水分解する．凝固に関連する因子の他にもトリプシン，エラスターゼなど，さまざまなセリンプロテアーゼが生体内に存在し，生体反応を制御している．

もまたセリンプロテアーゼ前駆体である．

　すでに述べたように，血液凝固反応は止血という生体にとって不可欠な機能を担っているが，凝固を局所的な反応にとどめて全身に波及しないようにする必要がある．そのため，生体は過剰な凝固を抑制する凝固制御機構と凝固を溶かす線維素溶解（線溶）機構を有している．重要な抗凝固因子に，アンチトロンビン，トロンボモジュリン，プロテインCがある．アンチトロンビンはセリンプロテアーゼ阻害剤（セリンタンパク分解酵素阻害剤）である．トロンビンと結合し，トロンビンアンチトロンビン複合体（TAT）を形成し，トロンビンの作用を失活させる．また，Xa，IXa，XIa，XIIaなどの活性型セリンプロテアーゼの活性基に結合して，それらのプロテアーゼ作用を失活させる．トロンボモジュリンもトロンビンと結合し，トロンビンの凝固活性を直接阻害する．また，トロンビン-トロンボモジュリン複合体は，プロテインCを活性型プロテインCに変換する．活性型プロテインCはタンパク質分解酵素であり，凝固反応の補因子であるVaとVIIIaを分解して失活させ，凝固反応を遅延させるとともに，線溶系を活性化し，凝固カスケードにフィードバック制御（ネガティブフィードバック）をかけている．

　線溶機構の作用は，プラスミンによるフィブリンの溶解である．プラスミンはセリンプロテアーゼの一種であるタンパク質分解酵素であり，フィブリン，フィブリノーゲンを分解する．プラスミンの作用により血栓は徐々に溶解され，傷が修復されるころには凝固塊は消失する．プラスミンはプラスミノーゲンが活性化されたものであり，プラスミノーゲンを活性化する酵素には，組織プラスミノーゲン活性化因子（t-PA），ウロキナーゼなどがある．t-PAは，フィブリンとの親和性が強いので，血栓近くで活性化作用を発揮する．また，血液凝固のカスケードにおいて活性化されるトロンビン，カリクレインもプラスミノーゲンを活性化する．プラスミンは血液凝固カスケードにおいて，ネガティブフィードバック機構として作用している．

▶ 3）材料との接触による血小板の活性化および血液凝固反応

　医用材料と血液が接触すると，まず血漿タンパク質の材料表面への吸着が起こる．血小板は材料に吸着したタンパク質を介して材料へ接着する．血小板が材料表面に粘着すると偽足を出すような形態変化が観察され（**図10-3**），血小板が活性化する．

　材料により，吸着するタンパク質の種類は異なる．このことは，血小板の粘着や血小板活性化の程度が材料によって異なる一因となっている．とくに，血小板が活性化したときに血小板膜上に現れるGP IIb/IIIaは，タンパク質のRGD配列と結合するため，フィブリノーゲンのようにRGD配列を

プロテインCによる線溶系の活性化：プラスミンを生成して活性化に働く組織プラスミノーゲン活性化因子（t-PA）とそれを抑制するプラスミノーゲン活性化阻害因子-1（PAI-1）があり，PAI-1とt-PAのバランスによって線溶系は制御されている．通常PAI-1が優位であり，線溶系は抑制されている．活性型プロテインCは，PAI-1を阻害することで，線溶系を活性化する．

t-PA：tissue plasminogen activator.

RGD配列：タンパク質のアミノ酸配列が，アルギニン—グリシン—アスパラギン酸となっている配列．

図10-3　材料表面に粘着した血小板の形態変化（電子顕微鏡写真，スケールバー：2μm）

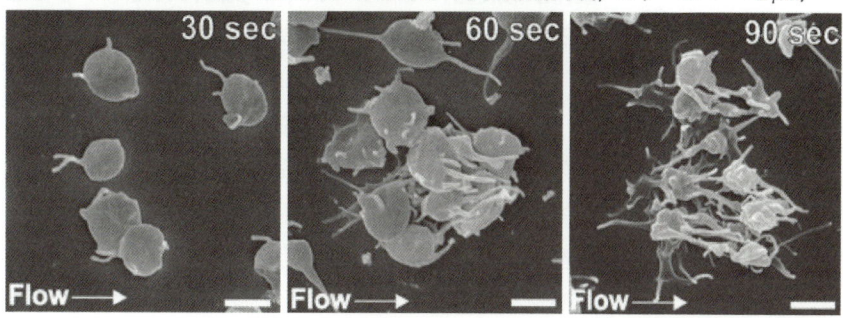

フィブリノーゲンとVWFを表面にコーティングしたガラスに洗浄血小板を流したときの様子．血小板から偽足を出すような形態変化がみられ，その後，拡がって粘着している．粘着した血小板が足場となり，血小板同士が結合し，凝集が起こっている．（Maxwell, M. J., et al.: *Blood*, 109：566-576, 2007 より）

有するタンパク質が材料表面に多く吸着する材料ほど血小板が粘着しやすい．血小板が活性化すると，血小板顆粒からさまざまな凝固促進因子が放出されるとともに，粘着した血小板が足場となり，血小板凝集や血液凝固反応が進行する．血小板の活性化と凝固系が互いに反応を促すことで，材料表面上で血栓が形成される．材料と血液との接触により生じる血栓形成反応は，材料の化学的性質，表面構造（粗さ），血液の流速や接触時間などによって大きく異なる．

血液透析，人工心肺施行時のように，体外循環させた血液が医用材料と接触する際の凝固系の活性化では，内因系の血液凝固反応が重要となる．とくに，硫酸基，カルボキシル基などを有する陰性荷電の強い材料では，血液と接触した際に，第XII因子の活性化を起点とする内因系の経路により血液凝固が起こる．内因系の活性化は，材料表面において凝固第XII因子，高分子キニノゲン，プレカリクレインが複合体を形成することで始まる．これにより第XII因子は活性化して内因系の凝固カスケード反応が作動するとともに，高分子キニノゲンからブラジキニンが生成する．ブラジキニンはさまざまな生理作用をもっており，炎症反応の惹起物質の一つでもある．また，体内に蓄積すると，アナフィラキシー様ショックを引き起こすことがある．

血液透析患者では，血小板の反応性が高くなっていることが知られており，心血管障害や動脈硬化との関連が指摘されている．毎回の血液透析における材料との接触の影響により，血小板の反応性が増加している可能性がある．

現在使用されている医用材料には，生体の血管と同様の抗血栓性がない．そのため，材料と血液が接触する際にはかならず抗凝固薬が使用される．また，材料側においても表面に薬剤（抗凝固薬，免疫抑制剤，血栓溶解剤）を固定化したり，偽内膜を形成しやすいように粗い表面の材料を使用したり，

材料表面における血栓形成： 血液の流れが速い場合は血小板とフィブリンからなる白色血栓が形成され，血液の流れが遅い場合は赤血球も取り込まれた赤色血栓が形成される．

血栓が形成しにくいように平滑表面にしたりすることで，血栓形成を防いでいる．それらについて，次の4），5）で詳しく説明する．

▶ 4）抗凝固薬を用いた血液凝固の抑制

医用材料と血液が接触すると，そのままであれば血液の凝固が起こり血栓が生成する．血栓は，さまざまな臓器の毛細血管網を詰まらせ，肺塞栓や脳梗塞など重大な疾患を引き起こす原因となる．また，透析膜や人工肺用ガス交換膜などでは，膜の物質除去性能もしくはガス交換能の低下が起こる．さらには血液凝固により，体外循環の継続がむずかしくなり，膜および血液回路の交換が必要になることもある．したがって，通常，医用材料が血液と接触する際には抗凝固薬が使用される．ここでは，代表的な抗凝固薬について，その作用機序を説明する．

ヘパリン，低分子ヘパリン，メシル酸ナファモスタットは，血液との接触時間が比較的短い血液透析治療や人工心肺を用いた開心術などで頻用される．いずれも，抗凝固作用が強く，治療期間中の透析膜やガス交換膜の材料としての機能を十分に維持することができる．また，カテーテルを挿入する際にも用いられる．

ヘパリンは，トロンビンとアンチトロンビンの結合を促進する．アンチトロンビンはすでに述べたように，トロンビン，IXa，Xa，XIa，XIIaなどの活性型セリンプロテアーゼの活性基に結合して，それらのプロテアーゼ作用を失活させる．とくに，トロンビンの作用を失活させる効果が強いことがヘパリンの抗凝固作用の特色である．しかし，ヘパリンは，血小板を活性化する作用や脂質代謝に対する影響があり，また，ヘパリン起因性血小板減少症（HIT）を起こすこともあるので注意が必要である．

HIT：heparin-induced thrombocytopenia.

Tips　ヘパリン起因性血小板減少症（HIT）

ヘパリン起因性血小板減少症（HIT）とは，ヘパリンに対する自己抗体ができてしまい，ヘパリンを使用したときに，血小板減少とともに血栓形成を合併する病態をいう．HITは，冠動脈インターベンションを必要とする冠動脈硬化症の患者，糖尿病腎症，種々の動脈硬化による血管合併症を有する透析患者の導入期などで起こりやすい．HITでは，ヘパリン投与開始後に，血小板第4因子（PF4）とヘパリンの複合体を抗原とする自己抗体が出現する．抗ヘパリンPF4複合体抗体はヘパリン・PF4複合体と結合し，血小板表面の受容体と結合し，血小板を活性化する．それにより強い凝固亢進状態となり，血小板が消費されて血小板数が減少するとともに，血栓が合併する．このとき，トロンビン産生も亢進しており，それもHITの病態を増悪する原因となっている．

ヘパリン依存性抗体（抗ヘパリンPF4複合体抗体）の発生率は，ヘパリン開始1週間後で約1％，2週間後には2％である．ヘパリン依存性抗体の出現は，使用したヘパリンの種類や量，投与期間も関係するが，少量のヘパリンによる留置カテーテル洗浄によって発症することもあるので注意が必要である．

低分子ヘパリンは，ヘパリンの低分子量分画（分子量4,000～8,000程度）を取り出したものである．作用機序としては，Xaの阻害（失活）が主作用であり，ヘパリンのもつ抗トロンビン作用はほとんどない．そのため，ヘパリンに比べると出血助長作用が弱く，安全域が広いという特徴がある．また，ヘパリンに比べて半減期が長く，脂質代謝への影響，血小板凝集作用などが少ない．

　メシル酸ナファモスタットは，プロテアーゼ阻害剤である．血液凝固は，凝固因子が活性化されて，順々にセリンプロテアーゼ活性をもつことで起こる．そのため，プロテアーゼを阻害すると，さまざまな凝固因子が活性型にならなくなり，血液凝固が進行しなくなる．メシル酸ナファモスタットは非常に分解されやすく，半減期が短いので，出血傾向のある患者に対して血液透析を施行する場合や，急性血液浄化，また各種アフェレシス療法においても，抗凝固薬として使用される．ただし，陰性荷電の強い材料はメシル酸ナファモスタットを吸着してしまうので，他の抗凝固薬が選択される．

　ワルファリンは，プロトロンビンの産生に必要な還元型ビタミンKをつくる酵素を抑制することで，プロトロンビンの産生を抑制する抗凝固薬で，人工血管やステントを埋め込んでいる患者が服用する経口薬である．したがって，ワルファリンを使用している患者においては，ビタミンKを多く含む食品（納豆など）の摂取は禁忌となっている．

　クエン酸，エチレンジアミン四酢酸（EDTA）は，カルシウムイオンのキレート剤である．血小板凝集においても，血液凝固においても，カルシウムイオンは不可欠である．カルシウムのキレート剤を用いると，血液中から血小板凝集反応や血液凝固反応に利用可能なカルシウムイオンがなくなってしまうため，反応が進まなくなる．クエン酸は輸血用血液バッグなどで血液を保存する際に用いられる．EDTAは毒性があるので，輸血用血液の保存には用いられない．おもに検査用に採血された血液の凝固を防ぐために用いられる．

　ヘパリンや線溶系酵素を表面に固定化することで材料に抗血栓性を付与しているものもある．人工肺に用いられるガス交換膜やその血液回路などでは，ヘパリンコートなどの抗凝固処理が行われている．また，線溶系酵素であるウロキナーゼを表面に固定化した中心静脈栄養カテーテルも実用化されている．ヘパリンコート材料では，表面でアンチトロンビンとトロンビンの結合を促進することで抗凝固能を発揮させている．また，ウロキナーゼ固定化材料では，プラスミノーゲンを活性化してプラスミンを生成させ，フィブリンの分解を促すことで，抗凝固能を発揮させている．

キレート剤：金属イオンに対して，複数の結合部（配位座）をもつ物質．キレート剤は，金属イオンへ結合（配位）して，金属イオンと錯体を形成し，金属イオンを覆う．複数の配位座で結合するため，配位している金属イオンから離れにくい．そのため，カルシウムイオンがキレートされると，カルシウムイオンとしての生理作用をもつことができなくなる．

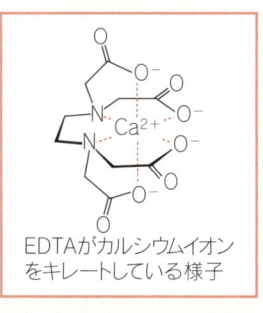

EDTAがカルシウムイオンをキレートしている様子

▶ 5）偽内膜形成もしくは表面平滑化

　長期に血液と接触する材料において血栓形成を防ぐ方法として，偽内膜形成や表面平滑化がある．たとえば，人工血管では，偽内膜形成が起こりやすいように，血液を漏出する多孔性の材料が使用される．血液が人工血管と接触すると，血液接触表面で血栓が形成され，次第にその表面が仮性内膜（偽内膜）に置換される．その際，人工血管の内腔面では，吻合部近辺の血管側から内膜に覆われる．これは，組織接触材料におけるカプセル化と類似した反応であり，異物表面に血液が触れないようにする一種の防衛反応である．このように人工血管では，短期的な血液不適合反応を引き起こすことで，逆に長期的な血液適合性を得ようという考え方に基づく抗血栓化が行われている．最終的に，全面が内膜で覆われれば，抗凝固薬はほとんどいらなくなり，血液適合性が非常に向上する．しかし，吻合部から離れた中央部まで偽内膜が形成されないことも多く，また，内径の小さい人工血管では偽内膜の形成により血管内径が細くなったり，閉塞しやすいなどの問題も残っている．実際，臨床使用可能な直径が3mm以下の人工血管は現時点では存在しない．

　表面平滑化により抗血栓性を向上させる方法は，人工心臓弁であるパイロライトカーボンやペースメーカのリードのポリウレタンなどに用いられている．これらの材料では，偽内膜形成を促進するのではなく，タンパク質や細胞が付着しにくい材料や表面を平滑化した材料を使用することで，材料と生体との反応を極力減らし，抗血栓性を向上させている．ペースメーカのリードでは，血流が比較的速いので，洗い流し効果による血栓形成の防止効果もある．ただし，人工心臓弁では，表面平滑化だけで血栓形成を防ぐことはできないので，通常，抗凝固薬（ワルファリン）が使用される．

3 ─ アレルギー性ショック

　ショックとは，血圧が低くなりすぎて生命にかかわる状態のことをいう．血液が材料と接触したときに起こりうるショックに，アナフィラキシー様ショックがある．アナフィラキシー様ショックは，急性の全身性アレルギー症状が重症化したもので，たとえば血液透析において，ACE阻害薬を投与されている患者に陰性荷電の強いポリアクリロニトリル素材の透析膜（AN69膜，ポリアクリロニトリルメタリルスルホン酸共重合体からなる）を使用したときに起こることが知られている．そのため，ACE阻害薬とAN69膜の併用は禁忌となっている．

　アナフィラキシーは，IgE抗体による急性アレルギー反応のひとつであり，Ⅰ型アレルギーに分類される．ハチ毒や食物，薬物などの外来抗原に対する

図10-4 XII因子の活性化を起点とするアナフィラキシー様反応の発生機序

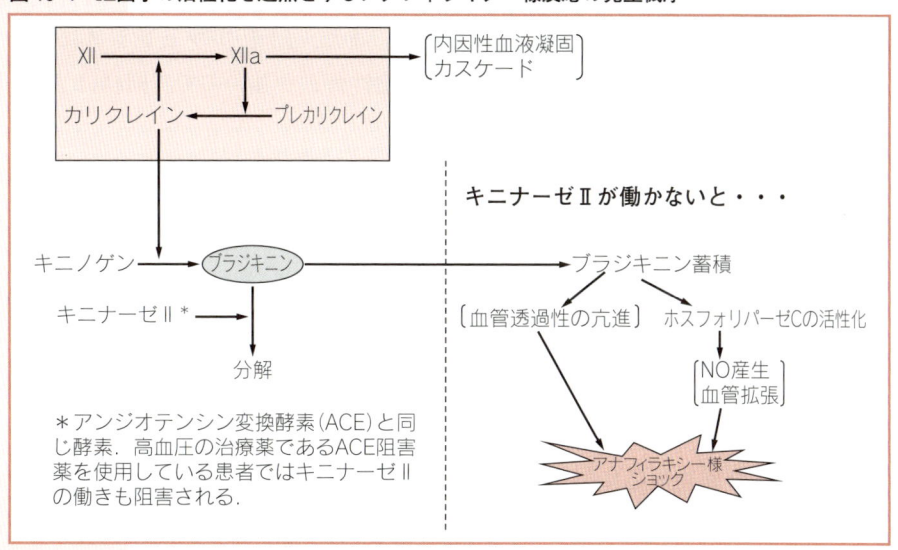

```
  XII ──→ XIIa ────→ ［内因性血液凝固
   ↑       ↑          カスケード］
  カリクレイン ← プレカリクレイン

                        キニナーゼⅡが働かないと・・・

キニノゲン ──→ ブラジキニン ──────→ ブラジキニン蓄積
キニナーゼⅡ* ─→                 ［血管透過性の亢進］ ホスフォリパーゼCの活性化
              ↓                                    ［NO産生
             分解                                    血管拡張］
                                        ↓      ↓
  *アンジオテンシン変換酵素（ACE）と同        アナフィラキシー様
   じ酵素．高血圧の治療薬であるACE阻害         ショック
   薬を使用している患者ではキニナーゼⅡ
   の働きも阻害される．
```

　過剰な免疫応答が原因で起こる．この際，好塩基球や肥満細胞表面のIgEがアレルゲンと結合して脱顆粒し，血小板凝固因子やヒスタミンなどが放出され，毛細血管拡張が引き起こされる．このとき血圧低下などの血液循環の異常が急激に現れると，呼吸不全・循環不全となり，ショック症状が引き起こされる．これをアナフィラキシーショックと呼ぶ．IgEを介さなくてもアナフィラキシーと似たような症状が現れることがあり，それをアナフィラキシー様反応と呼ぶ．

　前述したように，陰性荷電の強い透析膜を使用すると，凝固第XII因子の活性化を起点として内因系の凝固カスケード反応が始まる．第XII因子の活性化により生成されたカリクレインは，第XII因子の活性化を促進して内因性の凝固反応を増幅すると同時に，キニノゲンを分解してブラジキニンを生成する．ブラジキニンは非常に強い発痛物質であり，血管透過性を亢進させ，またNOを発生させて平滑筋を弛緩，血管を拡張させることで，血圧低下を引き起こす．血液中に大量に蓄積するとアナフィラキシー様症状を引き起こすことが知られている（図10-4）．

　通常，生成されたブラジキニンはキニナーゼⅡによって分解されるが，高血圧の治療薬であるACE（アンジオテンシン変換酵素）阻害薬を使用している患者では，キニナーゼⅡの働きが阻害されてしまう（アンジオテンシン変換酵素とキニナーゼⅡは同じ酵素）．そのため，ACE阻害薬使用下で陰性荷電膜を使用すると，ブラジキニンが大量に蓄積してしまい，アナフィラキシー様症状を起こす場合がある．そのため，ACE阻害薬とAN69膜の併用

は禁忌となっており，ACE阻害薬を服用している場合，透析膜か薬のどちらかを変更しなくてはならない．また，LDLアフェレシスに用いられるデキストラン硫酸などの吸着剤も陰性荷電が強いので，同様にACE阻害剤との併用は禁忌となっている．

4 — 免疫反応

ウイルスや細菌のような微生物や，移植臓器のような生物系の異物が体内に侵入すると人体はそれに抵抗する．その抵抗能力を免疫という．免疫では，異物の表面に存在する抗原基を抗体や補体などの体内の分子やリンパ球のような免疫系細胞が察知し，防衛反応を開始する．現在までに，生物学的な異物反応に対する免疫反応については多くのことが明らかにされているが，医用材料のような非生物系の異物に対する免疫学的な研究は少なく，不明な点も多い．

材料と接触した際の免疫反応のうち，補体の関与については比較的検討されており，その機序の一部が明らかになっている．一方，それ以外の免疫機能の変化については，まだわかっていないことが多い．現在，アフェレシスの領域では，白血球吸着除去療法のように，材料との接触により過剰の免疫応答を抑制する治療も行われるようになっており，今後は免疫機能の変化についての研究も大きく進展するものと期待される．

▶ 1）生体における補体の活性化

補体系は，下等動物からヒトまで共通の機序が保存されている生体防御機構であり，生体の生涯にわたって変化することなく機能する自然免疫系の一つである．異物の存在を免疫系細胞に知らせるとともに，浸入した微生物を死滅させる働きをもつ．オプソニン作用，肥満細胞や好塩基球の活性化，化学走性成分の放出，細胞溶解などの作用がある．

補体系は，血液中に存在する約20種類のタンパク質からなり，それらは通常不活性な酵素前駆体のかたちで血液中を循環している．引き金となる刺激を受けると，タンパク質分解酵素が特定のタンパク質の分解反応を行い，分解により新たなタンパク質分解酵素が生成し，次の分解反応が進むというステップ（カスケード反応）を経て作用する（図10-5）．通常は，補体活性化を抑制する因子が優位になっていて，補体の活性化が起こらないように制御されている．

補体には，C1〜C9のようにCと数字で表されるものと，B因子，D因子などと表されるものがある．補体活性化の経路としては，古典経路，代替経

オプソニン作用：抗体や補体は，微生物などの抗原が存在するとそれらに結合する．抗体や補体が結合した抗原は，好中球やマクロファージなどの貪食細胞に取り込まれ（貪食），分解を受けやすくなる．この作用を抗体や補体のオプソニン作用と呼ぶ．

補体：英語で補体はcomplementと表す．補体の名称（C1〜C9）には，その頭文字Cが使われている．

図 10-5　補体活性化経路

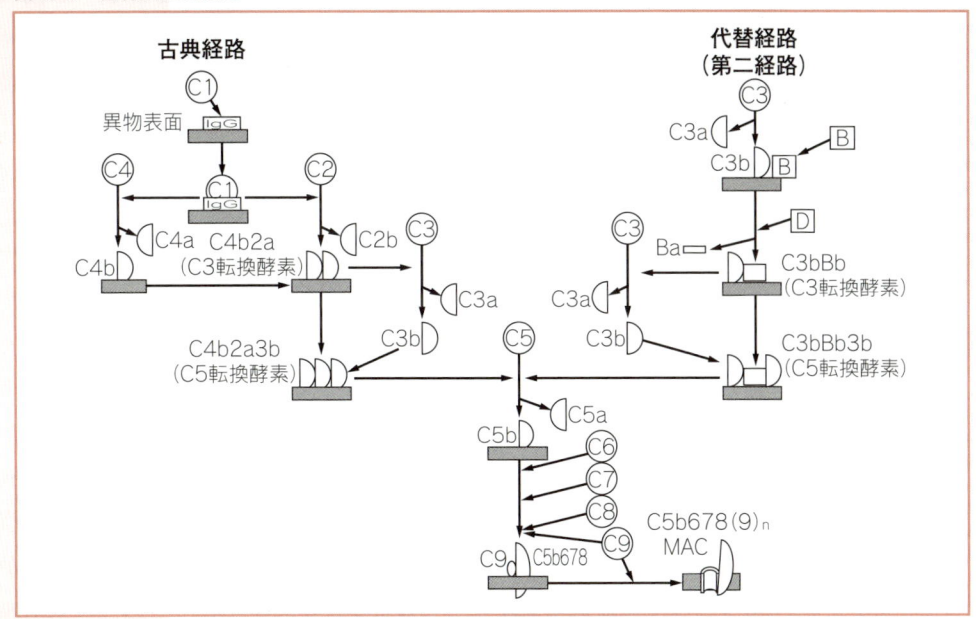

路（第二経路），レクチン経路が知られている．古典経路は抗原に結合した IgM や IgG といった抗体に C1 が結合することで始まる．代替経路では C3 の活性化から始まる．レクチン経路では，微生物細胞表面に存在する多糖類と結合しているレクチンを認識して，C4 の活性化から始まる．

古典経路では，抗体に結合した C1 が構造変化を起こし，活性化する．活性化した C1 は C2 と C4 を加水分解し，C2a と C2b，C4a と C4b が作られる．C2a と C4b が細胞膜表面で複合体（C4b2a）を形成し，C3 転換酵素として働く．C4b2a 複合体により，C3 が C3a と C3b に分解される．分解された C3b が C4b2a 複合体に結合すると，C5 転換酵素（C4b2a3b）となる．この遊離された C3a は，アナフィラトキシンとして作用し，肥満細胞の脱顆粒や血管透過性の亢進，平滑筋収縮などの直接的な引き金となり，炎症反応を惹起する．

代替経路では，C3 は C3 転換酵素（C3bBb 複合体）によって加水分解を受けて C3a と C3b とに切断される．このとき生成された C3a はアナフィラトキシンとして作用し，一方 C3b は，構造変化によりチオエステル基が露出され，細胞膜に結合する．C3b は B 因子と結合し，D 因子により分解され，C3bBb 複合体を形成する．C3bBb 複合体は，それ自身が C3 転換酵素であり，それにより，C3 の切断（C3a と C3b の生成）が次々に起こる（ポジティブフィードバック）．また，C3bBb 複合体は，C3b と結合して，C5 転換酵素複合体（C3bBb3b）を形成する．

古典経路，代替経路で作られた C4b2a3b 複合体および C3bBb3b 複合体は

いずれも C5 転換酵素であり，この後は同一の反応経路となる．まず，C5 転換酵素により，C5 が C5a と C5b に分解される．分解された C5b は細胞膜に結合し，細胞膜上で C6 から C9 と複合体を作り，細胞膜障害性複合体（membrane attack complex：MAC）を形成し，細菌などの細胞膜に孔をあけ死滅させる．活性化の際に遊離した C5a は白血球の化学走化の標的となり，白血球を呼び寄せる．また，アナフィラトキシンとして作用し，肥満細胞や好塩基球を活性化し，ヒスタミンなどの放出を促し，炎症を惹起する．

化学走化：好中球やマクロファージは特定の化学物質に対して走化性を示し，近寄ったり離れたりする．走化性を誘導する因子としては，補体 C5a の他にも，細菌の毒素，炎症部で産生されるインターロイキン-8 などのケモカイン，血液凝固時に産生される PAF，ロイコトリエン B4 などが知られている．

▶ 2）材料との接触による補体の活性化

血液透析器や人工心肺装置などを用いた体外循環のように，血液が医用材料と接触する治療では，材料との接触による補体の活性化は非常に重要な現象である．補体を活性化する材料としてよく知られているものに，血液透析膜に使用されていた再生セルロース膜がある．再生セルロース膜が血液と接触すると，その水酸基（OH 基）が C3 を活性化し，代替経路の活性化が進行する．そのため，再生セルロース透析膜を使用すると，一過性に末梢血から白血球が減少する．このとき，補体活性化により発生した C3a，C5a により活性化された白血球は肺などに集積している．現在では，血液透析膜として再生セルロース膜が用いられることはほとんどなく，セルロースの OH 基を酢酸化した酢酸セルロース膜（セルローストリアセテート膜），もしくは合成高分子素材の膜が用いられている．これらの膜では白血球の減少は軽度であるが，白血球の減少がまったく起こらないというわけではない．材料表面には，IgG のような抗体も吸着するため，古典経路による活性化も考えられている．

人工心肺装置を用いた体外循環においても，補体が活性化することが知られている．体外循環のみの *ex vivo* 実験から，補体の活性化により生成した C3a，C5a が好中球や血小板を活性化することが明らかにされている．

アフェレシス治療では，関節リウマチや潰瘍性大腸炎の治療として，白血球吸着除去療法や顆粒球吸着除去療法が用いられている．顆粒球の吸着除去に用いられている顆粒球吸着ビーズは，セルロースジアセテートでできている．そのため，血液を通すと補体が活性化し，ビーズ表面に C3b の吸着が起こる．単球や顆粒球は，細胞表面に C3b 受容体を有しているため，C3b を介して材料表面に吸着する．これにより顆粒球が除去される．この方法は，補体活性化という生体反応を治療にうまく利用した方法といえる．

▶ 3）免疫機能の変化

血液透析患者において，感染症による死亡率，癌の発生率が高いことはよ

く知られている．これらは，透析患者の免疫能が低下していることを示唆する結果である．また，人工心肺操作においても（人工心肺の場合は血液透析と異なり，1回のみの短時間での接触であるが），手術後の白血球数の減少やその後のリンパ球サブセットの変化など免疫能の低下を示唆するデータが報告されている．

血液透析では腎不全という病態，人工心肺では手術侵襲の影響も含んでおり，かならずしもすべてが材料との接触に起因しているわけではないが，材料との接触による炎症，酸化ストレスの亢進など材料との接触自体もさまざまな生体反応の引き金となっており，それらが免疫能を低下させている一因となっていると考えられる．

また逆に，過剰の炎症が起こっている潰瘍性大腸炎や関節リウマチのような自己免疫疾患では，アフェレシス療法の一種である白血球吸着除去療法により，過剰な免疫応答を抑える治療が行われている．白血球除去療法では，血液を体外循環させ，白血球や顆粒球を吸着剤に吸着させて除去する．活性化した白血球を吸着除去することで，過剰の免疫応答を抑制し，免疫応答のネットワークを再構築するといった効果があると考えられている．

5 — 炎症

炎症とは，生体組織に損傷をもたらすような刺激に対する反応で，その刺激を解消し，生理的な状態に戻すまでの一連の反応をいう．その初期には，発熱，発赤，腫脹，疼痛などの症状を伴う．多くの場合治癒に至るが，刺激が強すぎる場合には壊死を生じる場合もある．

生体組織に炎症の引き金となる刺激が与えられると，たとえば，①破壊された肥満細胞からヒスタミンが遊離する，②活性化した血小板からセロトニンが放出される，③凝固系因子が活性化する，④補体活性化により血中のC3a，C5aが増加する，⑤ブラジキニンが増加する，などの現象が起こる．それらの作用により，局所への血流の増加，毛細血管の血管透過性の増加，血管から組織への好中球，単球，リンパ球などの浸潤が起こる（図10-6）．

通常，炎症は刺激を受けた局所で起こる．炎症を引き金に線維芽細胞の遊走や各種増殖因子の放出が起こり，組織修復に向かう生体反応が起こる（組織修復における炎症については後の項で説明する）．しかし，敗血症，急性肝炎，急性膵炎などの重篤な疾患では，局所で起こるべき炎症が全身に回り，全身性の激しい炎症反応が起こることがある．このとき，炎症性サイトカインの血液中濃度は非常に高く，生体反応が制御できない状況になっている．このような病態は，全身性炎症反応症候群（SIRS）と呼ばれ，そのまま多臓

生体組織に損傷をもたらすような刺激：けが，火傷などの物理的刺激，薬物，酸，アルカリなどによる化学的刺激，細菌，ウイルスなどの病原生物による刺激，また異物による刺激がある．

サイトカイン：細胞から分泌されるタンパク質で，特定の細胞に情報を伝達する役割をもつものをサイトカインと総称する．サイトカインは，炎症，免疫をはじめ，細胞の増殖，分化，細胞死などのシグナルを細胞に伝達する．炎症症状を引き起こすサイトカインを炎症性サイトカイン，炎症症状を抑制する働きをもつサイトカインを抗炎症性サイトカインと呼ぶ．

SIRS：systemic inflammatory response syndrome.

図 10-6 好中球の血管外遊走

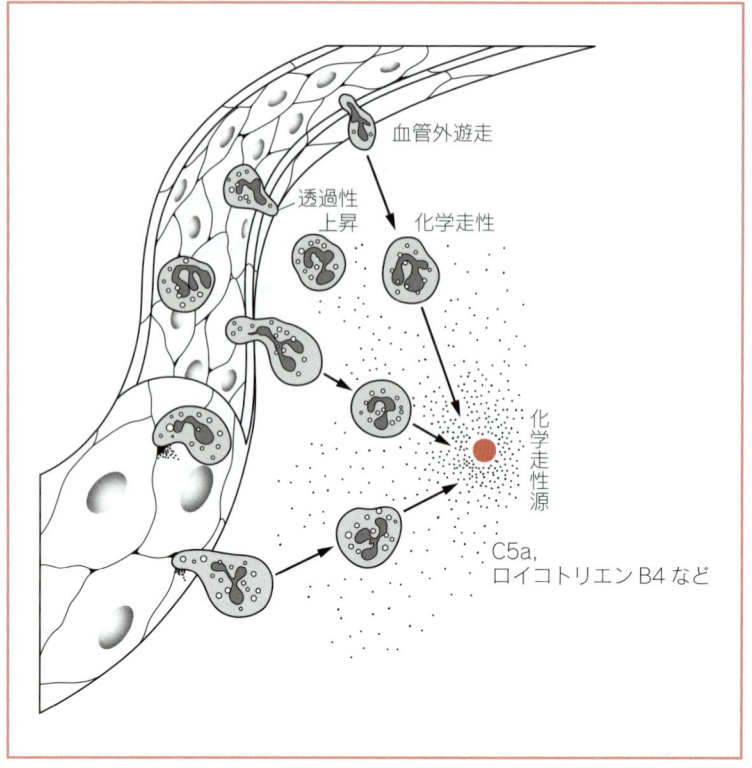

化学走性源から発生した化学走性物質は，毛細血管に作用して白血球を内皮周辺に集める．白血球は内皮に接着し，その後，血管壁を通り抜け間質へと遊走し，化学走性物質の濃度勾配をたどって化学走性源に向かう．（大地陸男：生理学テキスト第 4 版．文光堂，2003 より）

器不全になってしまうことがある．これらの病態に対しては，人工呼吸器，補助循環，血液浄化装置などを用いて，不全臓器の機能を代行しながら原因の治療にあたる．これらの装置との接触によっても生体反応が起こるので，医用材料としての生体適合性だけでなく，装置としての生体適合性も重要となる．

　材料と血液が接触したときに起こる炎症は，SIRS ほど激しいものではないが，全身性の反応となる．炎症は，補体の活性化や血液凝固因子の活性化などをきっかけに起こるが，炎症が起こるべき局所が存在しないためである．血液透析においては，透析膜との接触以外にも，透析液のエンドトキシンなどによる汚染や透析液に含まれる酢酸などにより炎症が惹起することが知られている．近年の透析技術の進歩により，透析治療に起因する炎症反応は微弱なものとなってきているが，微弱ではあっても治療のたびに炎症が惹起されていると考えられる．血液透析患者では，腎不全という病態自体が炎症の原因になることに加えて，材料との接触による炎症も起こるため，慢性的な

MIA症候群: サイトカインを媒介にして，低栄養（malnutrition），炎症（inflammation），動脈硬化（atherosclerosis）が関連して起こっていると考えられている病態．

炎症状態になりやすい．このような慢性炎症は動脈硬化や栄養不足を導き，それがさらに慢性炎症を増悪するという悪循環を起こす（MIA症候群）．MIA症候群では，炎症を媒介するさまざまなサイトカインがその病態に関わっていると考えられている．

人工心肺装置を使用する開心術では，手術侵襲による刺激や体外循環による補体の活性化も炎症を惹起する大きな要因となる．手術により局所に与えられた物理的な刺激は，数分以内に補体を活性化する．補体の活性化により生成したC3a，C5aは，単球，マクロファージ，好中球を活性化して，炎症性サイトカインの産生を誘導する．産生された炎症性サイトカインは血流により全身に運ばれ，局所の炎症は全身に波及する．このとき，血液中の炎症性サイトカインの濃度は非常に高くなっており，一時的に免疫系の活性化が起こるが，やがて全身性の細胞性免疫能の低下が生じ，感染に対する抵抗力が低下する．

人工心肺や血液透析で用いられる体外循環では，医用材料である血液回路や人工肺用ガス交換膜・血液透析膜との接触，リザーバやチャンバにおける空気との接触による血液凝固因子の活性化による炎症反応の亢進も起こる．体外循環の際には，血液凝固を抑制するために抗凝固薬が用いられるが，抗凝固薬を用いても，医用材料や空気と接触した際の凝固系の活性化は完全には抑制できない．たとえば，ヘパリンを用いると，トロンビン活性を抑制しているので最終的な血液凝固までは起こっていないが，その前段階である第XII因子を起点とする内因性の凝固カスケードは活性化される．血小板，カリクレインキニン系，線溶系も活性化される．また白血球も活性化され，第III因子の放出も起こるため，外因系の血液凝固カスケードも活性化される．それらにより，多くのサイトカインが放出され，炎症をはじめとするさまざまな生体反応が起こっている．

6─石灰化

石灰化とはリン酸カルシウムの沈着であり，生理的には骨や歯の形成反応である．軟組織にリン酸カルシウムが沈着すると，異所性石灰化と呼ばれる．異所性石灰化には，高カルシウム血症や高リン血症による転移性石灰化と，壊死した細胞や組織にリン酸カルシウムが沈着する異栄養性石灰化がある．転移性石灰化には腎不全患者や透析患者にみられる軟組織石灰化があり，異栄養性石灰化には動脈硬化症にみられる動脈石灰化がある．

血液接触材料では，人工心臓弁として用いられる生体弁，人工心臓の血液接触面，人工血管などにおいて，材料表面，内部，材料の周りの組織などの

部位での石灰化が報告されている．石灰化は，比較的時間のかかる現象で，医用材料と生体の反応としては，後期の生体反応に分類される．

生体弁では，機械的ストレスにより損傷した部位に血小板や赤血球などが取り込まれ，変性壊死することが石灰化の一つの原因と考えられている（異栄養性石灰化）．石灰化はリン酸濃度が高いときに起こりやすいので，血中のリン酸濃度の高い小児では，とくに生体弁が石灰化しやすい．そのため，小児では生体弁の使用は禁忌となっている．

透析患者では，転移性石灰化，異栄養性石灰化のいずれもみられる．転移性の石灰化は，高カルシウム血症や高リン血症がおもな要因であり，材料との接触の影響は少ないと考えられる．透析治療自体はリンやカルシウムを適切な濃度にするための治療でもあることから，転移性石灰化が起こっている場合，治療によるリン・カルシウム濃度のコントロールが不十分であるといえる．一方，透析患者の動脈硬化における石灰化（異栄養性石灰化）の原因は，おもに医用材料との接触によるものと考えられており，たとえば，透析膜との接触による酸化ストレスの亢進，血小板の反応性の増加など，さまざまな要因が考えられている．

2 組織結合および組織接触材料と接触したときの生体反応

組織結合および組織接触材料においても，材料との接触によりさまざまな生体反応が起こる．これらの材料は，体内に埋め込まれるなどして，比較的長期に生体と接触することが多いという特徴がある．組織が異物を認識すると炎症が起こる．炎症は組織修復へと向かうために必要な生体反応であるが，医用材料があることで反応が過剰になってしまい，医用材料本来の機能を損ねることもある．また，異物を排除するためのカプセル化，組織の石灰化や腫瘍化といった反応が起こることもある．

以下の項ではそれらの生体反応について，各反応がどのようなものなのか，またどのような機序で起こっているか説明する．

1 — 組織結合材料と組織接触材料

組織結合材料としては，人工血管，人工心臓弁，人工股関節，人工骨などがある．人工血管や人工心臓弁は軟組織である血管や心筋に結合させる材料

であり，人工股関節や人工骨は骨のような硬組織に結合させる材料である．人工血管，人工心臓弁，ステントなどは組織結合材料であるが，血液接触材料でもある．

組織接触材料としては，コンタクトレンズ，眼内レンズ，ペースメーカ（本体部分）などがある．

2 ── 炎症と組織修復（創傷治癒）

組織における炎症は，組織修復にとって非常に重要な役割を担っている．組織に刺激が加わるとさまざまな炎症惹起物質が放出され，損傷組織部分に炎症が起こる．炎症部には，好中球，マクロファージ，リンパ球などが集積し，感染に対する防御にあたる．炎症部から放出されたサイトカインにより骨髄における顆粒球や単球の産生が促進される．細菌を貪食した好中球やマクロファージは死に，壊死組織とともに膿として排出される．その後組織修復が起こる．組織の損傷が大きい場合は，線維芽細胞の増殖により肉芽組織が形成され，組織の欠損を補充して修復する．

組織に医用材料が埋め込まれた場合，まずは外科的操作による侵襲に対して炎症が起こる．また，埋植された医用材料は生体にとっては異物であるため，好中球，マクロファージなどの貪食作用により排除が試みられ，炎症が惹起される．炎症反応の大きさは，埋植された医用材料の大きさ，形状などの物理的要因，材料の化学的性質，表面構造，溶出物，表面の細菌汚染などにより異なる．また，材料が埋植部分で動くような場合には，その機械的刺激も影響を与える．

一般に，医用材料はサイズが大きく，マクロファージなどの細胞によって貪食されることはない．その結果，炎症反応が続き，組織修復と同様の機序で医用材料の周りに肉芽組織や結合組織が形成され，それらが材料を覆い（カプセル化），生体組織から隔離・排除する（カプセル化については，次の項で説明する）．

長期に埋め込まれている人工関節では，炎症により骨溶解が進み，人工関節が緩むことがある．人工関節では，稼働部分である関節面に摩耗が生じる．摩耗面には超高分子ポリエチレンや金属が使われており，できるだけ摩耗しないような材質が選ばれている．しかし，長期にわたって使用していると，細かい摩耗粉が生じてしまう．摩耗粉が人工関節と生体の骨の間に移動すると，摩耗粉を分解排除しようとして，マクロファージなどの細胞が活性化，貪食を試みる．その際，炎症性サイトカイン，活性酸素などが放出され，人工関節の近傍で炎症が惹起される．しかし，摩耗粉はマクロファージによっ

て分解されないため，炎症反応は長期間にわたって持続する．その結果，人工関節近傍では破骨細胞による骨吸収が優位となり，骨量の減少が起こるため，人工関節に緩みが生じてしまう．場合によっては人工関節を入れ替える手術が必要になる．

ステントは金属材料であり，血液に接触するが，しばらくすると偽内膜が形成されてステント部分が覆われ，血液と接触しなくなり，抗血栓性が向上する．しかし，内膜が過剰に増殖するとステント部はふたたび狭窄してしまう．内膜の増殖は，ステントの血管への挿入による組織障害を引き金に，炎症が惹起されることから始まる．その結果，成長因子やサイトカインが分泌され，中膜の血管平滑筋細胞内の細胞分裂が活性化され，細胞増殖が起こるとともに，細胞が新たに遊走され，内膜増殖が起こる．

再狭窄は，とくに小血管，びまん性病変，糖尿病患者で起こりやすく，その解決が望まれていた．そこで，炎症や内膜の増殖をおさえる薬剤をステントにコーティングした薬剤溶出性ステントが開発され，使用されるようになった．現在，コーティングされている薬剤は，炎症をおさえる免疫抑制剤（シロリムス）もしくは細胞増殖を抑える抗癌剤（パクリタキセル）である．これらの薬剤は炎症を抑制するとともに，細胞の増殖を直接抑制することで，内膜肥厚による再狭窄を抑制する．従来のステント治療では，再狭窄が起こりやすかった小血管，びまん性病変，糖尿病患者においても再狭窄のリスクが低減できた．ただし，薬剤溶出ステントは，内膜が形成されにくくなっているため，挿入されたステントは内膜に覆われることなく直接血液と接触する．そのため，長期にわたる抗凝固薬や抗血小板薬の服用が必要となる．

人工血管や人工心臓弁は，生体にしっかりと固定されているため，吻合部の組織には絶えず繰り返しの負荷（機械的ストレス）が加わる．その刺激により炎症が惹起され，線維芽細胞の増殖が起こると，過剰な肉芽組織が形成されて組織の肥厚化が起こる．過剰な肉芽組織が形成されると，人工血管では狭窄や閉塞が起こり，人工心臓弁では弁の開閉が不完全になってしまう．

3 ― カプセル化（被包化）

カプセル化は，長期間の軟組織埋込材料に対するもっとも一般的な生体反応である．生体は，体内に入ってきた異物，体内にできた血栓，壊死組織などを肉芽組織が取り囲み，吸収などの処理をする（これを器質化とよぶ）．毒性を示さない材料が体内に埋め込まれ，血栓反応や創傷治癒の過程が終了すると，一般にその材料はコラーゲンを主成分とする薄い膜によって被包される．薄い膜は材料に強く接着しているのではなく，単に材料を覆っているだ

けである．生体は，異物を薄膜で覆うことによって，周囲の生体組織から異物を隔離している．

薄い膜（カプセル）を形成しているコラーゲンは，材料表面に接触している線維芽細胞から産生される．このときできるコラーゲン層の厚みは，材料の埋め込まれた場所（線維芽細胞が多い場所かどうか）や線維芽細胞の材料表面への粘着のしやすさなどによって大きく異なる．

人工血管を血管に吻合した場合，血液と接触している内側は血管側から増殖してきた内膜に覆われるが，血管の外側は厚いカプセル層によって覆われる．

4 ― アレルギー

組織接触材料では，歯科材料やピアスといった金属でアレルギーが起こることがよく知られている．アレルギー性の強い金属としては，水銀，ニッケル，スズ，コバルト，クロムなどがある．

5 ― 石灰化

硬組織と軟組織では，石灰化の機序が異なる．人工骨などの硬組織に埋め込まれる材料では，石灰化は好ましい反応である．生体の骨においては，常に破骨細胞による骨吸収と骨芽細胞による骨形成が起こっており，それが釣り合って骨が維持されている．骨芽細胞は，骨基質タンパク質を合成し，基質小胞を介した石灰化を誘導する．骨芽細胞は自ら産生した骨基質に埋まり骨細胞へと分化する．人工骨や人工関節では，石灰化を促進する目的で，リン酸カルシウム系の材料が利用されている．たとえば，ヒドロキシアパタイトは，骨形成を促進する骨芽細胞の増殖分化を促進することが知られており，人工骨の表面にコーティングされる．また，コラーゲン線維の成長を促進するシリカも，骨形成を促進する材料として用いられている．

人工骨と接触している骨組織では，人工材料から受ける加重によって骨組織の吸収が起こり，骨量が減少することが報告されている．人工骨との接触部では，骨組織と人工骨の弾性率が異なるため，骨組織に力学的負荷がかかっている．そのため，破骨細胞の分化が促進され，骨形成と骨吸収のバランスが崩れ，骨吸収優位になってしまうため，骨量が減少したと考えられている．

軟組織に埋め込まれた材料においては，通常まずカプセル化が起こる．このとき，カプセルを作っている結合組織が厚くなると，材料と接触している深部で細胞の壊死が生じやすいため，材料近くで石灰化が起こる．この石灰

化は異栄養性石灰化である．

組織接触材料の石灰化は，子宮内避妊材料，コンタクトレンズなどで報告されている．血液接触材料でみられた壊死組織に起因した異栄養性石灰化ではなく，材料表面が石灰化するケースが多いが，原因ははっきりとわかっていない．

6 — 腫瘍化

マウス，ラットのようなげっ歯類に人工材料を埋え込み，1年ほど経過すると，腫瘍が形成される．この原因の一つとして，材料が生体組織に対して絶えず起こす摩擦あるいは力学的負荷が考えられている．腫瘍の発生率は材料の形状，大きさや表面性状に大きく依存している．材料の形状，大きさ，表面形状によりカプセル化によって形成された結合組織の厚みが異なるが，結合組織の組織が厚いほど腫瘍発生の危険性が高い．しかし，なぜ力学的刺激が腫瘍の発生（遺伝子の変異）を引き起こすかはわかっていない．

イヌのような中動物やヒトにおいては，材料との接触が直接の原因と考えられる腫瘍の形成は報告されていない（材料からの発癌性の溶出物がある場合には腫瘍ができることが報告されている）．ただし，イヌのような中動物では，その平均寿命まで生存させて，埋込材料に対する生体反応を観察するということは行われていない．そのため腫瘍の形成が報告されていないだけであるという意見もある．そういう意味では，現時点で，ヒトにおいて材料の埋植が長期化したときに，材料との接触に起因する腫瘍の発生の可能性がないとは言いきれない．

3 生体と接触した材料が受ける変化

血液透析膜や人工肺用ガス交換膜などの血液に接触する材料では，タンパク質の吸着が起こる．それにより，血液透析膜では溶質透過性の低下が起こり，またガス交換膜では，ガス交換能の低下や血漿リークが起こる．これらの材料では，血液との接触は短時間なので，材料そのものが変化することはない．一方，生体に埋め込まれて長期に生体と接触する材料では，材料そのものの変化，すなわち材料の劣化が起こる．この項では，材料そのものの変化について，金属材料と高分子材料に分けて説明する．

1 — 金属材料

金属が溶け出したり脆くなったりする現象を腐食と呼ぶ．生体内に埋め込まれた金属材料が，腐食により体内に溶け出して金属イオンとなると，アレルギー，癌，組織障害などを引き起こすことがあるため，注意が必要である．

水素よりイオン化傾向の強い金属は，水中の水素イオンと電子を交換してイオンとなり水に溶解する．この反応は，溶液の pH が低いほど起こりやすい．一方，酸化物が水に溶けやすい物質の場合，酸化されることで水に溶解する．生体内はイオン濃度が高く，マクロファージや好中球が放出する種々の活性酸素種（酸化剤）が存在する．また，2種類以上の金属からなる合金では，局部電池作用により合金内で電流が発生して，アノード側の金属が溶解する現象も起こる．金属にとっては，生体内は腐食されやすい過酷な環境である．

酸化物が水に溶けにくい物質の場合，金属表面が酸化されることで，水に溶けにくくなり安定化する．酸化された金属表面の薄い部分を不動態皮膜と呼ぶ．ステンレスやチタンは不動態を作り安定化する．これらの金属は，生体内においても基本的には腐食されにくい金属であるため，医用材料としてよく使用されている．しかし，不動態皮膜を作る金属であっても，生体内では腐食が起こってしまうことがある．たとえば，生体内に埋め込んだステンレス鋼に孔があく孔食がみられることがある．チタンについても，水溶液中ではまったくイオンが溶出しないが，生体内に埋め込まれるとイオンが溶出するという報告もある．

腐食：腐食とは，電子のやりとりによる酸化還元反応によって，金属がイオンになって溶け出す現象，もしくは酸化によって強度を失う現象をいう．

孔食：不動態皮膜に孔があく現象を孔食と呼ぶ．ステンレスでは，Cl^- イオンの存在下で孔食が起こる．生体内は，Cl^- イオンの濃度が高いため，ステンレスの孔食が起こりやすい．そのため生体に埋め込む場合には，孔食の起こりにくい SUS316L などのステンレスを使用する．

2 — 高分子材料

高分子にとっては，生体内の環境は，37℃，中性という一見穏和な状態に思える．しかし，実際には，生体内は高分子が分解されやすい環境である．たとえば，ペースメーカのリード線を被覆しているポリウレタンでは，酸化により表面に亀裂が生じることが報告されている．

高分子材料の劣化には加水分解と酸化分解がある．ポリウレタン，ポリアクリロニトリルなどは，加水分解を受けやすい高分子である．また，ポリグリコール酸やポリ乳酸などの脂肪族ポリエステルはとくに加水分解を受けやすく，その性質を逆に利用して，吸収性の縫合糸として使用されている．

加水分解は，体液に含まれるイオンによっても促進される．とくにリン酸イオンは加水分解を促進する．親水性の高分子ほどイオンによる加水分解が促進されやすい．また，生体内には多くの加水分解酵素が存在している．通

常生体内の加水分解酵素の作用は特異性が高く，高分子に作用することはほとんどないが，一部のポリエステルやポリアミドでは生体内の酵素により加水分解されることが明らかとなっている．

　高分子の酸化分解には，ラジカル分解反応と不均化反応があるが，生体内で起こる酸化分解はラジカル分解反応である．好中球やマクロファージは，活性化されるとスーパーオキシドアニオンを生成する．スーパーオキシドアニオンは，スーパーオキシドディスムターゼ（SOD）により過酸化水素に変換される．好中球では，ミエロペルオキシダーゼにより過酸化水素から次亜塩素酸が作られる．また，過酸化水素と鉄イオン（Ⅱ）からヒドロキシラジカルが作られ，スーパーオキシドアニオンと一酸化窒素からペルオキシナイトライトが作られる．次亜塩素酸，ヒドロキシラジカル，ペルオキシナイトライトは，いずれも酸化力が非常に強いラジカルである．好中球，マクロファージからの活性酸素種の放出は，異物が分解されるまで起こる．細菌のような微生物であれば数日で分解されるが，生体に埋め込まれた医用材料は，通常マクロファージによって分解されないので，活性酸素種の放出は数カ月から数年間起こり続ける．そのため，生体内では材料側の酸化分解による劣化が起こりやすいと考えられる．

SOD：superoxide dismutase.

4 医用材料の生体適合性と生体機能代行装置の生体適合性

　医用材料の生体適合性は，「生体に悪影響も強い刺激も与えず，本来の機能を果たしながら生体と共存できる材料の性質」のように定義されることが多い．それが具体的にどのような性質であるかは，その材料の使用目的，使用方法，使用部位により異なる．材料の生体適合性は，その材料を使用したときに起こる生体反応に合わせて評価しなくてはならない．

　近年，さまざまな医用機器の生体適合性は，材料の特性のみとしてとらえるのではなく，広く装置全体の特性としてとらえることが多くなっている．血液透析治療の場合，透析膜の生体適合性は，膜素材と生体との相互作用を規定する概念としてよりも，「血液透析治療自体に起因する生体の異物反応を指標に，治療の安全性を規定する概念」のような幅広い概念としてとらえるのが一般的になっている．血液透析治療においては，膜素材と生体（血液）の相互作用だけではなく，透析液の成分，また，透析液中のエンドトキシン，滅菌残留物，透析中に発生したサイトカイン，体内に蓄積した尿毒症物質や

薬剤の除去効率，除水速度や治療モード（血液透析，血液透析濾過（前希釈あるいは後希釈））など生体に影響を与える可能性のある因子が他にも多く存在し，それらが相互に関連して影響を与えているためである．

人工心肺においても，血液透析の場合と同様に，血液と接触する人工肺用ガス交換膜や血液回路の材料だけではなく，人工心肺の操作方法，血液回路構成など，さまざまな要因が生体適合性に影響を与える．現在，低侵襲体外循環を目指してさまざまな検討が行われているが，これらは装置としての生体適合性を向上させる試みである．

人工呼吸器では，古くから人工呼吸器誘導肺障害（ventilator induced lung injury：VILI）という概念があった．人工呼吸器は重篤な呼吸不全の患者に使用される．人工呼吸器を使用しなければ数時間のうちに亡くなってしまう患者であっても，人工呼吸器を使用することで数日から数週間の時間の猶予ができるため，その間に原因となっている疾患に対する治療を行い，回復を期待することができる．しかし，人工呼吸器を使用する場合，通常，呼吸は陽圧換気となり，また高濃度の酸素を使用する．そのため人工呼吸により，肺胞が虚脱を繰り返したり，過伸展が起こったり，また高濃度酸素による障害が起こったりする．人工呼吸では，肺の正常部位に対して換気が行われるので，VILIでは，正常部位が損傷されることが多い．また，その損傷により肺局所での炎症が全身性のものとなり，それが多臓器不全を引き起こしてしまう場合もある．とくに，一回換気量の設定が適切でない場合，急激に肺の正常部位が損傷してしまうため，患者の生命を維持することが困難になる．人工呼吸器は直接生体と接触する装置ではないが，人工呼吸器においても生体適合性という概念で，装置と生体との相互作用を考える必要がある．

現在，臨床の現場では，さまざまな生体機能代行装置が使用されている．そこで使われている医用材料と生体の相互作用を理解することは，材料開発において非常に重要なことであるが，それに加えて，その材料を使った装置

Tips

低侵襲体外循環

人工心肺や血液透析で用いられる体外循環では，多くの不可避な生体への侵襲が存在する．人工心肺においてもっとも生体に影響を与えているのが，血液と医用材料である血液回路，人工肺用ガス交換膜，リザーバにおける空気との接触による凝固活性の亢進や補体活性化と，それによる炎症反応の亢進と考えられている．

ヘパリンやポリメトキシエチルアクリレートなどのアクリル系樹脂をコーティングした人工肺や血液回路を使用すると，凝固活性だけでなく，炎症も抑制されるという報告がある．これは，材料面からの低侵襲を目指す試みである．一方，人工心肺回路からリザーバをなくし，閉鎖系の体外循環回路を使用する試みもある．これはリザーバにおける血液と空気との接触を減らすことで，凝固因子の活性化を抑制することを意図している．また，体外循環量（血液充填量）や血液希釈を少なくし，遠心ポンプを使用するなどして，低侵襲化を目指す試みも行われている．これらは，装置としての生体適合性を向上させるための試みである．

をどのように使えば生体に優しいか？ということを考えることも重要である．今後は，材料の生体適合性はもちろんのこと，装置の生体適合性という概念がますます重要になると考えられる．とくに装置の生体適合性に関しては，臨床工学の腕の見せ所でもある．医用材料と生体の相互作用については，現在も次々に新しいことが明らかにされている．生体と医用材料の相互作用をふまえて，材料の生体適合性，装置全体また治療システム全体の生体適合性を向上させていくことが重要である．

参考文献

1) 筏　義人：生体材料学．産業図書，1994.
2) 堀内　孝，村林　俊：医用材料工学．コロナ社，2006.
3) 中林宣男，石原一彦，岩崎泰彦：バイオマテリアル．コロナ社，1999.
4) 大地陸男：生理学テキスト第4版．文光堂，2003.
5) 秋澤忠男：生体適合性．その病態生理学的意義．透析会誌，**24**：433〜438，1991.
6) 秋澤忠男，小田　稔：血液浄化における生体適合性．*Clinical Engineering*，**15**：801〜806，2004.
7) 庭山　淳，佐中　孜：透析膜が引き起こす生体反応．*Clinical Engineering*，**15**：813〜818，2004.
8) 太田和夫，二瓶　宏，佐中　孜：至適透析を目指して．一歩進んだ透析治療．中外医学社，1997.
9) 佐中　孜：活性酸素仮説．透析会誌，**24**：273〜287，1991.
10) Panichi, V., et al.：The link of biocompatibility to cytokine production. *Kidney Int.*, **76**（suppl.）：S96〜103, 2000.
11) 加藤正人，黒澤　伸：手術侵襲，麻酔と炎症反応・免疫応答．日臨麻会誌，**26**：1〜8, 2006.
12) Rinder, C. S., et al.：Role of C3 cleavage in monocyte activation during extracorporeal circulation. *Circulation*, **100**：553〜558, 1999.
13) Rinder, C. S., et al.：Leukocyte effects of C5a-reseptor blockade during simulated extracorporeal circulation. *Ann. Thorac. Surg.*, **83**：146〜152, 2007.
14) Stenvinkel, P., et al.：Are there two types of malnutrition in chronic renal failure? Evidence for relationships between malnutrition, inflammation and atherosclerosis（MIA syndrome）. *Nephrol. Dial. Transplant.*, **15**：953〜960, 2000
15) Pecoits-Filho, R., et al.：The malnutrition, inflammation, and atherosclerosis（MIA）syndrome-- the heart of the matter. *Nephrol. Dial. Transplant.*, **17**（Suppl. 11）：28〜31, 2002
16) Takai, H., et al.：Demonstration and Operative Influence of Low Prime Volume closed Pump. Asian Cardiovasc. *Thorac. Ann.*, **13**：65〜69, 2005
17) Tanaka, M., et al.：Blood compatible aspects of poly（2-methoxyethylacrylate）（PMEA）—relationship between protein adsorption and platelet adhesion on PMEA surface. *Biomaterials*, **21**：1471〜1481, 2000.
18) Suzuki, Y., et al.：Poly-2-methoxyethylacrylate-coated bypass circuits reduce activation of coagulation system and inflammatory response in congenital cardiac surgery. *J. Artif. Organs.*, **11**：111〜116, 2008.

19) 日本アフェレシス学会編：新版アフェレシスマニュアル—難治疾患の治療革命—第2版．秀潤社，2004
20) 岡嶋研二：播種性血管内凝固症候群（DIC）と多臓器不全．医薬ジャーナル社，2002.
21) Kinoshita, Y., et al.：Reduction in tumour formation on porous polyethylene by collagen immobilization. *Biomaterials*, **14**：546〜550, 1993.
22) 横井宏佳：薬剤溶出性ステント（DES：Drug-Eluting Stent）の現状．人工臓器，**38**：49〜53, 2009.
23) Aggarwal, A., et al.：Biphasic effects of hemodialysis on platelet reactivity in patients with end-stage renal disease：A potential contributor to cardiovascular risk. *Am. J. Kidney Dis.*, **40**：315〜322, 2002.

医用材料工学

第11章 医用材料の安全性評価と安全対策

　平成19年に医療法が改正され，臨床工学技士をはじめとした医療機器安全管理責任者は，医療機器の安全性に関して，その力を発揮することが求められている．医療機器や医療用具には生体適合性材料が用いられているが，その安全性評価および安全対策はどのようになされているのであろうか．本章では，医用材料単体の安全性評価のみでなく，医用材料で構成される医療機器の安全性評価ならびに安全対策について，JISの規格，医薬品医療機器等法による規制などを踏まえて述べることとする．

1 安全性の考え方

　今日の医療には，高分子材料や金属材料，生物由来材料などさまざまな医用材料が用いられている．また同様の材料であっても，ディスポーザブル製品のように体外で短期間使用されるものから，体内に植え込んで長期間使用されるものまで，用途によって生体への曝露・接触時間が大きく異なる．医用材料といっても，硬さや弾性，耐食性など，材料の機能という観点からは工業用材料との区別はない．たとえば軽量で強度が高く，耐食性に優れるチタン合金は，眼鏡のフレームから深海潜水船，人工心臓まで幅広く活用されている．

　医用材料が他の材料と異なるのは，人の生命および健康に直結しているために，高い安全性が要求されることである．ただし，世の中には絶対に安全というものはなく，常にリスク（副作用）を念頭に置いて被害が最小限となるように対策を講じておく必要がある．JISの医療機器の生物学的評価の項目中にも，「安全性試験結果をもって，潜在的な生物学的ハザードが全くないということを保証することはできないので，原則的には生物試験実施後にもその医療機器を臨床的に使用する間，人体における予期しない有害作用又は有害事象に対して注意深い観察を行うことによって，生物学的評価を継続しなければならない」[1)]との一文がある．

　たとえば，X線CT撮影によって早期に腫瘍の発見ができたならば，患者

生物学的ハザード： ハザード（hazard）とは「危険や悪影響を引き起こす原因」または「（生じる可能性がある）危険」を意味する英単語で，危険源や危害要因などの日本語訳で用いられることもある．ここでの生物学的ハザードとは，皮膚の炎症や腫瘍の形成など医用材料によって生体に有害作用が引き起こされる危険性を意味している．

にとってのメリットは計り知れない．しかし同時に，患者は放射線による被曝を受けることになる．腫瘍の早期発見による治療効果と，被曝による白血病発症などのリスクを天秤にかけ，さらによりリスクの低い検査方法の有無などを総合的に勘案して，X線CT撮影の有効性・安全性が判断されることになる（もし患者が妊娠している可能性があり，腫瘍の疑いが低いならばCT撮影はハイリスク，ローリターンと判断される）．医用材料においても同様の考え方が適用される．医用材料およびそれを用いる医療機器の安全性は，①市販前の安全性評価（非臨床試験，臨床試験），②品質保証，③市販後調査，④再審査・再評価，などによって総合的に達成されている[2]．

2 医薬品医療機器等法と日本工業規格

1 — 医薬品医療機器等法

「医薬品,医療機器等の品質,有効性及び安全性の確保等に関する法律」（略称：医薬品医療機器等法，旧称：薬事法）は，元は医薬品の品質，安全確保を目的につくられた法律であったが，昭和23年に一新された際に，外科用ピンセットや注射器などの医療用具が規制の対象に加えられた．その後幾度かの改正を経て，平成17年に実施された改正薬事法から正式に医療機器が定義され，リスクに応じた医療機器の規制制度（表11-2，後述）が導入された．さらに平成25年には，現在の名称に改められるとともに，医療機器に関する規制が大改正された．医薬品医療機器等法は次のことを目的とした法律である．（第1章第1条より）

第1条　この法律は，医薬品，医薬部外品，化粧品，医療機器及び再生医療等製品の品質，有効性及び安全性の確保並びにこれらの使用による保健

Tips: 医薬品医療機器等法に登場する3文字アルファベット

医療機器・材料に関する安全性を評価する際に避けては通れないのが医薬品医療機器等法である．医薬品医療機器等法にはさまざまな基準・制度が定められているが，そのいくつかはしばしば3文字のアルファベットで呼ばれることがある．

GLP：Good Laboratory Practice，医療機器の安全性に関する非臨床試験の実施基準

GCP：Good Clinical Practice，医療機器の臨床試験の実施基準

QMS：Quality Management System，製造所における医療機器の製造管理及び品質管理の基準

GQP：Good Quality Practice，製造販売業者における医療機器の品質管理の基準

PMS：Post Marketing Surveillance，市販後調査制度

GVP：Good Vigilance Practice，製造販売後安全管理の基準

衛生上の危害の発生及び拡大の防止のために必要な規制を行うとともに，指定薬物の規制に関する措置を講ずるほか，医療上特にその必要性が高い医薬品，医療機器及び再生医療等製品の研究開発の促進のために必要な措置を講ずることにより，保健衛生の向上を図ることを目的とする．

2 ─ 日本工業規格

通称 JIS と呼ばれる日本工業規格（Japanese Industrial Standards）は，工業標準化法に基づいて制定される国家規格で「鉱工業品の品質の改善，生産能率の増進，その他生産の合理化，取引の単純公正化及び使用又は消費の合理化を図り，合わせて公共の福祉の増進に寄与する」ことを目的としている．つまり，製造方法，性能，規格，試験方法，品質管理などを「標準化」するための規格である．JIS に適合させた製品開発をすることで，互換性や信頼性の確保などさまざまなメリットが得られる．

医療機器の市販前の安全性評価の一環として行われる生物学的安全性評価試験は，原則として JIS T 0993-1「医療機器の生物学的評価」に準拠している．

3 医用材料の安全性評価

ある目的をもった医療機器を開発，製造するためには，その目的に適合する材料を選択する必要がある．最適な材料を選択するためには，一般工業製品の場合と同様に，まず材料自身の特性・性質（化学的，毒性学的，物理的，電気的，形態的，機械的）を明らかにする必要がある．さらに生体と接触する医用材料では，生物学的な評価によって安全性を明らかにすることが重要となる．

医療機器やその原材料の生物学的安全性評価は，JIS T 14971「医療機器-リスクマネジメントの医療機器への適用」に基づいて，関連するハザードを特定し，リスクの推定および評価を行い，これらのリスクをコントロールし，そのコントロールの有効性を監視することにより実施されなければならない．この規格は，医療機器のライフサイクル（life-cycle：医療機器の初期構想から最終的な使用停止および廃棄に至るまで）のいずれの段階にも適用される．

たとえば透析器は，中空糸，ハウジング，ポッティング用接着剤（中空糸とハウジングを固定するためのもの）など複数の材料で構成されている．ま

た，材料そのものが機能を発揮するというよりも，たとえば中空糸では，膜厚を均一に薄くストロー状に加工することで目的の性能を得ている．このような医療機器の場合，使用されている材料単体の評価はもちろんのこと，添加物，副資材，異物の混入，他の材料・成分との相互作用，溶出物，分解生成物，強度，構造，耐熱性などを総合的に考慮して安全性を評価する必要がある．また，実際に医療機器が使用される状況を想定し，その状況をシミュレートした適当な環境・条件で試験を行うことにより，安定性，耐久性，耐食性，生体内劣化などを評価すべきである．

具体的に医療機器・材料のハザードを特定するためには，安全に影響を与える機器・材料の特質を特定することが必要である．たとえばある医療機器のライフサイクルにかかわるすべての関係者に次の質問（JIS T 14971：2012 附属書Cの一部を抜粋改変）をすることによって，ハザードの存在をいっそう明確にすることができる．

・意図する用途および使用方法
　　機器・材料の果たす役割（疾病の診断・予防・監視・治療など）
　　医療機器は生命維持または支援するためのものか
・埋込を意図しているか
　　埋め込む場所，年齢，体重，性能の経時変化，予測寿命など
・患者またはその他の人に接触することを意図しているか
　　接触の状態，期間，頻度など
・どのような物質が医療機器に組み込まれているか
　　関連物質または細胞体液との適合性，安全特性，生物由来物質など
・生体物質を処理して再利用，注入するためのものか
　　自動輸液装置，透析装置，人工心肺装置など
・滅菌されて供給されるのか，もしくは使用者が滅菌するのか
　　滅菌方法，再利用回数の制限，意図しない滅菌方式の影響など
・他の医療機器，薬剤などとの併用を意図しているか
　　相互作用に関連して引き起こされる潜在的な問題の特定など
・長期間使用した場合または使用しなかった場合の影響
　　ポンプの長期的な腐食，機械的疲労，材料の劣化など

4 生物学的安全性評価

医療機器や材料がもつ潜在的な生物学的ハザードの影響範囲は広く，短期

的な影響には，急性毒性，皮膚・目・粘膜表面の炎症，溶血および血栓形成などがあり，長期的または特定の毒作用の影響には，亜慢性，慢性毒作用，感化，遺伝毒性，発がん（癌）性（腫瘍形成性）および催奇形性などの生殖に対する影響がある．

生物学的なリスクを推定するためには，次のことを考慮する必要がある（JIS T 14971：2012 附属書 I の一部を抜粋改変）．
・材料の様々な理化学的な特性
・臨床使用の履歴または人体曝露に関するデータ
・構成部材の既存の毒物学的データならびに他の生物学的安全性のデータ
・試験手順

データの量および評価の度合いは，意図する使用によって異なり，患者との接触の状態および期間に左右される．とくに，包装材料および健常皮膚に接する医療機器ならびに身体組織，注入液，粘膜または負傷した皮膚と直接接触しない医療機器の構成部品などは，要求されるデータは通常少なくてすむ．

次に示した材料の生物学的適合性に影響を与える科学的特性および生物学的反応の特質を明確にした情報は，生物学的安全性評価に有用である．
・すべての成分（たとえば，添加物，処理助材，モノマー，触媒，反応生成物など）の識別，濃度，生体移行性，毒性
・材料に対する生体内分解性および腐食の影響

各材料や成分についての有害作用の経験を十分に調べることが望ましい．しかし，それらが以前に安全に使われたからといって，類似の用途に使われる場合に同様に安全を保証できるとはかぎらない．常に，意図する使用方法や，成分濃度および最新の毒性学的情報を考慮しなければならない．

JIS T 0993 は，材料および医療機器の生物学的安全性評価の一般的な原則を規定したものである．医療機器・材料の接触部位および接触時間に応じてカテゴリ分けした**表 11-1** に示す項目を評価する必要がある．ただし，各試験の必要性は，存在するデータに照らしてその都度検討することが望ましく，その結果として，不必要な試験は省略することができる．

表 11-1 より，細胞毒性，感作，刺激性または皮内反応は，ほとんどの医用材料で必須な試験であることがわかる．この他に，体内に植え込まれるなどして長期間生体に曝露・接触する材料では，慢性毒性，発癌性，生殖および発生毒性，生体内分解性などの補助的評価試験が必要であることがわかる．

表 11-1 検討すべき生物学的安全性評価

医療機器のカテゴリ			生物学的安全性評価項目								
身体接触の性質		接触時間 A—一時的（<24時間） B—短・中期的（24時間〜30日） C—長期的（永久）（>30日）	細胞毒性	感作性	刺激性又は皮内反応	全身毒性（急性）	亜急性及び亜慢性毒性	遺伝毒性	発熱性	埋植	血液適合性
カテゴリ	接触部位										
表面接触機器	皮膚	A	○	○	○						
		B	○	○	○						
		C	○	○	○						
	粘膜	A	○	○	○						
		B	○	○	○						
		C	○	○	○	○	○				
	損傷表面	A	○	○	○						
		B	○	○	○						
		C	○	○	○	○	○				
体内と体外を連結する機器※	血液流路間接的	A	○	○	○	○			○		○
		B	○	○	○	○	○		○		○
		C	○	○	○	○	○	○	○		○
	組織/骨/歯質	A	○	○	○						
		B	○	○	○	○	○	○		○	
		C	○	○	○	○	○	○		○	
	循環血液	A	○	○	○	○			○		○
		B	○	○	○	○	○	○	○		○
		C	○	○	○	○	○	○	○		○
体内植込み機器	組織/骨	A	○	○	○						
		B	○	○	○	○	○	○		○	
		C	○	○	○	○	○	○		○	
	血液	A	○	○	○	○		○	○	○	○
		B	○	○	○	○	○	○	○	○	○
		C	○	○	○	○	○	○	○	○	○

※体内と体外を連結する医療機器：これらは，次の適用部位と接触する医療機器を含む．
a）血液流路間接的：一点で血管と接触するもので，血管系統への（薬液などの）導管として機能する医療機器．実例としては，輸液セット，延長チューブ，トランスファーセット及び輸血セットを含む．
b）組織/骨/歯質：組織，骨又は歯髄/歯質と接触する医療機器．実例としては腹腔鏡，関節鏡，排液システム，歯科用セメント，歯科用充てん材料及び皮膚縫合針を含む．
c）循環血液：循環血液と接触する医療機器．実例としては，血管内カテーテル，一時的ペースメーカ電極，人工肺，人工肺用回路及び附属品，透析器，透析用回路及び附属品，血液成分吸着器，並びに免疫吸着剤を含む．

図 11-1　細胞毒性と組織炎症反応の相関

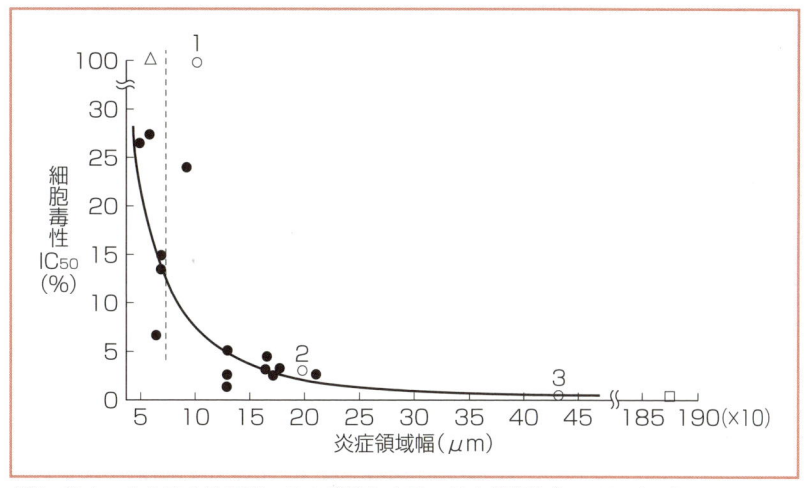

（筏　義人：生体適合性材料―その機能と応用．日本規格協会，1993 より）

1―細胞毒性試験

　細胞毒性試験は代表的な *in vitro* 試験で，生物学的毒性評価のなかで最初に行われるべき試験である．この試験は，材料・機器またはその抽出物によって引き起こされる細胞毒性（細胞死，増殖阻害，形態変化，生存細胞数，コロニー形成阻害など）を評価する．図 11-1 に示すように，細胞毒性試験は，皮膚刺激，眼粘膜刺激，組織炎症反応などとよい相関を示すことが明らかになっている．

　ISO 10993 を参照すると，抽出法，直接接触法，間接接触法，寒天重層法，フィルター拡散法が規定されている．対象とする材料にもよるが，抽出液を用いる試験が一般的である．抽出液は，培地 10 ml の中に細切した材料 1 g を入れ，37℃の炭酸ガスインキュベータ内で 24 時間静置して作製する．この抽出液を 2～3 倍の割合で段階的に希釈し，濃度を変えた試験液を準備する．試験液と，新鮮培地を用いた細胞培養を行い，コロニー形成率を比較する．新鮮培地でのコロニー数を 50％阻害する抽出液濃度（IC_{50}）を検索し，細胞毒性の評価を行う．また，さまざまな材料の細胞毒性を評価するために，比較用の標準試料が用意されている．

ISO 10993：国境を越えて工業製品が取引される社会が到来し，国際基準（global standard）が重要となっている．日本は国際標準化機構 ISO に加盟しており，ISO 規格と JIS 規格との整合や ISO 規格を国内向けに翻訳，改定するなど，国際標準化を進めている．医療機器の生物学的評価 JIS T0993-1 も ISO 10993-1 を基にして作成された．

2―感作性試験

　感作とは，材料やその抽出物が生体に接触することによって，同じ材料・物質に対して過敏な反応をする状態になることで遅延型アレルギー反応の一

つである．一度感作されると，わずかな量の曝露または接触であってもアレルギーなどの症状が起こりうるので，材料・機器の安全性を評価するためには重要な試験である．おもに感作を引き起こす物質は化学物質であるが，金属などの無機材料の一部も感作性を有している．とくに Ni，Cr，Cu，Hg，Co などの金属イオンはアレルゲンとして知られている．

材料から取り出した抽出液（あるいは材料を細かく分散させた分散液）を実験動物の皮内に注射投与，あるいは皮膚に塗布して，アレルギー反応の程度によって評価する．おもな皮膚感作性試験を以下に示す．

① Maximization Test：抽出液の皮内注射と，アレルギー状態を引き起こしやすくする免疫賦活剤を併用する．もっとも感度が高く，皮膚感作試験の第一候補である．

② Adjuvant and Patch Test：免疫賦活剤を皮内注射し，その部位上の皮膚を傷つけて抽出液を塗布する．比較的感度がよく，抽出液を皮内投与できない場合などに用いられる．

③ Local Lymph Node Assay：溶液，混濁液，ゲル，ペーストなどをマウスの耳の背部に塗布する．動物愛護の観点から近年優先される試験になりつつあるが，単一化学物質が対象である．

3 ─ 刺激性試験または皮内反応試験

材料・機器やその抽出物を，皮膚，皮内，目および粘膜のような組織に投与して，生体組織に与える刺激反応の強さを評価する．とくに眼粘膜に接触するコンタクトレンズなどの材料では，抽出液を点眼して眼組織に及ぼす影響が評価される．また，カテーテルのように，血液流路へのアクセスを備えた医療機器では，皮内反応試験が適用される．

4 ─ 全身毒性（急性毒性）試験

有毒な溶出物および分解生成物が人体に吸収される可能性がある場合に適用される．急性毒性試験は，単回または複数回の投与を行い，24 時間未満の曝露によって生じる毒性を評価する．一般的に，生理食塩水や植物油を用いて試験材料の抽出液を調製し，実験動物の静脈内または腹腔内に単回投与を行い，一定の観察期間（マウスで 72 時間）にわたり急性毒性症状（死亡，虚脱，呼吸困難など）の有無を観察する．

5 ― 亜急性および亜慢性毒性試験

　この試験は，抽出液の単回または複数回投与もしくは材料の直接接触によって，24時間以上，実験動物の全寿命の10％以下（ラットでは90日まで）にわたって曝露させた際に生じる毒性を評価する．

6 ― 遺伝毒性試験

　遺伝毒性物質は，DNAに作用して癌や遺伝病を引き起こす危険がある．とくに，繰り返して使用されるものや，植え込んで長期間生体組織に触れるものでは，材料・機器やその抽出物による遺伝毒性（遺伝子突然変異，染色体の構造および数の変化など）を評価する必要がある．

7 ― 発熱性物質試験

　材料中に存在する発熱性物質（エンドトキシンおよび非エンドトキシン性発熱性物質）の有無を調べることが目的である．特にコラーゲン，ゼラチンなどの天然由来材料では，材料に由来するエンドトキシン汚染の可能性があるため，エンドトキシン量を測定することが望ましい．

8 ― 埋植試験

　材料・機器を使用目的に見合った適所，期間にわたって，外科的に植え込むかまたは留置したときに，それらが周囲生体組織に与える局所的病理学的影響を肉眼および顕微鏡レベルで評価する試験である．この試験により全身の影響も調べた場合には，亜慢性毒性試験と同等である．

9 ― 血液適合性試験

　輸血，透析，人工心肺，人工心臓弁，ペースメーカなどに使用される血液が直接触れる材料では，血液適合性（凝固活性，溶血など）を評価する必要がある．

　①血栓

　たとえ自分自身の生体組織であっても，血液は血管内皮細胞以外の組織・材料との接触により凝固能が活性化され，材料表面や材料下流に血栓が形成される可能性がある．人工心臓弁や補助人工心臓，人工心肺など，医用材料

> 血液適合性試験は，注射針などのごく短時間しか接触しない器具の場合は必要でない．

通過後の血液が大動脈に流れ込む医療機器では，脳塞栓の原因となるためとくに注意が必要である．血栓形成の機構は非常に複雑なため，医療機器の使用目的に見合った適切なモデルまたはシステムを用いることにより，血栓形成のリスクが評価されている．

　②溶血

　材料・機器やその抽出物が要因となって赤血球が損傷を受けると，赤血球内部のヘモグロビンが漏出して血漿を赤く染める．この血漿遊離ヘモグロビン濃度を吸光光度計などによって測定することで，溶血の程度を評価することができる．

10 ― 慢性毒性試験

> 補足的評価試験：10-慢性毒性から13-生体内分解性までの試験は，補足的評価試験に位置づけられており，医療材料・器具の人体への用いられ方に応じて実施される．おもに，長期（>30日）にわたって体内と体外を連結したり，体内に植え込まれる材料において試験が必要となる場合がある．

　実験動物の全寿命の10％をこえる期間における毒性試験である．

11 ― 発癌性試験

　実験動物のほぼ全寿命に匹敵する期間における腫瘍形成性を評価するもので，他の試験結果などから発癌性が示唆される場合にだけ実施される．

12 ― 生殖および発生毒性（催奇形性）試験

　これまでにも，ダイオキシン，サリドマイド，放射性物質などに起因する生殖機能の低下，催奇形性が問題となってきた．他の試験結果などから発癌性が示唆される場合には，生殖および発生毒性試験を実施する必要がある．

13 ― 生体内分解性（生体内劣化）試験

　現在，外科手術に用いられる生体内分解吸収性縫合糸など，酵素作用の影響を受けて生分解し，劣化して低分子化する材料が用いられている．このように，生体内で吸収または分解される可能性がある材料では，分解物の分布や排泄などを評価しておく必要がある．

5 化学的評価試験

1 ― 溶出物試験

　医療現場では，シリンジをはじめとしてプラスチックやゴムでできたディスポーザブル製品が大量に使われている．これら合成高分子製品は，酸化防止や機械的性質を変化させる目的でさまざまな添加物・副資材が使われている．合成高分子材料が生体に対して悪影響を及ぼす場合のほとんどは，材料から溶出してくるこれらの物質が起因している．したがって，材料から溶出する物質の特性や安全性，溶出の程度を化学的に検証する必要がある．

　透析用血液回路などに用いられている合成高分子材料の溶出物試験を紹介する．プラスチックの場合は 10 g，ゴムの場合は 1 g の材料を細切し，水 100 ml 中で 30 分間煮沸して，溶出物が混ざった試験液をつくる．この試験液を用いて，pH，重金属，過マンガン酸カリウム還元性物質，蒸発残留物，紫外線吸収度などを検査し，安全性を評価する．

　金属材料やセラミックスなどの無機材料では，腐食や摩擦などによって金属イオンや酸化物が溶出すると，アレルギーや癌を引き起こす危険がある．このため無機材料では，腐食抵抗性をあわせて評価することが望ましい．

2 ― エンドトキシン試験

　エンドトキシン（endotoxin）は，内毒素とも呼ばれる細胞毒素の一種である．バクテリアなどが合成分泌する毒素を総称して外毒素と呼ぶのに対して，細胞壁などに存在する発熱原因物質を内毒素という．

　適切に滅菌された医療機器・材料の表面は無菌なので，直接的に細菌感染の原因となることはない．しかし，死滅した細菌の残骸が材料表面に残っている可能性がある．この残骸には，前述したエンドトキシンが含まれるため，発熱，ショック，血液凝固，白血球数の変動などさまざまな作用を引き起こす危険がある．とくに輸液セットなど，材料を通過した液体が体内に流れ込む医療機器では，エンドトキシンの検査が必須である．一般的に注射用水などの試験用水で材料表面を洗い，その洗液を用いて日本薬局方のエンドトキシン試験法によって安全性が評価される．

6 物理的(機械的)評価試験

　血液透析中に何らかの理由で送血ラインが閉塞した場合,回路内の圧力が上昇する.また,脱血ラインが閉塞したならば,回路内に大きな陰圧がかかる可能性がある.これらの状況時に,中空糸や回路チューブが破裂したり透析器と回路の接続部がはずれたりすると,重大な医療事故になりかねない.そこで,安全性を考慮した機械的強度やポート構造などについて規定し,製品が基準を満たしているかを検査する必要がある.透析用血液回路では,構造的強度試験として回路内を水で満たし,最大使用圧力の1.5倍の陽圧および陰圧をかけて,水漏れの有無などを評価する試験が実施される.また,血液回路と透析器(dialyzer)との接合部については,誤接続および簡単に抜けることを防ぐために図11-2のような寸法規格が定められており,ゴムとプラスチックの中間的な特性をもった半剛性材料を用いることになっている.

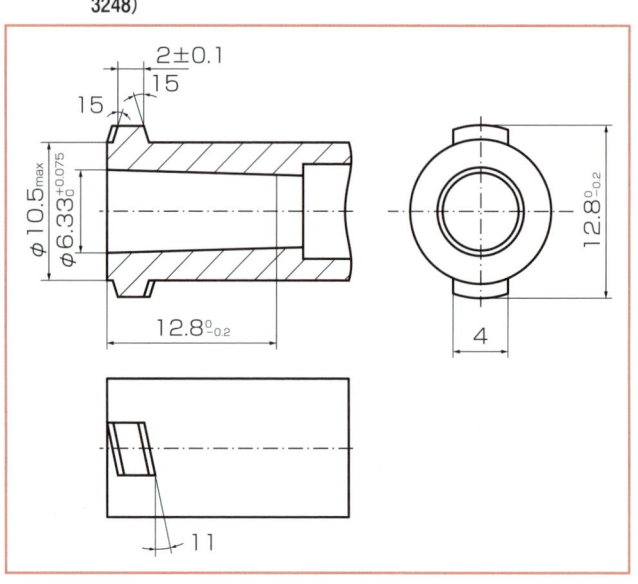

図11-2 血液透析器などの血液ポートとの接続部の主要寸法(JIS T 3248)

(日本規格協会:JISハンドブック医療機器 2008 より)

1 ― 外観・洗浄度および包装

製造時などに混入した異物（微粒子や切り粉など）が血液回路や透析器の内部に付着していると，血流にのって生体内に入り，血栓形成やアレルギーを引き起こす危険がある．滅菌されていれば清潔であると考えがちになるが，前述したエンドトキシンや異物の付着は医療機器のリスク要因である．そこで異物に対しては，おもに目視による洗浄具合の検査が行われている．

また，滅菌された医療機器・材料の無菌性を保ち，保管や移動時に損傷がないようにするには，適切な材料，方法で包装する必要がある．医療機器・材料を安全に臨床現場に供給するためには，包装に関しても十分に検討しておく必要がある．

7 無菌性の保証

医療機器（医用材料）を安全に使用するためには，滅菌処理が必須である．滅菌とは，物質中のすべての微生物を殺菌または除去することと定義されている．医療機器の滅菌法としては高圧蒸気滅菌法，放射線滅菌法およびエチレンオキサイドガス滅菌法の3つの方法が主流である．これらは一般に，微生物の種類，汚染状況，滅菌されるものの性質および状態に応じて選択される．

安全性を優先するならば，製造した医療機器すべてを対象に無菌性検査をすることが必要であるが，現実的ではない．そもそも無菌性検査をするということは，その製品の包装を開いたり，滅菌後の製品に手が加わることになるため，新たに汚染させる懸念がある．そこで，滅菌バリデーションという概念が導入されている．滅菌バリデーションは，製造所の滅菌にかかわる構造設備ならびに手順，工程その他の製造管理および品質管理の方法が無菌性を保証することを検証し，これを文書化することによって，目的とする品質に適合する医療機器の無菌性を恒常的に保証できるようにすることを目的としている[6]．簡便にいえば，滅菌された医療機器について後からの検査で無菌性を評価できない場合，その医療機器の滅菌設備や工程に問題がなく，期待された結果が得られることをあらかじめ検証しておき，またその記録を残すことによって，無菌性を担保する方法である．

8 医療機器・材料の製造販売承認申請

視力を補正するための医療機器として,眼鏡とコンタクトレンズがあげられる.眼鏡は,比較的簡単に装脱着でき,フレームの一部が鼻や耳に接触するだけなので,不具合が生じた場合でも人体へのリスクが低い.一方,コンタクトレンズは眼球に直接装着するため眼鏡に比べてリスクが高い.眼鏡とコンタクトレンズは,視力を補正するという同じ目的の医療機器であるが,生体に対するリスクが大きく異なる(もちろん得られる効果も異なる).

表11-2に示したように,医薬品医療機器等法ではとくにリスクに応じて医療機器を分類している.前述の眼鏡は一般医療機器,コンタクトレンズは

表11-2 リスクに応じた医療機器のカテゴリー分類

医薬品医療機器等法における分類	国際クラス分類	副作用または機能の障害が生じた場合のリスク	規制	例
一般医療機器	クラスI	不具合が生じた場合でも人体へのリスクが低いと考えられるもの	登録	眼鏡,絆創膏,X線フィルム
管理医療機器	クラスII	不具合が生じた場合でも人体へのリスクが比較的低いと考えられるもの	承認または認証	補聴器,電子体温計,MRI
高度管理医療機器	クラスIII	不具合が生じた場合,人体へのリスクが比較的高いと考えられるもの		コンタクトレンズ,透析器,カテーテル
	クラスIV	不具合が生じた場合,生命の危機に直面する恐れのあるもの		機械式人工心臓弁,ペースメーカ

認証:民間の第三者の審査機関(登録認証機関)で医療機器などの審査,評価を行うこと.

Tips マスターファイル

人工肺や透析器などの複数の材料で構成する医療機器では,製造販売業者がすべての材料を自社内で製造していることはまれである.医療機器の製造販売業者は,どちらかといえばほとんどの材料を,材料メーカーなどから購入していることが多い.また,医療機器に適したメディカルグレードの材料は,どの製造販売業者も欲しており,たとえば,メーカーの異なる透析器であっても,原材料をたどれば同じものということも少なくない.

そこで,あらかじめ材料メーカーが,承認申請に必要となる材料の性能や安全性評価データを厚生労働省に登録(原薬等登録原簿:マスターファイル)しておく制度が設けられている.これにより,製造販売業者が原材料に関するデータの提出を省略することができる.また,材料メーカーが有する製造方法や特許などを守る観点からも有効な手段である.

表 11-3　製造販売承認申請書に添付すべき資料の項目

添付資料	添付資料の項目
イ．開発の経緯及び外国における使用状況等に関する資料	1．開発の経緯に関する資料 2．類似医療機器との比較 3．外国における使用状況
ロ．設計及び開発に関する資料	1．性能及び安全性に関する資料 2．その他設計検証に関する資料
ハ．法第41条第3項に規定する基準への適合性に関する資料	1．基本要件基準への適合宣言に関する資料 2．基本要件基準への適合に関する資料
ニ．リスクマネジメントに関する資料	1．リスクマネジメント実施の体制に関する資料 2．安全上の措置を講じたハザードに関する資料
ホ．製造方法に関する資料	1．製造工程と製造所に関する資料 2．滅菌に関する資料
ヘ．臨床試験の試験成績に関する資料又はこれに代替するものとして厚生労働大臣が認める資料	1．臨床試験の試験成績に関する資料 2．臨床評価に関する資料
ト．医療機器の製造販売後の調査及び試験の実施の基準に関する省令第2条第1項に規定する製造販売後調査等の計画に関する資料	1．製造販売後調査等の計画に関する資料
チ．法第63条の2第1項に規定する添付文書等記載事項に関する資料	1．添付文書に関する資料

(薬食発1120第5号，医療機器の製造販売承認申請について（別表1）より)

高度管理医療機器に分類される．

医療機器の製造販売には，原則として厚生労働大臣の承認を受ける必要があるが，人に対する危険度が高いものほど製造販売承認の審査は厳しいものとなる．

表11-3に，医療機器の製造販売承認申請に必要となる添付資料の概要を示した．すべての医療機器の承認申請に，すべての資料が必要というわけではない．これまでに国内で承認されたことがない新医療機器，すでに承認・市販されている医療機器の改良を行った改良医療機器，市販機器と同等の後発医療機器で分類すると，後者になるにしたがって提出資料が免除されることになる．また臨床試験に関しては，リスクの高い医療機器や，植え込み型の人工臓器などで必要とされる．

これらの資料を基に審査が行われ，医療機器の効能と安全性が確認されれば，承認されて市場に出ることになる．

9 製造販売後の安全対策

安全性や有効性を証明するために多くの試験を行い，厳しい審査を通過して製造販売承認を得た医療機器でも，市販されてから不具合や副作用が判明することは少なくない．条件が限られる非臨床試験や，最低限の症例数で行われる臨床試験だけでは，すべての不具合，副作用を明らかにすることは困難である．そこで，市販後の安全対策が重要となる．

医療機器の製造販売後安全対策としては，①不具合，副作用などの情報収集を行い，②その情報を解析・評価して対策を検討し，③副作用などの対策措置をとる（ユーザーへの情報提供を含む）という方法がとられている．現在,「医薬品等安全性関連情報」が厚生労働省から発行されており，厚生労働省（www.mhlw.go.jp）や医薬品医療機器総合機構：PMDA（www.pmda.go.jp）から入手可能となっている（**図 11-3**）.

図 11-3　医薬品・医療機器等安全性情報（例）

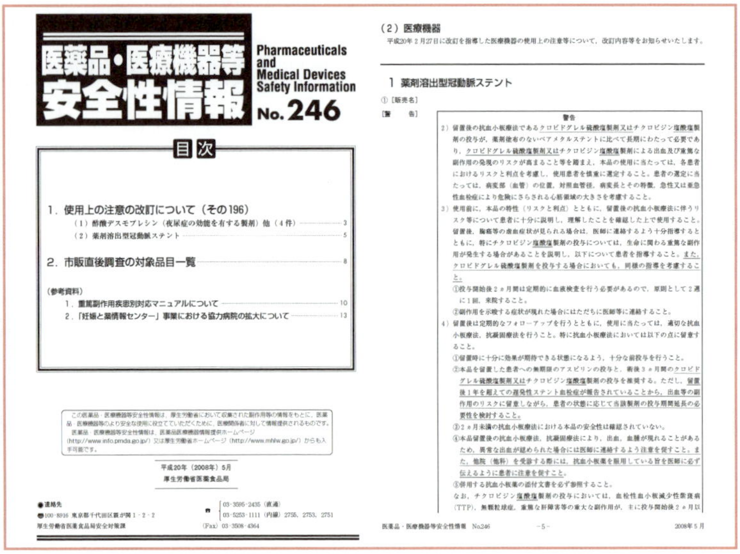
医薬品・医療機器等
安全性情報
Pharmaceuticals and Medical Devices Safety Information
No. 246

目次

1．使用上の注意の改訂について（その196）
（1）酢酸デスモプレシン（夜尿症の効能を有する製剤）他（4件）……3
（2）薬剤溶出型冠動脈ステント……5

2．市販直後調査の対象品目一覧……8

（参考資料）
1．重篤副作用疾患別対応マニュアルについて……10
2．「妊娠と薬情報センター」事業における協力病院の拡大について……13

この医薬品・医療機器等安全性情報は，厚生労働省において収集された副作用等の情報をもとに，医薬品・医療機器等のより安全な使用に役立てていただくために，医療関係者に対して情報提供されるものです。
医薬品・医療機器等安全性情報は，医薬品医療機器情報提供ホームページ（http://www.info.pmda.go.jp/）又は厚生労働省ホームページ（http://www.mhlw.go.jp/）からも入手可能です。

平成20年（2008年）5月
厚生労働省医薬食品局

●連絡先
〒100-8916 東京都千代田区霞が関1-2-2
厚生労働省医薬食品局安全対策課
☎ 03-3595-2435（直通）
03-5253-1111（内線）2755，2753，2751
（Fax）03-3508-4364

（2）医療機器
平成20年2月27日に改訂を指導した医療機器の使用上の注意等について，改訂内容等をお知らせいたします。

1 薬剤溶出型冠動脈ステント
①［販売名］
［警　告］

警告
2）留置後の抗血小板療法であるクロピドグレル硫酸塩製剤又はチクロピジン塩酸塩製剤の投与が，薬剤塗布のないベアメタルステントに比べて長期にわたって必要であり，クロピドグレル硫酸塩製剤又はチクロピジン塩酸塩製剤による出血及び重篤な副作用の発現のリスクが高まること等を踏まえ，本品の使用に当たっては，各患者におけるリスクと利点を考慮し，使用患者を慎重に選定すること。患者の選定に当たっては，病変部（血管）の位置，対照血管径，病変長とその特徴，急性又は亜急性血栓症により危険にさらされる心筋領域の大きさを考慮すること。
3）使用前に，本品の特性（リスクと利点）とともに，留置後の抗血小板療法に伴うリスク等について患者に十分に説明し，理解したことを確認した上で使用すること。留置後，胸痛等の虚血症状が見られる場合は，医師に連絡するよう十分指導するとともに，特にチクロピジン塩酸塩製剤の投与については，生命に関わる重篤な副作用が発生する場合があることを説明し，以下について患者を指導すること。また，クロピドグレル硫酸塩製剤を投与する場合においても，同様の指導を考慮すること。
①投与開始後2ヵ月間は定期的に血液検査を行う必要があるので，原則として2週に1回，来院すること。
②副作用を示唆する症状が現れた場合にはただちに医師等に連絡すること。
4）留置後は定期的なフォローアップを行うとともに，使用に当たっては，適切な抗血小板療法，抗凝固療法を行うこと。特に抗血小板療法においては以下の点に留意すること。
①留置時に十分に効果が期待できる状態になるよう，十分な前投与を行うこと。
②本品を留置した患者への無期限のアスピリンの投与と，術後3ヵ月間のクロピドグレル硫酸塩製剤又はチクロピジン塩酸塩製剤の投与を推奨する。ただし，留置後1年を超えての遅発性ステント血栓症が報告されていることから，出血等の副作用のリスクに留意しながら，患者の状態に応じて当該製剤の投与期間延長の必要性を検討すること。
③2ヵ月未満の抗血小板療法における本品の安全性は確認されていない。
④本品留置後の抗血小板療法，抗凝固療法により，出血，血腫が現れることがあるため，異常な出血が認められた場合には医師に連絡するよう注意を促すこと。また，他院（他科）を受診する際には，抗血小板薬を服用している旨を医師に必ず伝えるように患者に注意を促すこと。
⑤併用する抗血小板薬の添付文書を必ず参照すること。
なお，チクロピジン塩酸塩製剤の投与においては，血栓性血小板減少性紫斑病（TTP），無顆粒球症，重篤な肝障害等の重大な副作用が，主に投与開始後2ヵ月以

医薬品・医療機器等安全性情報　No.246　-5-　2008年5月

263-01182

10 生物由来・再生医療等製品の安全性

医薬品医療機器等法における定義（第2条の一部）を次に示す．

- 「再生医療等製品」とは，人又は動物の身体の構造・機能の再建，修復・形成，疾病の治療・予防を目的として，細胞に培養その他の加工を施したり，細胞に導入され体内で発現する遺伝子を含有させたりした物（医薬部外品及び化粧品を除く．）であって，政令で定めるものをいう．
- 「生物由来製品」とは，人その他の生物（植物を除く．）に由来するものを原料又は材料として製造をされる医薬品，医薬部外品，化粧品又は医療機器のうち，保健衛生上特別の注意を要するものとして，厚生労働大臣が薬事・食品衛生審議会の意見を聴いて指定するものをいう．また「特定生物由来製品」とは，生物由来製品のうち，使用後において当該生物由来製品による保健衛生上の危害の発生又は拡大を防止するための措置を講ずることが必要なものをいう．

再生医療等製品や生物由来製品のリスク因子として，レトロウイルスの存在があげられる．

過去に感染したウイルスが，宿主の遺伝子の一部となって残存しているものを内在性レトロウイルスという．ヒトを含む哺乳類の遺伝子の約8％は内在性レトロウイルスだといわれている．一方，HIVに代表される外来性レトロウイルスは個体から個体に感染する．普段は宿主の遺伝子の一部として存在している内在性レトロウイルスが，異種移植などの環境変化で感染能力をもった場合，未知のウイルスによる感染症が発生するおそれがある．これは，被感染者のみでなく公衆衛生の観点からも非常に危険である．

このように，生物由来の材料や細胞を用いる時には，次の特徴をふまえておく必要がある．

- 未知の感染性因子を含有している可能性が否定できない場合がある．
- 不特定多数の人や動物から採取されている場合，感染因子混入のリスクが高い．
- 感染因子の不活化処理等に限界がある場合がある．

現在，血液製剤などの生物由来材料を用いた医薬品や，ウシやブタの組織を用いた生体心臓弁などの生物由来材料を用いた医療機器が承認・市販され

ている．また近年，多能性幹細胞（ES 細胞や iPS 細胞）などを利用した再生医療の研究が活発に行われ，その成果をもとに臨床応用が進められている．

近年改正された医薬品医療機器等法において新たに再生医療等製品が追加され，これら製品の特徴をふまえた規制がなされている．

参考文献
1) 日本規格協会：JIS ハンドブック医療機器．
2) 厚生省薬務局医療機器開発課監修：医療用具及び医用材料の基礎的な生物学的試験のガイドライン 1995 解説．薬事日報社，1996．
3) 薬事医療法制研究会編：医薬品医療機器等法 医薬品ネット販売関連法のすべてがわかる 早わかり快晴薬事法のポイント．じほう，2014．
4) 薬事法規研究会編：よくわかる Q＆A 改正薬事法のポイント―薬事法から医薬品医療機器法へ―．ぎょうせい，2014．
5) 土屋利江編：医療材料・医療機器―その安全性と生体適合性への取り組み―．シーエムシー出版，2009．
6) ISO/TC 194 国内委員会翻訳：和英対訳 医療機器の製造販売承認申請等に必要な生物学的安全性評価の基本的な考え方について．
7) 筏　義人：生体適合性材料―その機能と応用．日本規格協会，1993．
8) 医薬監第 1 号，滅菌バリデーション基準について．

付録　平成 24 年版　臨床工学技士国家試験出題基準（生体物性材料工学）

IV. 生体物性材料工学　（1）生体物性

大項目	中項目	小項目
1. 生体の電気的特性	(1) 興奮現象	①脱分極
		②再分極
		③興奮伝導
	(2) 膜電位	①静止電位
		②活動電位
	(3) 電流密度	①誘電率
		②導電率
	(4) 異方性	①電気的異方性
	(5) 非線形性	①刺激強度と反応性
	(6) 周波数特性	①周波数分散
		②閾値電流特性
2. 生体の機械的特性	(1) 静特性	①応力，ひずみ
		②機械的異方性
	(2) 音響特性	①音響インピーダンス
		②超音波特性
3. 生体の磁気特性	(1) 生体と磁気	①生体磁気
		②磁性物質
4. 生体と放射線	(1) 電磁放射線	①エックス線
		②ガンマ線
	(2) 粒子放射線	①電子線
		②陽子線
		③中性子線
		④重粒子線
	(3) 放射線の測定	①照射線量
		②吸収線量
		③線量当量
		④放射能
	(4) 放射線障害	
5. 生体の熱特性	(1) 熱伝導	①熱容量，比熱
		②熱伝導率
	(2) 熱放散	①放射
		②伝導
		③対流
		④発汗
	(3) 熱変性	①蛋白変性
		②乾燥
		③炭化
		④蒸散
6. 生体の光特性	(1) 波長	①可視光
		②紫外線
		③赤外線
	(2) 反射	
	(3) 吸収	
	(4) 散乱	
7. 生体における輸送現象	(1) 流動	
	(2) 拡散	
	(3) 透過	
	(4) 膜輸送	①浸透圧
		②能動輸送
		③イオン輸送

(2) 医用材料

大項目	中項目	小項目
1. 医用材料の条件	(1) 生体適合性	
	(2) 医用機能性	
	(3) 滅菌による材料の変性	
2. 安全性テスト	(1) 物性試験	①機械的強度
		②耐熱性
	(2) 溶出物試験	①添加剤，副資材
	(3) 生物学的試験	①発がん性
		②催奇形性
		③毒性
		④アレルギー
		⑤血栓
		⑥生体内劣化
		⑦発熱性
	(4) 無菌試験	
3. 相互作用	(1) 急性全身反応	①ショック
	(2) 急性局所反応	①炎症
		②血栓
		③壊死
	(3) 慢性全身反応	①アレルギー
	(4) 慢性局所反応	①肉芽形成
	(5) 創傷治癒	①一次治癒
		②二次治癒
	(6) 異物反応	①器質化
		②被包化
	(7) 血液適合性	①溶血
		②血栓形成
		③補体活性化
4. 医用材料の種類	(1) 金属材料	①ステンレス鋼
		②コバルトクロム合金
		③チタン
		④形状記憶合金
		⑤貴金属
	(2) 無機材料	①バイオセラミックス
		②パイロライトカーボン
		③ジルコニア
		④アルミナ
		⑤ハイドロキシアパタイト
	(3) 有機材料	①ポリマ
		②高分子材料
		③機能性高分子
	(4) 生体材料	①コラーゲン
		②生体弁
		③再生工学
5. 材料化学	(1) 結合	①イオン結合
		②共有結合
		③金属結合
		④その他の結合（水素結合，分子間結合等）

索引

和文索引

あ
アセチレン……………………153
アドミタンス……………………12
アナフィラキシー様ショック……184
アミド結合……………………154
アミノ基………………………154
アルデヒド基…………………154
アルミナ・ジルコニア…………152
アレルギー性ショック…………184
アンチトロンビン………………180
亜急性毒性試験………………211
亜慢性毒性試験………………211
安全性…………………………203

い
イオン結合……………………170
イオン電流……………………28
インピーダンス……………11, 12, 14
医薬品医療機器等法…………204
医用機能性………………141, 143
医用高分子材料………………156
医用材料……………………139, 149
異方性…………………………24
遺伝毒性試験…………………211
閾値……………………………33
閾電位…………………………29
一次凝集…………………175, 176
一次性能動輸送………………123
一次性能動輸送体……………124
一般毒性物質…………………161

う
ウィンドケッセルモデル………52
ウロキナーゼ…………………180
渦電流……………………23, 35

え
エーテル結合…………………154
エステル結合…………………154
エタン…………………………153
エチレン………………………153
エチレンオキサイドガス滅菌…145
エンドトキシン試験……………213
液体レーザ……………………98
腋窩温…………………………58
炎症……………………………189
遠位尿細管………………132, 135

お
オーバーシュート電圧…………30
オーバーシュート電位…………30
オキシヘモグロビン……………130
オプソニン作用………………186
応力……………………………38
音響特性………………………43
温度特性………………………24

か
カプセル化……………………194
カルシウムイオン………………124
カルボキシル基………………154
カルボニル基…………………154
ガス輸送………………………126
ガスレーザ……………………98
化学的評価試験………………213
可視光レーザ…………………99
可滅菌性…………………141, 144
荷電粒子線……………………72
過分極…………………………31
外因系……………………175, 177
外界温度………………………58
外観……………………………215
拡散……………………26, 123
拡散係数………………………126
確定的影響……………………80
確率的影響……………………80
活動電位……………………29, 30
官能基…………………………154

き
乾熱滅菌法……………………146
間質液…………………………119
間接電離放射線……………72, 73
幹細胞…………………………169
感作性試験……………………209
環境ホルモン…………………161
眼球の光特性…………………105

き
キチン…………………………166
キトサン………………………166
基礎代謝………………………61
基電流…………………………33
貴金属…………………………151
機械的特性……………………37
機能性高分子…………………166
偽足……………………175, 180
偽内膜形成……………………184
逆起電力………………………23
吸収……………………………102
吸収線量………………………74
急性障害………………………83
共重合体………………………155
共振……………………………23
共振器…………………………98
共有結合………………………170
強磁性体………………………34
凝固カスケード………………180
凝固促進因子…………………178
局所電流………………………31
近位尿細管………………132, 135
近位尿細管細胞………………124
金合金…………………………151
金属……………………………149
金属結合………………………171

く
クーロン力……………………27
クレアチニンクリアランス……135
クロナキシ…………………32, 33

グリコプロテインⅠb……………175
グルコース輸送体……………125

け
ケトン基……………154
形状記憶合金……………151
血圧……………50
血液……………46
血液凝固因子……………179
血液凝固反応……………175
血液接触材料……………174
血液適合性試験……………211
血液透析……………174
血液によるガス輸送……………127
血液の光特性……………108
血管……………48
血管撮影……………174
血管内皮細胞……………175
血球……………46
血小板活性化……………175
血小板凝集……………175

こ
コール・コール分布……………20
コバルトクロム合金……………150
コラーゲン……………165
古典経路……………186
固体レーザ……………98
鼓膜温……………58
口腔温……………58
孔食……………197
光線力学的治療……………114
抗凝固薬……………182
高LET放射線……………79
高圧蒸気滅菌……………145
高エネルギーX線……………90
高エネルギー電子線……………91
高周波特性……………23
高分子……………155
高分子材料……………153,155
構造分散……………22
興奮現象……………29
国際標準化機構……………147

さ
サイクロトロン……………88
サイトカイン……………189
左心室補助装置……………175
再生医療……………167
再生工学……………167
再分極……………30
細胞外液……………9,119
細胞間液……………120
細胞毒性試験……………209
細胞内液……………9,119
細胞膜……………8,123
最小電流値……………33
最大許容露光量……………116
歳差運動……………34
三次性能動輸送……………123,136
産熱……………61
散乱……………102
酸塩基平衡……………132
酸化アルミニウム……………152
酸素効果比……………75
酸素分圧……………127,128
酸素飽和度……………128
酸素輸送……………127

し
シバリング……………62
シリコーンゴム……………163
シリコーン樹脂……………163
止血……………175
糸球体……………121
糸球体濾過量……………133
刺激性試験……………210
脂質層……………8
紫外光レーザ……………99
磁気モーメント……………34
磁性物質……………34
実効線量……………76
実効濾過圧力……………134
腫瘍化……………196
受動的電気特性……………10
受動特性……………7
受動輸送……………123
周波数特性……………24

集合管……………132
集軸効果……………53
重合体……………155
重粒子線……………73
照射線量……………73
常磁性体……………34
蒸散……………63,112
蒸散深さ……………112
心磁図……………35
振動……………43
浸透圧……………26,27,120
浸透力……………26,27
深部温度……………58
人工角膜……………170
人工血管……………175
人工骨……………169
人工心臓弁……………169,175
人工軟骨……………169
人工皮膚……………170
人工網膜……………170
腎クリアランス……………134
腎臓……………131

す
スターリングの心臓の法則……55,56
ステファン・ボルツマンの法則…64
ステント……………175
ステンレス鋼……………149
スネルの法則……………93
スルホ基……………154
ずり応力……………40
ずり弾性率……………39
水素結合……………171

せ
セリンプロテアーゼ……………179
セルロース……………165
ゼラチン……………165
せん断応力……………40
せん断弾性率……………39
生殖毒性試験……………212
生体吸収性高分子……………166
生体材料……………139
生体材料工学……………1

生体磁気現象…………………34	体内被曝………………………85	**と**
生体適合性………………141,142,149	体熱……………………………60	トロンボモジュリン……………180
生体内分解性試験………………212	耐久性……………………141,144	ドレーン………………………174
生体の物理的特性…………………3	耐食性…………………………144	透過率……………………………31
生体反応………………………173	耐疲労性………………………144	等価線量…………………………75
生体物性…………………………1	耐摩耗性………………………144	導電率…………………10,11,14,16
生体物性工学……………………1	大動脈バルーンパンピング……175	
生物学的安全性評価……………206	代替経路………………………186	**な**
生物学的効果比…………………75	脱分極………………………29,30	ナトリウムイオン………………124
生物学的ハザード………………203	縦波……………………………43	内因系…………………………177
生物由来製品……………………219	縦ひずみ………………………39	
製造販売後安全対策……………218	炭酸水素イオン…………………132	**に**
製造販売承認申請………………216	弾性……………………………38	ニッケルチタン…………………151
静止電位……………………27,28	弾性体…………………………42	ニトロ基………………………154
静電引力………………………171	弾性要素………………………42	二酸化炭素輸送…………………129
静電容量…………………………8	弾性率…………………………39	二次凝集……………………175,176
赤外光レーザ……………………99		二次性能動輸送……………123,136
石灰化……………………191,195	**ち**	日本工業規格…………147,204,205
絶縁物……………………………8	チェルノブイリ原発事故………83	尿細管…………………………135
洗浄……………………………214	チタン…………………………151	尿の濃縮………………………136
線維素溶解…………………177,180	中心静脈栄養カテーテル………174	
線エネルギー付与………………74	中性子線………………………73	**ね**
線溶…………………………177,180	超音波…………………43,45,71	ネガティブフィードバック……180
線量当量…………………………76	直接電離放射線…………………72	熱エネルギー……………………60
全身性炎症反応症候群…………189	直腸温…………………………58	熱緩和時間……………………112
全身毒性試験…………………210	直並列接続………………………17	熱作用……………………………67
	直列接続…………………………13	熱対流………………………63,65
そ		熱的特性…………………………57
組織インピーダンス……………17	**て**	熱伝導………………………63,64
組織結合材料……………………192	デオキシヘモグロビン…………130	熱輻射………………………63,64
組織修復………………………193	低LET放射線……………………79	熱輸送……………………………65
組織接触材料……………………192	低分子ヘパリン…………………182	粘性……………………………53
組織プラスミノーゲン活性化因子	抵抗率………………………10,25	粘性要素…………………………42
…………………………180	天然高分子材料…………………165	粘弾性体…………………………42
創傷治癒………………………193	電気現象…………………………7	
層状構造……………………13,14	電気定数…………………………9	**の**
	電気的等価回路…………………8	能動的電気特性…………………25
た	電気的パラメータ………………37	能動特性…………………………7
タンパク質層……………………8	電気特性…………………………8	能動輸送………………………124
代謝……………………………60	電子線…………………………72	脳磁図…………………………35
体液……………………………119	電磁波………………………71,93	
体温……………………………57	電磁放射線…………………71,72	**は**
体温調節機構……………………60	電離放射線…………………71,72	バイオセラミックス……………152
体積弾性率………………………39		バイオマテリアル………………139

パイロライトカーボン……………152
波動………………………………43
播種性血管内凝固症候群………177
肺線維症…………………………127
肺におけるガス輸送……………126
肺胞………………………………128
白金………………………………151
発癌性試験………………………212
発生毒性…………………………212
発熱性物質試験…………………211
反磁性体…………………………34
半導体レーザ……………………98
晩発障害…………………………84

ひ

ヒアルロン酸……………………166
ヒトES細胞………………………168
ヒトiPS細胞………………………168
ヒドロキシアパタイト…………153
ヒドロキシ基……………………154
ひずみ……………………………38
比誘電率………………10, 11, 14, 16
皮内反応試験……………………210
皮膚の光特性……………………108
非荷電粒子線……………………72
非金属無機材料…………………152
非線形性………………………24, 32
非電離放射線…………………71, 72
非毒性…………………………141, 143
被曝放射限界……………………116
光音響的作用……………………113
光音響波…………………………113
光化学的作用……………………114
光解離作用………………………114
光機械的作用……………………113
光侵達長…………………………112
光特性……………………………93
光熱的作用………………………109
光の波長…………………………96
光マップ…………………………93
表在温度…………………………58
表皮効果…………………………23

ふ

フーリエの法則…………………65
ファーレウス・リンドクイスト効果
　………………………………54
ファンデルワールス力…………171
フィブリノーゲン………………175
フォークトモデル……………42, 43
フォンヴィレブランド因子……175
フックの法則……………………37
プラスミン………………………180
プロテインC……………………180
ふるえ産熱………………………62
不感蒸泄…………………………63
不飽和化合物……………………153
腐食………………………………197
副甲状腺ホルモン………………135
物質移動…………………………120
物性………………………………1
物理的評価試験…………………214
分子間力…………………………171
分極………………………………27
分散………………………………19
分散特性…………………………21

へ

ヘパリン…………………………182
ヘパリン起因性血小板減少症…182
ヘモグロビン解離曲線…………128
ヘンリーの法則…………………128
ヘンレループ………………132, 137
ベルゴニー・トリボンドーの法則
　………………………………80
平衡電位…………………………31
並列回路…………………………13
米国材料試験協会………………147
米国食品医薬品局………………147

ほ

ホールデン効果…………………130
ホメオスタシス…………………57
ボーア効果………………………130
ボウマン嚢………………………132
ポアソン比………………………39
ポジティブフィードバック……178
ポジトロン核種…………………88
ポリアクリロニトリル…………160
ポリアミド………………………162
ポリウレタン……………………163
ポリエチレン……………………160
ポリエチレンテレフタレート…162
ポリ塩化ビニル…………………156
ポリカーボネート………………164
ポリテトラフルオロエチレン…161
ポリプロピレン…………………160
ポリマー…………………………155
ポリメタクリル酸メチル………160
補体………………………………186
包装………………………………215
放射線……………………………71
放射線滅菌………………………145
放射能……………………………77
放熱…………………………58, 63
飽和化合物………………………153

ま

マックスウェルモデル………42, 43
埋植試験…………………………211
慢性毒性試験……………………212

み

ミトコンドリア…………………128

め

メシル酸ナファモスタット……182
滅菌バリデーション……………215
免疫反応…………………………186

も

モノマー…………………………155
毛細血管…………………………121

や

薬事法……………………………204

ゆ

輸液補給…………………………174
有機材料…………………………153
誘電体……………………………8

よ

容量性リアクタンス	8
陽子線	72
溶出物試験	213
横波	43
横ひずみ	39

ら

ランベルト・ベールの法則	103

り

利用時	33
力学的パラメータ	37
力学特性	40
流体力学的特性	46
粒子線	71, 91
粒子放射線	71, 72

る

ルーロー形成	53
ルビーレーザ	99

れ

レーザ	97, 98
レーザ媒質	98
レイノルズ数	48
レクチン経路	187
レニン	132
励起源	98

ろ

濾過滅菌法	146

わ

ワルファリン	183

欧文索引

A

α 線	72
α 分散	21
absorbed dose	74
accessible emission light	116
AEL	116
American Society for Testing and Materials	147
Ar	98
ArF エキシマレーザ	98
ASTM	147

B

β 線	73
β 分散	21, 22
biomaterial	139

C

CO_2 レーザ	98

D

DIC	177

E

effective dose	76
EOG	145
equivalent dose	75
ethylene oxide gas	145
exposure dose	73

F

FDA	147
Food and Drug Administration	147

G

γ 線	73
γ 分散	21, 22
GFR	133
Goldman の膜電位式	28
GP Ⅰ b	175

H

He-Ne レーザ	98
Ho:YAG レーザ	99

I

International Organization for Standardization	147
ISO	147

J

Japanese Industrial Standards	147
JCO 臨界事故	83
JIS	147, 205
JIS C 6802	116

L

LET	74
linear energy transfer	74

M

Maximum Permissible Exposure	116
MPE	116

N

Na-K ポンプ	27, 124
Nd:YAG レーザ	99
Nernst の式	28

O

OER	75
oxgen enhancement ratio	75

P

PDT	114
PET	88
Photodynamic therapy	114
positron emission tomography	88

R

radioactivity	77
RBE	75
relative biological effectiveness	75
RI 検査	87

S

single photon emission computed tomography……88
SIRS……189
SPECT……88

V

vWF……175

W

Windkessel……51

X

X線……73
X線CT……86
X線撮影……86

【編者略歴】

中島　章夫（なかじま　あきお）

- 1991年　慶應義塾大学理工学部電気工学科卒業
- 1993年　慶應義塾大学大学院理工学研究科電気工学専攻前期博士課程修了
- 1993年　防衛医科大学校医用電子工学講座助手
- 1999年　日本工学院専門学校臨床工学科科長
- 2006年　東京女子医科大学大学院医学研究科先端生命医科学系専攻後期博士課程修了
- 2006年　杏林大学保健学部臨床工学科助教授（先端臨床工学研究室）
- 2007年　杏林大学保健学部臨床工学科准教授
- 2020年　杏林大学保健学部臨床工学科教授
- 　　　　現在に至る　博士（医学）

氏平　政伸（うじひら　まさのぶ）

- 1985年　慶應義塾大学理工学部機械工学科卒業
- 1985年　横河電機株式会社科学機器事業部勤務
- 1996年　慶應義塾大学大学院理工学研究科後期博士課程修了（生体医工学専攻）
- 1996年　北里大学医療衛生学部医療工学科臨床工学専攻助手（生体工学研究室）
- 2000年　同講師
- 2006年　同助教授
- 2007年　同准教授
- 2016年　同教授
- 　　　　現在に至る　博士（工学）

臨床工学講座
生体物性・医用材料工学　　ISBN978-4-263-73407-0

2010年8月20日　第1版第1刷発行
2021年1月10日　第1版第12刷発行

監　修　一般社団法人 日本臨床工学技士教育施設協議会
編　集　中島　章夫
　　　　氏平　政伸
発行者　白石　泰夫
発行所　医歯薬出版株式会社
〒113-8612　東京都文京区本駒込1-7-10
TEL.（03）5395-7620（編集）・7616（販売）
FAX.（03）5395-7603（編集）・8563（販売）
https://www.ishiyaku.co.jp/
郵便振替番号 00190-5-13816

乱丁，落丁の際はお取り替えいたします　　印刷・三報社印刷／製本・明光社
© Ishiyaku Publishers, Inc., 2010. Printed in Japan

本書の複製権・翻訳権・翻案権・上映権・譲渡権・貸与権・公衆送信権（送信可能化権を含む）・口述権は，医歯薬出版（株）が保有します．
本書を無断で複製する行為（コピー，スキャン，デジタルデータ化など）は，「私的使用のための複製」などの著作権法上の限られた例外を除き禁じられています．また私的使用に該当する場合であっても，請負業者等の第三者に依頼し上記の行為を行うことは違法となります．

JCOPY ＜出版者著作権管理機構 委託出版物＞
本書をコピーやスキャン等により複製される場合は，そのつど事前に出版者著作権管理機構（電話03-5244-5088, FAX 03-5244-5089, e-mail：info@jcopy.or.jp）の許諾を得てください．